健康・栄養科学シリーズ

基礎栄養学

改訂 **第6版**

監修　国立研究開発法人 **医薬基盤・健康・栄養研究所**

編集 **柴田克己 / 合田敏尚**

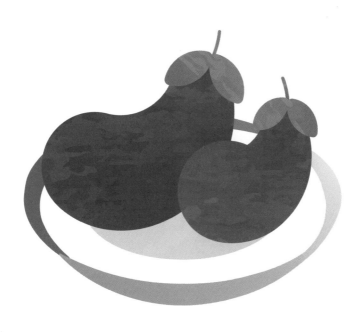

南江堂

■編　　集

柴田克己	しばた　かつみ	滋賀県立大学名誉教授
合田敏尚	ごうだ　としなお	静岡県立大学食品栄養科学部特任教授

■執筆者一覧

奥　恒行	おく　つねゆき	長崎県立大学名誉教授／十文字学園女子大学客員教授
田辺賢一	たなべ　けんいち	中村学園大学栄養科学部栄養科学科准教授
柴田克己	しばた　かつみ	滋賀県立大学名誉教授
合田敏尚	ごうだ　としなお	静岡県立大学食品栄養科学部特任教授
加藤秀夫	かとう　ひでお	広島大学大学院医系科学研究科客員教授
前田朝美	まえだ　あさみ	柴田学園大学生活創生学部健康栄養学科教授
佐藤匡央	さとう　まさお	九州大学大学院農学研究院栄養化学分野教授
下村吉治	しもむら　よしはる	名古屋大学名誉教授／中部大学応用生物学部食品栄養科学科教授
樋口　満	ひぐち　みつる	早稲田大学スポーツ科学学術院名誉教授
渡邊敏明	わたなべ　としあき	兵庫県立大学特任教授／大阪青山大学副学長・健康科学部健康栄養学科教授
根來宗孝	ねごろ　むねたか	大阪青山大学健康科学部健康栄養学科教授
上原万里子	うえはら　まりこ	東京農業大学応用生物科学部食品安全健康学科教授
山本孝史	やまもと　たかし	元長崎国際大学健康管理学部健康栄養学科教授
馬渡一諭	まわたり　かずあき	徳島大学医学部医科栄養学科講師

"健康・栄養科学シリーズ" 監修のことば

　世界ではじめて国立の栄養研究所が創設された4年後の1924(大正13)年に栄養学校が創設され，その第一期生が卒業した1926(大正15)年が日本における栄養士の始まりとなる．どちらも日本の「栄養学の父」と称される佐伯矩博士の功績である．その後，栄養士は1947(昭和22)年の栄養士法の制定をもって正式に法的根拠のあるものになった．さらに，傷病者，健康の保持増進のための栄養指導，病院・学校等における給食管理などの高度な栄養指導を担う管理栄養士の制度が1962(昭和37)年に設けられた．そして，2000(平成12)年4月の栄養士法改正で管理栄養士は医療専門職の国家免許資格として定められた．

　栄養士が最初に取り組んだのは，当時の国民病であった脚気を代表とする栄養失調の克服を目指した栄養指導であった．一方，近年，中高年を中心としたメタボリックシンドロームだけでなく，高齢者のフレイルティやサルコペニア，そして若年女性のやせと低体重新生児の問題など，多様な栄養課題が混在し，栄養リテラシーの重要性が叫ばれている．また，インスタント食品やファストフードの蔓延などは，過食や運動不足に起因する疾病の増加と同様に喫緊の課題となっている．これに立ち向かうべくなされている，管理栄養士による，エビデンスに基づいた健康弁当，健康レシピの開発などの取り組みは，今後さらに重要な役割を果たすものと期待される．栄養学，医学，保健科学の専門的知識と技術を備えた管理栄養士の活躍なくして，栄養リテラシーに関する社会的課題を解決することは不可能であろう．

　国家免許資格となった管理栄養士の資質を確保するために，2002(平成14)年8月に管理栄養士国家試験出題基準が大幅に改定され，2005(平成17)年度の第20回管理栄養士国家試験から適用された．本"健康・栄養科学シリーズ"は，このような背景に沿い，国立健康・栄養研究所の監修として，元理事長 田中平三先生のもとに立ち上げられた．そして国家試験出題基準準拠の教科書として，管理栄養士養成教育に大きな役割を果たし，好評と信頼に応え改訂を重ねてきた．

　管理栄養士国家試験出題基準は2019(平成31)年3月，学術の進歩やこの間の法・制度の改正と導入に対応し，「管理栄養士としての第一歩を踏み出し，その職務を果たすのに必要な基本的知識及び技能」を問うものとして内容を精査した改定がなされた．そこで本シリーズもこれまでの改訂に重ねて改定国家試験出題基準準拠を継続するかたちで順次改訂しているところである．各科目の重要事項をおさえた教科書，国家試験受験対策書，さらに免許取得後の座右の書として最良の図書であると確信し，推奨する．なお，本シリーズの特徴である，①出題基準の大項目，中項目，小項目のすべてを網羅する，②最適の編集者と執筆者を厳選する，③出題基準項目のうち重要事項は充実させる，④最新情報に即応する，という従来の編集方針は，引き続き踏襲した．

　管理栄養士を目指す学生諸君が，本シリーズを精読して管理栄養士国家資格を取得し，多岐にわたる実践現場において患者ならびに健常者の求めに応え，保健・医療専門職として活躍し，国民のQOL(生活の質，人生の質)の保持増進に貢献することを祈念する．

2019年6月

国立研究開発法人 医薬基盤・健康・栄養研究所
理事　阿部　圭一

改訂第6版の序

　本書のはじまりは1994(平成6)年にまでさかのぼり，当時は『栄養・健康科学シリーズ 栄養学総論(糸川嘉則，柴田克己編集)』という書名であった．この本は，当時主流であったA5判サイズにぎっしりと文字が詰め込まれたスタイルを一新し，B5判サイズに紙面の余白をたっぷりとり，講義のメモを直接書き込めるようにした画期的な教科書であった．わかりやすい内容とこのような工夫が多くの読者の支持を受け，栄養士・管理栄養士養成課程の栄養学の基礎の教科書を代表するものとなった．

　2002(平成14)年に栄養士法が改正され，管理栄養士業務が明確化されるとともに，資格が登録制から免許制になった．これに伴い管理栄養士養成課程のカリキュラムも大幅に改正された．その特徴は，教育理念を「食べ物の栄養評価」から「食べた人の健康・栄養評価」へと移行させたことであり，「栄養素の化学」「栄養素の必要量を算出するための考え方」および「栄養素の体内動態(消化・吸収，体内分配，代謝，排泄)」の理解を基盤とする，基礎栄養学の概念に基づいたことである．これを受けて，本書は2004(平成16)年に『健康・栄養科学シリーズ 基礎栄養学(奥 恒行，柴田克己編集)』として生まれ変わった．新しい管理栄養士に求められる高度な知識を習得でき，さらに，国家試験出題基準に準拠した「標準的な教科書」となることを目指し改訂を重ね，今回の2020(令和2)年の改訂第6版(柴田克己，合田敏尚編集)に至った．

　改訂第6版の主なポイントは，①シリーズ全体のリニューアル方針に従い紙面デザインを一新，②学生が自ら学びやすいように学習目標を新設し，重要用語を欄外に示した，③管理栄養士国家試験出題基準(2019年改定)に準拠，④新知見の追加や統計データ等の情報を更新，⑤「日本人の食事摂取基準(2020年版)」に対応した，ことである．

　近年，管理栄養士や栄養士に必要とされる知識はますます多くなり，改訂第6版でも項目が増えたが，ミニマムエッセンシャルな内容に絞り頁数をできるだけ増やさないことも意図し編集した．無理なお願いにも的確に対応していただいた各執筆者に対し，深甚の謝意を表します．最後に，改訂第6版発行に際し，多大なご協力をいただいた南江堂出版部諸氏に感謝します．

2020年2月

柴田克己
合田敏尚

初版の序

　平成14(2002)年に栄養士法が改正され，管理栄養士業務が明確化されるとともに，資格が登録制から免許制になった．これに伴い管理栄養士養成課程のカリキュラムも大幅に改正された．カリキュラム改正の特徴は教育理念を「物」から「人」へ移行し，明確化したことである．すなわち，人間を対象とした栄養指導や栄養状態の評価・判定ができる栄養専門家の養成に重きを置いたことである．

　科目名や包括する内容等が大きく変わったことを機会に，管理栄養士国家試験のガイドラインも大幅に変更された．しかし，それぞれの科目が包括すべき教育内容やカリキュラム全体の中で占める比率などが十分に整理され，科目間の関係等が必ずしも明確化したわけではない．新しい理念に基づいた人材育成をするためには，さらに検討すべき課題は残されている．

　ガイドラインの変更に伴い旧カリキュラムの‘栄養学総論’の概要を踏襲し，新たに誕生したのが専門科目の‘基礎栄養学’である．本書は‘基礎栄養学’の教育目標とねらいを十分に意識しながら管理栄養士国家試験のガイドラインに沿った内容構成とした．このため，他の科目内容と重複するところもあるが，‘基礎栄養学’としての知識と理解が本書単独でできる内容となっている．‘基礎栄養学’はカリキュラム上では2単位であるが，本書では是非とも学習して欲しい内容を盛り込み講義4単位分の内容となっている．

　本書の執筆者は，それぞれの分野において教育・研究に携わっている第一線の方々である．随所にその情熱と新しい試みが見られるはずである．それぞれ担当していただいた領域については，栄養専門家としてこれだけは学習し，理解して欲しい内容が制限された紙面内で述べられている．栄養学を理解するうえで最高にして最善の‘基礎栄養学’の構成となっているものと信じ，活用をお願いする次第である．しかし，講義等でお使いいただく中で必ずしも十分ではない点もあろうかと思われる．今後とも読者諸賢のご批判をいただきながら，よりよい教科書に改善してゆきたいと考えている．

2004年2月

奥　　恒行
柴田克己

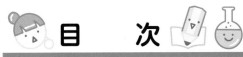

目　次

第 **7** 章 **脂質の栄養**

…………………………… 佐藤匡央 135

第 **8** 章 **タンパク質の栄養**

…………………………… 下村吉治 159

第9章 エネルギー代謝

第10章 ビタミンの栄養

第11章 ミネラルの栄養

第12章 水・電解質の栄養的意義

🫖 コラム

1 栄養の概念

学習目標

1. 食事の意義について説明できる.
2. 栄養の意義と栄養学について説明できる.
3. 栄養素の種類とはたらきについて説明できる.
4. 栄養学の歴史に名を刻んだ人物について，彼らの業績を説明できる.
5. 栄養素のシグナルによる遺伝子発現の調節の例について説明できる.

A 食事の意義

　人間に限らずあらゆる生物は空腹になると本能的に食事(餌)を摂るが，これは生命を維持し，生活活動をするために必要な栄養素を補給するためである．しかし，食事は単に空腹感を満たすだけでなく，人間社会では生活を楽しませるという役割も演じている．外観的にもきれいでおいしい食事は，食べる人に満足感を与えるだけではなく，心の豊かさや充実感をもたらしてくれる．精神的な充実は明日への活力を生み出し，再生産を高める．また，社会の多様化や核家族化が進み，孤食や個食が多くなって家族間のコミュニケーションが少なくなってきている現在では，食事は家族団らんの場となり，対話の機会をつくり，心の葛藤や不安などを癒してくれる．おいしくて楽しい食事は，食べる人に満足感や充実感，安心感をもたらすので，人間関係を和やかにすることが期待できる.

　一方，食事は健康な日常生活を営むための根幹をなすものであるが，身近でありすぎるためにややもするとおろそかになる．これは食事内容や摂取量が不適であっても，それ自体で痛みや苦しみを伴わないので，自覚することはあまりないからである．過不足の状態が長期間持続して症状が顕在化し，病的状態になってはじめて食事の欠陥に気づくことが少なくない．これが食事効果の特徴でもある．食事に含まれる栄養素には多少蓄積できるものもあるが，基本的には毎日必要なものを必要なだけ補給する必要がある.

　食生活の改善は気長に取り組み，徐々に改善させることが大切である．無理な食生活の改変はかえって身体の調子を狂わせ，病気に陥らせることになりかねない．食生活を改善して，よりよい身体状況をつくろうとするとき，食事効果は薬事効果と違ってすぐに現れないことを認識しておく必要がある．毎日の食事内容に気をつけ，留意することの積み重ねがやがては立派な身体状況をつくり，充実した生活を送ることを可能にし，さらにそのような小さな努力の積み重ねが健やかな老後を迎え，長寿をもたらすことになる.

B 栄養の定義と栄養学

　人間に限らずあらゆる生物は，生命の維持，発育成長，活動，体温の保持，繁殖などの生活現象を営むために必要な物質を外界から取り入れ，それを利用している．この外界から適当な物質を取り入れて生活現象を営むために活用することを栄養(nutrition)といい，その取り入れる物質を栄養素(nutrient)という．栄養学(nutritional science)とは，この栄養に関する一切の現象を科学的に究明する学問である．したがって，栄養学は単に摂取される物質のみに関係するのではなく，摂取する側の生体の状態およびその摂取方法，さらにはこれを直接的あるいは間接的に左右する生活環境や生活行動などの条件も包括している．

●栄養

●栄養素

　あらゆる生活現象は生体内の物質変移によって行われる．これを物質変移の力学的視点からみればエネルギー変換である．エネルギー変換は，機械エネルギー，熱エネルギー，電気エネルギー，光エネルギーなどを介して行われるが，これらの各相のエネルギーはすべて熱エネルギーとして換算することができる．したがって，生活現象は生体内エネルギーの変動であり，熱エネルギーの増減としても表現することができる．つまり，栄養とはこのエネルギーの増減を調節することともいえる．このエネルギー補充の材料となるのが栄養素である．

　栄養の目的は栄養の資材となる物質を外界から取り入れ，これを体内でエネルギー変換して生活現象を円滑に維持運営することである．健康とは，生活現象が円滑に維持運営されている状態である．すなわち，外界から摂取した栄養の資材によるエネルギー変換が一定の幅の中で，安定した動的平衡を保って行われている状態が健康なのである．

　人間社会では選択すべき合目的的な食品が十分でない場合があるばかりでなく，仮に十分であっても経済的理由その他で入手できない場合もある．また，食べたいものを食べたいだけ食べても，それは必ずしも健康を保持増進していくために必要な物質が充足されているとは限らない．さらに，人間は生体が必要とする物質を摂取しようとしても身体の状態でそれを摂取できない場合もある．このように，生活現象の円滑な営みは自然環境や社会環境に内在する諸要因によって絶えず脅かされている．これらの外部環境の変化に適応して内部環境の恒常性を保持していく能力や社会生活に適応して貢献できるような能力を高めるために，食物摂取を通して，適正に栄養補給し，健康を保持する必要がある．

C 栄養と病気のかかわり

　近年のわが国では，食糧不足等による栄養素欠乏症*はほとんどみられなくなったが，社会の複雑化，多様化，簡便化，生活の乱れなどに伴う欠食や偏食，食事摂取の乱れなどによって栄養素の欠乏と過剰が生じている．さらに，孤食や個食，欠食などを含めた食生活の乱れは，運動量の減少および身

＊欠乏症　栄養素の摂取量の不足，抗生物質や吸収阻害物質の摂取や吸収障害によって起こる栄養素不足による異常な臨床的症状をいう．それぞれの栄養素の欠乏によって特有の症状を示す．たとえば，ビタミンA欠乏による夜盲症やビタミンB₁欠乏による脚気などが知られている．

体的・精神的なストレスの増大などとも相まって，肥満症，糖尿病，高血圧症，心臓病などの生活習慣病を増大させている．慢性疾患である生活習慣病は健康を保持増進して病気に罹らないようにする発症予防（一次予防）が大切で，感染症などの急性疾患が多かった時代の取り組みとは異なった対応が必要となっている．

●生活習慣病

従来の医学はどちらかというと疾病の医学であり，多くの国民が低栄養による欠乏症に悩まされたり，感染症が多かった時代においては，疾病が人類の強敵であったことを考えると当然のことである．その結果，医療機関，医薬品，医療器械などを駆使した医療技術が開発され，疾病の治療はめざましい進歩をとげた．また，このような医学の進歩は国民に大きな恩恵を与えている．しかしながら，現在の日本をはじめ，欧米先進国においては，食物の摂取過剰と運動不足等による過剰症*が多くなって疾病構造が大きく変化したために，疾病を中心とした医学から健康を重視した医学へと移行し，健康の保持増進の立場から国民の健康問題をとらえなければならなくなってきた．

*過剰症　栄養素を多量に摂取したときにみられる異常あるいは不快な症状や副作用をいう．ビタミンA過剰摂取による胎児の奇形誘発やビタミンD過剰摂取による軟組織の石灰化などが知られている．なお，ニコチン酸による皮膚の紅斑やカロテノイドによる柑皮症は，過剰症とみなすか否か議論のあるところである．

国民が健康の保持・増進をはかる上で摂取することが望ましいエネルギーと栄養素量の基準を示す食事摂取基準の策定目的も，欠乏を中心としたものから健康の保持・増進と生活習慣病の予防を重視したものへと変化してきた．

D 日本人の食事摂取基準

食事摂取基準（Dietary Reference Intakes, DRIs*）は5年ごとに改定されて厚生労働省から公表されている．現行のものは「日本人の食事摂取基準（2020年版）」である．食事摂取基準が一定期間をおいて改定される理由は，時代の変遷に伴う社会的背景の変化を反映させるためであり，また医学・栄養学の進展による科学的根拠を取り入れるためである．ちなみに，摂取することが望ましい量とは，調理を経たのち，経口的に摂取される時点における量を意味している．

*食事摂取基準（DRIs）　健康な個人または集団を対象として，国民の健康保持・増進，エネルギー・栄養素欠乏症の予防，過剰摂取による健康障害の予防，生活習慣病の発症予防と重症化予防，を目的として策定された．推定平均必要量，推奨量，目安量，目標量，耐容上限量の栄養素に関する5つの指標とエネルギーに関する推定エネルギー必要量が策定されている．

日本人の栄養所要量（以前は食事摂取基準の代わりに栄養所要量という用語が使用されていた）として最初に公表されたのは昭和34(1959)年で，当初の策定目的は栄養素の欠乏による健康障害を回避するためのものであった．しかし，昭和30年代以降の高度経済成長は国民の体位の向上や人口構造，食生活などを大きく変化させ，過剰栄養による肥満症や慢性疾患の増加等がクローズアップされ，策定目的も大きく変化した．日本人の食事摂取基準（2020年版）の策定目的には，国民の健康の保持・増進と生活習慣病の発症予防（一次予防）とともにその重症化予防（二次予防）が加えられている．

E 栄養と健康増進の医学

健康は病気でない状態と考えられてきたが，健康の状態から疾病の状態に直接的に移行するものではない．健康の方からみると，まったく健康な人（健

康人)と健康であるが病気に移行する可能性を潜めている人(半健康人)に分けることができる．一方，疾病の方からみると，病気を有する人(病人)と潜在的な病気をもつ人(半病人)とに分けることができる．これを横に並べてみると，健康，半健康，半病人，病人という4つの段階ができるが，これは決して断続的なものではなく連続的なスペクトルとなることに注目すべきである(図1-1)．すなわち，人間はこのスペクトルを右に左に移動しながら日常生活を送っていると考えることができる．また，図1-1の縦軸をみると，左側には疾病の程度を示す疾病度があり，右側には健康の程度を示す健康度がある．横軸のスペクトルを左側へ，すなわち疾病の方向に移動するときには疾病度は高くなり，健康度は低下する．逆に，スペクトルを右側，すなわち健康の方向に移動するときには疾病度は低下し，健康度は上昇する．

　従来から行われてきた疾病の医学においては病気の治療が最大の目標とされ，疾病度を低下させて右側へ移動させる努力のみが払われてきた．しかし，健康の医学においては，健康度を上昇させることが目的であり，半病人，半健康人をより健康に向けて移動させることが命題である．さらに，すでに健康である人に対してはその健康度を低下させないように努力させることである．

　現代社会において，発症予防(一次予防)すなわち健康を増進して病気に罹らないようにするためには，各人の生活習慣を見直して生活習慣病の要因になっているリスクを軽減あるいは取り除くことである．その柱となるのが栄養素のバランスのとれた過不足のない**食事**と，積極的な身体活動である**運動**と，精神的・肉体的ストレスを取り除くための**休養**である．これら3つの要素のバランスをとることは，従来の疾病度を低下させようとする医療とは明

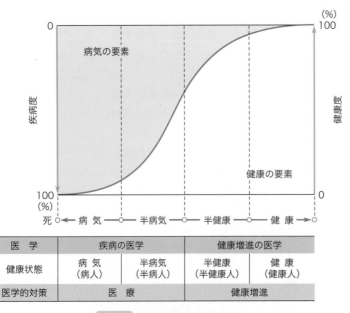

図1-1　病気と健康の考え方
[塩川優一：健康増進ハンドブック，日本栄養士会，25頁，1978より引用]

らかに異なり，各人の日常生活の少しの心がけと努力の積み重ねによって達成することができる．この実践行動が健康の医学の側に立って個人の健康度を上昇させる健康増進である．

F 栄養素の種類とはたらき

生命を維持し，いろいろな生活活動をしていくために摂取しなければならない栄養素に糖質，脂質，タンパク質，ミネラル，ビタミンがある．これらのうち，糖質，脂質，タンパク質の3つの栄養素はその1日摂取量が数十gから数百gにもなるので，三大栄養素(エネルギー産生栄養素)ということがある．これに対して，ミネラルの1日摂取量は多くて2～3g，ビタミンの1日摂取量は多くて数百mg，少ないものでは数μgにすぎない．ミネラルとビタミンは総称的な呼称であって，生体が必要とするミネラルならびにビタミンは各々十数種類にもなる．

各栄養素はそれぞれ特有の生理作用をもっているので，いずれの栄養素が過不足を起こしても失調症が生じる．各栄養素が生体側にもたらす機能によって大別すると，図1-2のように3つのはたらきに分けられる．

1つ目は，主としてエネルギー源となるものである．身体を動かすときにエネルギーが消費されるのはもちろんのことであるが，睡眠時であっても心臓や肺，その他の諸臓器は常にはたらいてエネルギーを消費している．そのため，このエネルギーを供給する栄養素は糖質，脂質，タンパク質であり，量的に多く摂取しなければならない．日本人の食事摂取基準(2020年版)では，エネルギー産生栄養素のエネルギー比率は，糖質50～65%，脂質20～30%，タンパク質13～20%とされている．糖質のエネルギー比率は他の栄養素に比べて高いが，糖質の体内貯蔵量は1kg以下である．これは，体内における糖質の代謝が活発に行われていることを示している．また，エネルギー供給ということのみを考えると，いずれの栄養素であってもよいことになるが，糖質しかエネルギー源として利用できない組織もある．

2つ目は，筋肉や内臓諸器官や骨格など主として生体の構成に用いられる

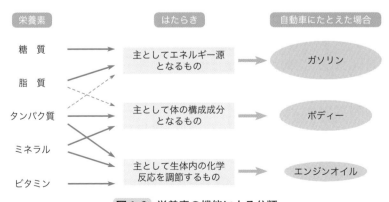

図1-2 栄養素の機能による分類

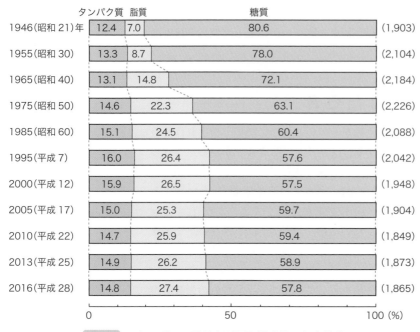

図 1-3　エネルギーの栄養素別摂取構成比の年次推移

（　）内の数値は国民 1 人 1 日あたりの総エネルギー摂取量：kcal.

［国民健康・栄養調査報告より作成］

ものである．これに属するものはタンパク質とミネラルである．成人男性に
おいてタンパク質の貯留量は他の栄養素と比較して一番多く，11 kg 程度で
ある．ミネラルは，タンパク質，脂質に次いで多い栄養素であり，体内貯留
量は 4 kg 程度とされている．筋肉，内臓諸器官，骨組織などを構成するタ
ンパク質やミネラルを他の栄養素で代用することはできない．人体の構成に
用いられる栄養素も比較的多く摂取しなければならない成分である．脂質も
十数％含まれているが，他の栄養素から合成されるので必須性がない．また，
その摂取量に対する本来の機能性を考えるとエネルギー源としてのはたらき
が中心となる．

　3 つ目は，生体内で行われる種々の化学反応を調節するものである．これ
に属するものにビタミン，タンパク質，ミネラルがある．機械でいえば潤滑
油のはたらきをする．ある種のビタミンやミネラルは補因子（☞第 3 章 E，
53 頁）として酵素反応に関与している．また，タンパク質は酵素，ホルモン，
その他の生理活性物質の合成に用いられる．これらの栄養素は特有の生理機
能をもっているので他の栄養素で代用することはできない．

　これまでに示した分類は厳密なものではないが，各栄養素が特有の機能を
もち，そのはたらきによっては代用できるものとできないもの，量的に多く
摂らなければならないものとそうでないもの，などを理解する上では便利で
ある．ここでは，栄養素の機能性を，生体にもたらすはたらきによって大別
しているが，個々の栄養素の化学的特徴やその代謝過程，あるいは生理作用
については他章を参照されたい．

表1-1 糖質，脂質，タンパク質摂取量の年次推移（全国，1人1日あたり）

	エネルギー (kcal)	糖質 (g)	脂質		タンパク質	
			総量(g)	動物性(g)	総量(g)	動物性(g)
1946（昭和21）年	1,903	386	14.7	-	59.2	10.5
1955（昭和30）年	2,104	411	20.3	6.5	69.7	22.3
1965（昭和40）年	2,184	384	36.0	14.3	71.3	28.5
1975（昭和50）年	2,226	335	55.2	26.9	81.0	38.9
1985（昭和60）年	2,088	298	56.9	27.6	79.0	40.1
1990（平成2）年	2,026	287	56.9	27.5	78.7	41.4
1995（平成7）年	2,042	280	59.9	29.8	81.5	44.4
2000（平成12）年	1,948	266	57.4	28.8	77.7	41.7
2005（平成17）年	1,904	267.4	53.9	27.3	71.1	38.3
2010（平成22）年	1,849	257.6	53.7	27.1	67.3	36.0
2013（平成25）年	1,873	258.6	55.0	28.1	68.9	37.2
2016（平成28）年	1,865	252.8	57.2	39.9	68.5	37.4

［国民健康・栄養調査報告より作成］

　食品はいずれかの栄養素を含んでいるが，生体が要求する栄養素をバランスよく含んでいるような完全栄養食品は存在しない．したがって，その食品の成分的あるいは利用上の特徴をよく理解し，生体側に補給しなければならない栄養素の種類と量を考えて，上手に組み合わせて摂取することが必要となる．

　最近の国民健康・栄養調査の結果によると，日本人のエネルギー摂取量に対するタンパク質のエネルギー比率は約15%，脂質は摂取量が増加してエネルギー比率は27%になっている．これに対して，**糖質のエネルギー比率**はわが国が経済的に豊かになるに伴って徐々に減少してきたが，それでも約58%を占めている（**図1-3**）．米をはじめとする穀類の消費量が減ったとはいえ，国民1人あたりの糖質摂取量は1日約250gでタンパク質や脂質に比べて断然多い（**表1-1**）．

G 食品，食物，食料 ————————————

　栄養素は単一または複合体として天然に存在する物質を形成しており，生物はこれを摂取して，その中から栄養素を分離・吸収して利用する．栄養素を少なくとも1種類以上含み，天然に存在するものあるいはこれらから人工的につくったもので，しかも毒性がなく食べられるものを**食品**という．食品にはさまざまな種類のものがあるが，1種類で生体が要求する栄養素を過不足なく補給できる完全栄養食品は存在しない．乳児に対する母乳は理想的な食品といえるが，それもはじめの数ヵ月のことで，乳児の月齢が進むと，栄養成分によっては不足するものも現れてきて，もはや理想的な食品とはいえなくなる．母乳であってもこのような状態であるので，他の食品においては推して知るべしである．

　そこで，私たちは種々の食品を組み合わせて生体が要求する栄養素を過不

足なく補給する必要がある．しかし，食品によってはそのままでは含まれている栄養成分が十分に利用されないものもある．このため，多くの場合，調理・加工することによっておいしく食べやすいようにしたり，消化されやすいように調製する．このような操作を加えて食べやすいようにしたものを食物と一般的にいっているが，食物と食品が必ずしも明確に使い分けられているわけではない．食品や食物と類似した用語に食料(食糧)があるが，これは生産や供給にかかわるイメージが強いので，人が食べることを意図してつくったものということができる．

H 栄養学の歴史

1 三大栄養素の発見

1827 年，プラウト(William Prout, 1785-1850)は食品から糖(saccharinous)，油状(oily)，および卵白様(albuminous)の 3 つの物質を分離したことを発表した．

2 呼吸とエネルギー代謝

a 呼吸の意義

呼吸の真の意義を把握したのはフック(Robert Hooke, 1635-1703)であり吸気を体内に入れたり排出したりする機能であると説いた．

1785 年，ラボアジェ(Antoine Laurent Lavoisier, 1743-1794)は，呼吸で入った酸素の 81% が炭酸ガス(二酸化炭素)になり，残りの 19% は水素と結合して水を生じると発表した．また，酸素の吸入量，炭酸ガスの呼出量は食物摂取によって増し，機械的労作に応じて増大することを明らかにした．つまり，呼吸は燃焼と同じ現象であり，呼吸が体内における熱の発生や機械的労作のエネルギーを与えていることを示し，現代の栄養学の基礎を開いた．

b 呼吸とエネルギー消費量の測定

エネルギーの消費量の測定は，健康維持において，もっとも重要なことである．表 1-2 にエネルギー測定方法の進化の歴史をまとめた．

c 基礎代謝と労作代謝

生命維持に必要なエネルギー量である基礎代謝と活動をするために必要な労作代謝の歴史を表 1-3 にまとめた．

d タンパク質の栄養価(窒素平衡実験)

19 世紀のはじめにヨーロッパで起こった水害に端を発したゼラチン研究(☞コラム「ゼラチン研究」，10 頁)から，動物性成分の栄養価はその種類によって異なることが示唆された．

表 1-2 エネルギー測定方法の進化

1848 年	レニオル(Henri Victor Regnault 1810-1878)とルイゼ(Jules Reiset 1818-1896)：呼吸中に吸収された酸素と排出された炭酸ガスとの関係は，プリューガー(Edward Friedrich Wilhelm Pflüger 1829-1919)が呼吸商(respiratory quotient, RQ)と呼んだ値(CO_2 の体積/O_2 の体積)によって示され，食物の違いによってこの値は 0.62 ～ 1.04 までの変動があることを発見.
1891 年	ルブネル(Max Rubner 1854-1932)：動物の体表面積と代謝熱量とが比例することを示し，エネルギー必要量算定の基準を与えた．エネルギー源として糖質と脂質とは交換可能であること，すなわち，100 kcal の脂質と 100 kcal の糖質とは栄養上等価であることを証明. これをルブネルのエネルギー等価の法則(isodynamic law)と呼ぶ.
1902 年	ルブネル：糖質，タンパク質，脂質は各々 1 g あたりの生理的熱量を 4.1, 4.1, 9.3 kcal と定めた．また，食事摂取に対する影響を調べ，イヌが 100 kcal のタンパク質を食べると，食餌を摂っていないときに比べて 30 kcal だけ熱の発生量が増すこと，ショ糖 100 kcal，脂肪 100 kcal はそれぞれ 5.8 kcal，4.0 kcal の増加を引き起こすことを発見．つまり，タンパク質摂取がもっとも著しく代謝量の増加をきたすことを示した．ルブネルはこの効果を，特異動的作用(specific dynamic action, SDA)と呼んだ.
1903 年	アトウォーター(Wilbur Olin Atwater 1844-1907, 図 1-4a)，ベルテロー(Pierre-Eugène Marcelin Berthelot 1827-1907)，消化吸収率を考慮した実用的な栄養素の生理的熱量として糖質，脂質，タンパク質 1 g あたりの熱量をそれぞれ 4, 9, 4 kcal と提唱した．これは，アトウォーターの係数と呼ばれ，現在も使用されている.

表 1-3 基礎代謝と労作代謝の考え方の進化

1852 年	ビッダー(Friedrich Bildder 1810-1894)とシュミット(Carl Schmidt 1822-1894)：呼吸量は，①消化吸収を受ける食物によって変化する因子，②飢餓動物が放射・伝導で失う熱量を補うための因子によって決まる．この放射・伝導で失う熱量は一定の値をとる．これを定型的呼吸(typical respiration)と呼んだ.
1906 年	マグレス・レビ(Adolf Magnus-Levy 1865-1955)：定型的呼吸を基礎代謝(basal metabolism)と呼ぶことを提案.
1916 年	デュボア従兄弟(Delafield Dubois 1882-?, Eugene Floyd Dubois 1882-1959)：身長，体重から体表面積を算出する式を考案.
1936 年	古沢一夫(1899-1975)：労作とエネルギー代謝の関係に関して，エネルギー代謝率(relative metabolic rate, RMR)の概念を樹立.

　動物性成分に，タンパク質(protein，"prote=first"と"edios=like"の合成語．ギリシャ語の第一のもの)という名前をつけたのは**ムルダー**(Gerrit Jan Mulder, 1802-1880)であり，1838 年のことである.

　リービヒ(Johann Justus von Liebig, 1803-1873)は，食品中の窒素はほとんどがタンパク質に由来することを見出し，食品タンパク質の栄養価は窒素の含有量に基づくものとした.

●リービヒ

　ブサンゴー(Jean Baptiste Boussingault, 1802-1887)は，窒素平衡(nitrogen equilibrium：窒素出納)という概念を提出した．この発見により，摂取した窒素量と排泄された窒素量の値を比較することによって，食品タンパク質の栄養価が測定できるようになった．実際には，1879 年に**ルブネル**が，食品の種類により，窒素平衡を保つために必要な最小タンパク質摂取量はタンパク質により異なることをはじめて観察した．現在でも食品タンパク質の栄養価の判定に用いられている(☞第 8 章 C, 171 頁).

●ルブネル

コラム　ゼラチン研究

　ゼラチンは，動物の皮膚や骨，腱などの結合組織に存在するコラーゲンの熱変性タンパク質のことである．19世紀はじめ，ヨーロッパで穀物の水害により，食物不足が生じた．食物の不足を補うために，ゼラチンエキスを代替食品として供する研究が行われた．その結論は，ゼラチンは動物の健康を維持することはできないというものであった．後にゼラチンは，タンパク質の一部を補うことはできるが，大量に与えると体タンパク質が失われてゆくことがわかり，通常のタンパク質に比べて，栄養的価値が低いことが明らかにされた．これは，不可欠アミノ酸のトリプトファンを含まないことが主な原因であることも証明されている．ゼラチンの大量摂取は，皮膚炎を主とするペラグラを引き起こすが，この原因もトリプトファンを含まないためである．

③ 三大栄養素の消化と利用

　シュワン（Theodor Schwann, 1810-1882）は1839年，食物の成分が変化を受けることを物質代謝（stoffwechsel）と呼んだ．英語ではmetabolismと訳された．また，中間代謝（intermediary metabolism）という言葉は1852年に前述のビッダーとシュミットによって用いられた．

ⓐ 消　化
1) 脂　質
　1844年，ベルナール（Claude Bernard, 1813-1878）は，膵液に脂肪をグリセロールと脂肪酸とに分解させる作用があり，脂肪酸はナトリウム塩となって腸粘膜から吸収されることを示唆した．

●ベルナール

　1880年，ムンク（Immanuel Munk, 1852-1903）は，脂肪酸は吸収中に中性脂肪（トリグリセリド）となり，胸腺のリンパ中に中性脂肪として現れることを示した．

2) 糖　質
　1831年，ロイクス（Erhard Friedrich Leuchs, 1800-1837）は，唾液がデンプンを少糖（オリゴ糖）に変えることを見出した．1845年，ミアール（Louis Mialhe, 1807-1886）は，唾液からこの活性物質をジアスターゼとして調製した．

　1873年，ベルナールは，腸管腔中にショ糖（スクロース）をグルコースとフルクトースとに分解するインベルターゼを発見した．

3) タンパク質
　1825年，ティーデマン（Friedrich Tiedemann, 1781-1861）とグメリン（Leopold Gmelin, 1788-1853）は，膵液中にタンパク質を消化する物質が存在することを発見した．

　1836年，シュワンは，胃腺が胃液を分泌していることを発見し，ペプシ

ンを分離し，1853 年，レーマン（Cari Gotthelf Lehmann, 1812-1863）は，タンパク質にペプシンが作用した終産物をペプトンと名づけた．

1906 年，コーンハイム（Otto Cohnheim，後に Kestner と改姓，1873-1953）は，ペプトンをアミノ酸にまで水解する反応を行う酵素を腸管腔中に見出しエレプシンと名づけた．

b 利　用
1）脂　質

1647 年，ペケ（Jean Pecquet, 1622-1674）は，吸収された脂肪は，肝臓に入らずリンパ管を通って静脈中に入ることを見出した．

高脂肪食摂取，飢餓，糖尿病などにおいて，ケトン体を生成することは 1887 ～ 1889 年に報告されていたが，脂肪酸の酸化機構の解明は 1905 年，クヌープ（Franz Knoop, 1875-1946）が β 酸化説（☞第 7 章 A**3**，137 頁）を提唱したことにはじまる．

2）糖　質

1844 年，シュミットは，血液の中に糖質が存在していることを発見した．1856 年，ベルナールは栄養状態の良好な動物の肝臓にはグリコーゲンが合成され，貯えられていることを発見した．

1908 年，ハーデン（Arthur Harden, 1865-1940）とヤング（William John Young, 1878-1942）が，ヘキソース（六炭糖）のリン酸化合物を発見したことをきっかけとして，エムデン（Gustav Embden, 1874-1933），マイヤホーフ（Otto Fritz Myerhof, 1884-1951），コリ夫妻（Carl Ferdinand Cori, 1896-1984, Gerti Theresa Cori 1896-1957）らの研究により解糖系（☞第 6 章 A，111 頁）が明らかにされた．

また，乳酸，ピルビン酸の完全酸化系については，1937 年クレブス（Sir Hans Adolf Krebs, 1900-1981）が TCA 回路（トリカルボン酸回路，クエン酸回路）を発見した．1950 年，リップマン（Fritz Lipmann, 1899-1986）は，エネルギー代謝の中心代謝中間物アセチル CoA を発見した．

●クレブス

3）アミノ酸・タンパク質

アミノ酸が吸収され，門脈血中に現れることは 1906 年ホウェル（William Henry Howell, 1860-1945），1912 年バンスライク（Donald Dexter van Slyke, 1883-1971）らにより報告された．

尿中に排泄される尿素の起源に関しては，1932 年クレブスによって尿素回路（第 8 章 A**3**，162 頁）が発見され，解決した．

1912 年，アプデルハイデン（Emil Abderhalden, 1877-1950）は肉をトリプシン，ペプシン，エレプシンなどの酵素を用いて消化させ，その消化物をタンパク質源として用いることができることを証明し，アミノ酸配合による栄養補給実験の基礎を開いた．

アミノ酸栄養の実験を重ねるうちに，タンパク質を構成するアミノ酸には，体内で合成しうるもの（可欠アミノ酸）と，合成しえないもの（不可欠アミノ酸）とがあり，後者は食事中に必要量含まれていなければならないことがわ

かった．最後に発見されたアミノ酸は，1935年，**ローズ**(William Cumming Rose 1887-1985)によって発見されたスレオニンである．彼は，不可欠アミノ酸の概念を確立した．

◉ローズ

④ ビタミンの発見

　ビタミンの発見物語は，食べ物と病気とのかかわりを科学的に解明した物語である．

　ビタミンの発見につながる1つの流れは，東洋の米食民族に多発していた脚気(かっけ)の原因解明の研究から生まれた．日本では，脚気(かっけ)の原因については伝染病説，中毒説が有力であった．ところが，海軍軍医であった**高木兼寛**(たかき かねひろ)(1849-1920，**図1-4b**)は，1882～1884(明治15～17)年軍艦乗務員の食事を当時の和食から当時の洋食に切り替えることにより脚気の発生が防止できることを発見した．高木は，この事実より，脚気は栄養障害によって起こるという説を発表した．同じころ，1897(明治30)年，脚気を調査するためにオランダからジャカルタに派遣されていた**エイクマン**(Christiaan Eijkman 1858-1930，**図1-4c**)がニワトリを白米で飼育すると脚気のような症状となることを見出し，この症状は米ぬかを与えると治癒することを発見した．エイクマンははじめ白米に毒作用があって，米ぬかがその毒を中和するという中毒説を唱えた．しかし，1901年彼の門下生のフレインス(Gerrit Grijns 1865-1944)は，恩師エイクマンの説に反対し，米ぬかが未知の必須栄養素を含んでいるという説を主張した．このように，エイクマンとフレインスで，「ニワトリを精白米で飼育すると脚気となるが，米ぬかを与えると治癒する」という現象に対して，解釈が異なった．しかし，エイクマンも1906年にはフレインスの説(炭水化物，タンパク質，脂質，ミネラルとは違った性質をもつもので，健康上欠くことのできない物質の欠如が脚気を引き起こす)に同調した．米ぬかに含まれている未知の栄養素，抗脚気因子の探索に世界の多くの研究室が走り出した．

◉高木兼寛

◉エイクマン

　この競争がビタミンの発見につながり，20世紀初頭はこの微量にして顕著な生理作用を示す有機化合物，ビタミンの発見ラッシュとなった．1911年にポーランド人のフンク(Casimir Funk 1884-1967)は米ぬかからこの因子を単離し，この物質がアミンの性質をもっていることを確かめた．このことから，彼はこの物質をビタミン(Vitamine；Vital Amine，生命に必要なアミンという意味)と名づけた．1912年には**鈴木梅太郎**(1874-1943，**図1-4d**)が米ぬかよりビタミンと似た物質を単離し，オリザニン(米の学名 *Oryza sativa* にちなんで名づけられた．現在のビタミンB_1)と名づけた．鈴木のオリザニンの発見を1912年と書いたが，これは，ドイツ生化学雑誌に掲載された年である．鈴木ははじめ，この発見を1910年，日本文でのみ発表した．このため，外国人の目には触れず，あたかもフンクよりも遅れたかのような観を呈している．

◉鈴木梅太郎

　もう1つのビタミンの発見につながる流れは，1906年のイギリス人のホ

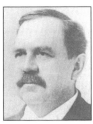
a. Wilbur Olin Atwater
　(1844-1907)

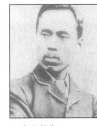
b. 高木兼寛
　(1849-1920)

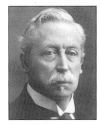
c. Christiaan Eijkman
　(1858-1930)

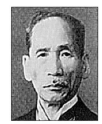
d. 鈴木梅太郎
　(1874-1943)

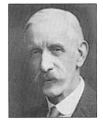
e. Sir Frederick Gowland
　Hopkinns(1861-1947)

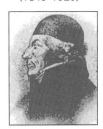
f. Johan Gottlieb Gahn
　(1745-1818)

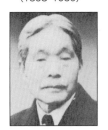
g. 佐伯 矩
　(1876-1959)

図 1-4

プキンス(Sir Frederick Gowland Hopkinns 1861-1947, **図 1-4e**)の研究である. 彼はラットがタンパク質, 脂質, 糖質からなる飼料では長期間にわたって生存することはできず, また, 必要な無機質を加えてもなお生存しえないが, さらに全乳を添加すると生存しえることを発見した. このことから, 彼は, 全乳中には微量の副栄養素が含有されていると考えた. 一方, 米国でもマッカラム(Elmer Vermer McColumn 1879-1967)が, 1915 年にラットの成長増殖のためには未知の栄養素が必要で, 水に溶けるものと脂肪に溶けるものとがあることを明らかにした. 1915 年, 彼は未知栄養素を脂溶性 A, 水溶性 B の 2 種類に分類した. そして, 水溶性 B はフンクが米ぬかより単離したビタミン(Vitamine)と同一であるとした. 1918 年にはコーエン(B. Cohen)とメンデル(Lafayette Benedict Mendel 1872-1935)は, 脂溶性 A, 水溶性 B を含む飼料をモルモットに与えても生育せず, 壊血病となることを見出した. 1919 年, ドラモンド(Sir Jack Cecil Drummond 1891-1952)は抗壊血病因子を水溶性 C と呼んだ. このように, 微量不可欠因子に多元性のあることが明らかとなってきた.

　そこで, 1920 年, ドラモンドはこれらの因子に統一名を与えることを考え, 先にフンクが抗脚気因子に名づけたビタミン(Vitamine)の名を尊重し, それから "e" を除いた "vitamin" と命名し, それぞれをビタミン A, ビタミン B, ビタミン C, と呼ぶことを提案した. そして, 今後ビタミンが発見されれば順次アルファベットの記号をつけて呼ぶということを提唱した. ビタミン E まではこの提唱に従った命名がなされたが, ビタミン K の "K" はドイツ語の "Koagulation(凝固という意味)" の頭の "K" をとったものであり, さらに, ビタミン B が複合体であることが明らかとなり, この提唱

コラム 陸軍某重大事件（日清戦争時の大量脚気発生事件）

　戦争というと，私たちは戦闘によって傷ついたり，死んだりする悲惨さばかりを思い起こすが，昔の戦争では戦闘で傷つく人の数よりも，病気で死ぬ人の方が多いのが常識であった．

　陸軍省医務局がまとめた報告によれば，日清戦争（1894-1895年）に従事した陸軍の兵士228,000人中脚気に罹った人が41,431人，実に18%の兵士が脚気に罹り，このうち約4,000人が死亡した．一方，戦死者は453人であったと記録されている．実に戦死者の9倍の人が脚気によって死亡していたのであった．

は続かなかった．

　それ以降，ビタミンの発見には混乱期もあったが，現在では，それぞれビタミンの機能も化学名も明らかとなり，必要量も提示されている．現在，ビタミンに分類されているものは，脂溶性ビタミンが4種類，水溶性ビタミンが9種類である．

　なお，ビタミンの発見に対してノーベル生理学・医学賞が授けられたのは1929年であり，受賞者はエイクマンとホプキンスの2人であった．

　食べ物と健康との関係を，食べ物を総体として考えると，よい食べ物とわるい食べ物という概念が生まれてしまう．壊血病・脚気・ペラグラの克服の歴史から学べるように，塩蔵品，白米，とうもろこしという食べ物がわるいわけではない．これらの病気は，新鮮な果実・野菜や肉類という食べ物の摂取により回復した．しかしながら，普遍的（科学的）なことがわかったのは，壊血病はビタミンCの欠乏により，脚気はビタミンB_1の欠乏により，ペラグラはナイアシンの欠乏により起こることが解明されたことにはじまる．すなわち，人が健常に暮らすために必要な化学物質の摂取量の問題であったのであり，欠乏症は，これらの化学物質の摂取量が必要量に満たなかったために起きたのである．

　ビタミンの欠乏症の学問的な問題は20世紀中ころまでに解決されたが，実生活で活用できる状況になるには，20世紀後半まで待たねばならなかった．このことが達成されたのは，ビタミンの作用，食品中のビタミンの含量，ビタミンの必要量が明らかとなり，さらに，一般にビタミンの知識や使用方法が普及したからである．

　現在では，ビタミンとは，「ヒトの正常な成長や健康の維持にかかわる生体成分の一群で，ヒトの体内で合成できないあるいは必要量を合成できない微量有機化合物」と定義されており，13種類の化合物がビタミンに分類されている．**表1-4**にビタミンの歴史を年表風にまとめた．

表1-4　各種ビタミンはいかにして発見されたのか

ビタミンA	●1911～1913年にOsborneとMendelが，ラットに精製食を投与すると体重が低下し，眼に感染症が起きることを発見. ●1913～1917年にMcCollumとOsborneは，卵黄やバター中にラットの成長を促進する栄養因子の存在を認め脂溶性Aと呼んだ. ●1920～1922年にDrummondは，脂溶性AをビタミンAと命名したが，後に抗くる病因子を除いた因子をビタミンAとした.
ビタミンD	●1922～1925年にMcCollumは，たら肝油中のビタミンAを破壊したものでもくる病治癒効果を有することを認め，この抗くる病因子をビタミンDと命名.
ビタミンE	●1922年にEvansは，ラットをこの当時既知のビタミンA，B，C，Dを含む精製食で飼育すると，繁殖しなくなることを発見.この精製食に小麦胚芽油などの脂溶性成分を加えると繁殖するようになることを発見. ●1923年にSureは，脂溶性の抗不妊因子の存在を示し，ビタミンEと命名.
ビタミンK	●1929～1930年にDamはニワトリを無脂肪食で飼育すると成長が止まり，消化管や皮下や筋肉内で出血が起こることを観察.この出血はビタミンCを含むレモン汁では治癒せず，大麻種子，キャベツ，トマト，みかん皮，卵黄などに含まれる脂溶性成分によって治癒することを発見.この血液凝固に必要な因子をビタミンKと命名.
ビタミンB$_1$	●1882年に高木兼寛は，脚気が食事因子により起こることを証明し，海軍における脚気の発生を克服. ●1897年にEijkmanは，白米食によりニワトリに脚気と類似の症状が発生することを発見.米ぬかの投与により治癒することを発見. ●1910年に鈴木梅太郎が，米ぬか中より抗脚気有効成分を単離し，アベリ酸と命名.1912年にオリザニンとした. ●1911年にFunkは米ぬかよりニワトリの白米病に有効な成分を取り出し，ビタミン(Vitamine)と命名. ●1920年にDrummondの提案により，ビタミンBと呼ばれるようになる. ●1927年にイギリス医学研究会議－副栄養素委員会は，ビタミンBの中の熱に不安定な成分をビタミンB$_1$と呼ぶことを提案.
ビタミンB$_2$	●1926年にShermanは，ビタミンBの中に熱に安定な物質で成長促進作用のある物質が存在することを発見. ●1927年にイギリス医学研究会議－副栄養素委員会は，ビタミンBの中の熱に安定な成分をビタミンB$_2$と呼ぶことを提案.
ビタミンB$_6$	●1934年にGyörgyはビタミンB欠乏食で飼育したラットに起こる皮膚炎がビタミンB$_1$およびビタミンB$_2$では治癒せず，酵母エキスの中にある他の成分で治癒することを見出し，当時ビタミンB$_1$～B$_5$がすでに知られていたので，ビタミンB$_6$と命名.
ビタミンB$_{12}$	●1948年にFolkersらおよびSmithらは，相次いで肝臓から抗悪性貧血因子を単離し，ビタミンB$_{12}$と命名.
ナイアシン	●1928年にGoldbergerらは，実験的に黒舌病を引き起こすことに成功し，抗ペラグラ因子を予見した. ●1937年にElvehjemらは，黒舌病のイヌにニコチン酸を投与することにより治癒に成功.治癒因子を肝臓中から単離し，この抗黒舌病因子がニコチンアミドであることを発見. ●1938年にSpiesらがペラグラ患者をニコチン酸投与により治癒.ペラグラはナイアシン(ニコチンアミドとニコチン酸の総称名)欠乏によって引き起こされる栄養素欠乏症であることを証明.
パントテン酸	●1933年にWilliamsらは，酵母生育因子が生物界に広く分布することから，これをパントテン酸と命名. ●1939年，JukesおよびWoolleyらは，ほぼ同時に，ニワトリの皮膚炎に有効な因子が，パントテン酸であることを証明した.
葉酸	●1941年にMitchellらは，ほうれんそうから巨赤芽球性貧血に対して有効な成分を精製して，葉酸と命名.
ビオチン	●1927年にBoasは，大量の乾燥卵白を加えた飼料でラットを飼育すると，脱毛，皮膚炎，出血，体重減少をきたし，やがて死亡することを報告.食品中にこの疾病を治癒・予防する抗卵白障害因子があることを示唆. ●1935年にKöglは，抗卵白障害因子を結晶状に単離し，これをビオチンと命名.
ビタミンC	●1747年にLindは，イギリス軍艦の乗務員にオレンジ，レモン汁を与え，壊血病の予防に成功. ●1920年にDrummondは，抗壊血病因子をビタミンCと呼ぶことを提案.

5 ミネラルの発見

　現在，日本人の食事摂取基準(2020年版)で必要量が策定されているミネラル(無機質ともいう)は，13種類である．ミネラルという名称は，学問分野ごとで異なった意味で扱われているが，栄養学領域では，「ヒトの正常な成長や健康の維持にかかわる生体成分の1つで，元素の性質の状態で，あるいは元素の性質を残した状態で機能を発揮する無機物」と定義される．**表1-5**にミネラル発見の歴史を年表風にまとめた．

表1-5　ミネラルはいかにして発見されたのか

鉄	● シデナム(Thomas Sydenham 1624-1689)が貧血患者の治療に鉄をワインに浸したものを使用した結果有効であった. ● 1747年, メンギニ(Vincenzo Menghini 1705-1759)は血液の中に鉄があることを証明. ● 1838年, ベルツェリウス(Jöns Jakob Berzelius 1779-1848)は血液中に鉄含有色素が存在することを見出し, この色素が酸素と結合することを発見.
ヨウ素	● ノヴァ (Arnoldus de Villa Nova 1235-1311)は甲状腺腫の治療に焼いた海綿を使用. ● コァンデ(Jean François Coindet 1774-1834)は甲状腺腫の治療に用いられている海綿中の栄養分はヨウ素であることを指摘. ● ブサンゴー (Jean Baptiste Boussingault 1802-1887)は甲状腺腫に対する特効薬はヨウ素であることを示した.
ナトリウム, 塩素, カリウム	● 1842年, ベンス・ジョンズ(Henry Bence-Jones 1813-1873)は食塩が不可欠であることを主張. ● 1847〜1849年, ブサンゴーは, 植物の灰分にはカリウム塩が多く, ナトリウム塩が少ないことを報告. ウシを植物飼料に食塩を添加したものとしないもので1ヵ月間飼育. その結果, 無塩飼料のウシは含塩飼料のウシに劣り, 毛皮が荒れ, 毛が光沢を失って抜け, 歩行や気質の障害を認めた. ● 1885年, リンゲル(Sidney Ringer 1835-1910)は種々の器官の生理機能が塩化ナトリウム, 塩化カリウム, 塩化カルシウムを含む溶液中でもっともよく保存されることを発見.
カルシウム	● ガーン(Johan Gottlieb Gahn 1745-1818, 図1-4f)は骨の大部分はカルシウムからなるがリンも含むことを報告. ● 1879年, ハンマルステン(Olof Hammarsten 1841-1937)はカルシウム塩の添加が血液の凝固を促進することを発見. ● 1908年, マッカラム(William George MacCallum 1874-1944), フェーグトリン(Carl Voegtlin 1879-1960)はカルシウム塩の投与がテタニー (強縮症)の症状を治すことを発見. ● 1934〜1944年にかけてシャーマン(Henry Clapp Sherman 1875-1955)はシュウ酸の多いほうれんそうなどの植物中のカルシウムは吸収利用されにくいことを報告.
マグネシウム	● 1915年, デニス(Willey Glover Denis 1879-1929)は血漿が30〜40 mg/dLのマグネシウムを含有していることを発見. ● 1931年, マッカラムらは幼若ラットを1.8ppmの低マグネシウム飼料で飼育すると, 11〜12日で特異な欠乏症の出現を認めている. 皮膚血管拡張, 高刺激性, 痙攣が起こり, マグネシウム塩の投与により治癒することを報告. また, 1934年, 心臓不整脈, 血清中のカルシウムの減少, 血清コレステロールエステルの著増もマグネシウム欠乏で認められることを追加報告し, さらに, 腎臓の病理学的変化も観察.
リン	● 1748年, ガーンが, 骨はリンを含んでいることを発見. ● 19世紀にレシチン(1846年), セファリン(1884年), カゼイン(1874年), オボビテリン(1900年), 核タンパク質および核酸(1869年)などの成分としてリンを相次いで発見. ● 1909年, マッカラムは有機リンを含まない実験食を動物に与えたとき, 体内で無機リンから有機リン化合物が合成され, 健康に支障をきたさないことを証明. ● 1918年, オスボーン(Thomas Burr Osborne 1859-1929)とメンデル(Lafayette Benedict Mendel 1872-1935)はラットをリン欠乏飼料で飼うと, くる病を呈することを報告. ● 1918年, マッカラムらは動物の健康上, リンとカルシウムとの摂取比率が重要であることを発見.
硫黄	● 1920年代, タンパク質の構成成分として含硫アミノ酸を発見. ● 1920年代, 硫黄を含んだ糖タンパク質の存在を発見.
銅	● 1925年, ハルト(Edwin Bret Hart 1874-1953)とエルビエム(Conrad Arnold Elvehjem 1901-1960)は, 銅欠乏食は貧血を引き起こすことから, 銅は鉄の利用を高める作用を有していることを発見.
亜鉛	● 1934年, エルビエムとハルトは, ラットに亜鉛欠乏食を与えると成長がわるくなり脱毛が起こることを発見.
クロム	● 1977年, 長期間, クロムを含まない完全静脈栄養法施行中にインスリンの感受性が低下し, 耐糖能は塩化クロムを補給することにより改善したことが報告された.
マンガン	● 1931年, ケンメレル(Arthur Russell Kemmerer 1904-1989)らは, 雌マウスにマンガン欠乏食を与えると, 成長が遅れ, 排卵が起こらなくなることを発見. ● 1931年, マッカラムらは, ラットにマンガン欠乏食を与えると, 雌では授乳が不能となり, 雄では睾丸の退化が起こることを発見.
モリブデン	● 1989年, 長期間, モリブデンを含まない完全静脈栄養法施行中に頻脈, 頭痛, 夜盲症などの症状を発症.
セレン	● 1979年, 中国の克山病検討委員会は, 克山病(心筋疾患を主とする)はセレン欠乏であると報告.

⑥ 日本での栄養教育の歴史

　明治時代となって西洋の科学の導入とともに，栄養学の教育研究が本格的に行われるようになった．国も富国強兵策をとり，国民の体位向上に栄養学が寄与することを見出し，積極的に取り組む姿勢を示した．日本人の栄養摂取量の調査は，1882(明治15)年内務省東京司薬場(のちの衛生試験所)が行った．表1-6に示したように，タンパク質の摂取量は足りているが動物性タンパク質摂取量が少ないこと，脂質摂取量が極端に少なく，炭水化物摂取量が多いことが特徴である．つまり，獣鳥肉類の摂取量が少なかった．この当時栄養学にかかわったのは医化学者が多かったことが特徴の1つである．

　食品成分表の編纂は1886 ～ 1887(明治19 ～ 20)年東京衛生試験所の田原良純(1855-1935)らが日本人の常用食品の成分表をつくり公にしたことにはじまる．現在の形の「日本食品標準成分表」は1950(昭和25)年に公表され，改訂作業を経て，現在に至っている［日本食品標準成分表2015年版(七訂)］．

　栄養所要量の策定に類したものとしては，1887(明治20)年に田原良純らが公にしたものがあり，タンパク質96 g，脂質20 g，炭水化物450 g，エネルギー2,425 kcalとしている．現在の形の栄養所要量は，1970(昭和45)年に利用が開始された．それ以降，最新の科学的知見，国際的動向への対応を図るとともに，人口構造の変化，生活環境の変化，食生活の変化，疾病構造の変化等に対応しうるよう，5年ごとに改定され，現在では日本人の食事摂取基準(2020年版)(2020 ～ 2024年度)が利用されている．

＊食事摂取基準　☞3頁

　わが国で最初の栄養調査は前述したように，1882(明治15)年である．現在では，調査地区を47都道府県に広げ，年1回の国民健康・栄養調査が行われている．その調査結果は，健康栄養関係者によって広く活用され，国民の栄養改善，生活習慣病の予防，健康づくりに役立っている．

　わが国における栄養学の教育機関は，佐伯矩(1876-1959，図1-4g)が1924(大正13)年に栄養学校を開設したことにはじまる．これは中等学校卒業生に対しての教育機関であった．現在では，4年制大学，短期大学，専門学校に数多くの管理栄養士・栄養士養成施設がつくられている．

表1-6 日本におけるはじめての食事調査結果 ［1882(明治15)年］

調査場所	タンパク質 (g)	脂質 (g)	炭水化物 (g)	エネルギー (kcal)	備　考
高等師範学校	115	31	635	3,367	動物性タンパク質は1/3以下
陸軍士官学校	83	14	622	3,020	動物性タンパク質は1/3以上
二松学舎	69	10	450	2,217	動物性タンパク質は1/5以上
越後屋	55	6	394	1,907	動物性タンパク質は1/7以上
鍛冶橋監獄署					
無役	48	7	362	1,746	米4合，動物性タンパク質なし
軽役	57	8	447	2,134	米5合，動物性タンパク質なし
重役	75	9	616	2,917	米6合，動物性タンパク質なし

栄養と遺伝子発現

1 遺伝子発現のプロセス

　遺伝子の発現には，DNA → mRNA →タンパク質という，一定方向の情報伝達原理がはたらいている．染色体の DNA 鎖をもとにして相補的な mRNA を合成する過程は核の中で起こり，遺伝子発現の第1段階として，転写と呼ばれる．RNA の一次転写産物は mRNA 前駆体であり，タンパク質の翻訳に用いられない部位（イントロン）が切り取られる（スプライシングという）などの仕上げが行われて，mRNA ができあがる．mRNA の情報をもとにして，細胞質のリボソームでポリペプチド鎖（タンパク質）ができる過程を翻訳という（図 1-5）．

　タンパク質は，翻訳され，立体構造が完成した後に，表面のアミノ酸残基に，糖鎖付加，リン酸化，アセチル化，メチル化などの修飾を受けることが多い．これを翻訳後修飾と呼ぶ．タンパク質の翻訳後修飾は，酵素の活性化・不活性化，核移行シグナルの有無など，タンパク質分子の構造と機能を変化させるための普遍的な原理である．

2 栄養素による遺伝子発現調節

　1980 年代に発見されたビタミン A やビタミン D の核内受容体（それぞれ retinoic acid receptor，RAR，retinoid X receptor，RXR，および vitamin D receptor，VDR）の研究を端緒にして，疎水性栄養素やその代謝産物が，ステロイドホルモンと類似のしくみによって，転写レベルで標的となる遺伝子の発現を調節していることが明らかにされた（図 1-6）．

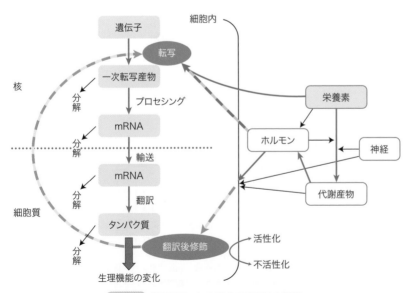

図 1-5　栄養素による遺伝子発現の調節

　現在では，ビタミンAやビタミンDのような脂溶性ビタミン以外に，多価不飽和脂肪酸，コレステロール代謝物，胆汁酸は，それぞれ固有の核内受容体に結合することによって，消化吸収・代謝に関与する一連の遺伝子発現を転写のレベルで調節することが示されている．また，糖質やアミノ酸は，ペプチドホルモンや成長因子の作用によって，あるいは代謝産物の量の変動などの細胞内環境の変化を引き起こすことによって，細胞内シグナル伝達経路を調節し，核内因子（遺伝子発現制御タンパク質）やヒストンタンパク質の翻訳後の修飾をもたらすので，その結果，間接的に標的遺伝子の発現を転写のレベルで調節している．

　以上のように，現代の栄養学においては，栄養素は転写調節のシグナル因子として，複数の遺伝子に同時にはたらきかけ，細胞の構造や機能を変え，私たちの生命活動に広範囲にわたって影響を与えている（ニュートリゲノミクス nutrigenomics）という概念が確立されている．

3 栄養素に対する遺伝子発現の個人差

　栄養素に対する応答にかかわる遺伝素因の違い，すなわち個人差は，遺伝子の塩基配列の違いによって生じる．遺伝子の翻訳領域の塩基配列に変異があれば，転写，翻訳されてできたタンパク質のアミノ酸配列が変わることがあり，機能の変化が起こる．また，遺伝子の転写調節領域の塩基配列に変異があれば，転写に必要な転写因子の遺伝子への結合性が変わるため，遺伝子の発現量が変わることがある．このような栄養素に対する応答や疾患リスクの個人差のしくみは，個人間の遺伝子の塩基配列の変異に注目した研究（ニュートリジェネティクス nutrigenetics）によって解明されつつある（☞第13章，269頁）．

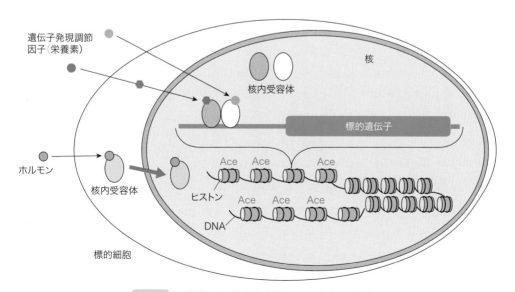

図1-6 栄養素のシグナルを遺伝子に伝えるしくみ
ヒストンのリシンがアセチル化（Ace）されると，ヒストンとDNAの結合がゆるくなり，転写因子が入り込める空間ができる．

練習問題

以下の問題について，正しいものには○，誤っているものには×をつけなさい.

(1) 食事の機能は生命を維持するだけでなく，満足感，充実感，心の豊かさを与え，人間関係を和やかにする.

(2) 栄養とは，生命を維持するために外界から適当な物質を取り入れ，生命現象を営むことである.

(3) 健康とは生活現象が円滑に維持運営されている状態である.

(4) 生活習慣病予防のための発症予防（一次予防）とは，早期発見・早期治療することである.

(5) 生活習慣病とは，肥満症，糖尿病，脂質異常症，心臓病など生活習慣の乱れによって生じる慢性疾患をいう.

(6) 健康を保持・増進するためには，食事，運動，休養のバランスを保つ必要があるが，特に休息が重要である.

(7) 食物とは，食品を調理・加工して食べやすいように整えたものである.

(8) 食品とは，1種類以上の栄養素を含み，食べることを意図して生産したものである.

(9) 生活の乱れや偏食などによって生じる栄養欠乏症は，微量栄養素であるビタミンやミネラルの不足によることが多い.

(10) 糖質，脂質，タンパク質の1日摂取量は数十gから数百gであるが，ビタミン摂取量は数 μg から数gと幅が広い.

(11) 高木兼寛は，軍艦乗務員に対する食事改善に関する実験から，旧日本海軍における脚気発病を抑制することに成功した.

(12) ワールブルグ（Warburg）は，TCA回路（クエン酸回路）の確立に貢献した.

(13) エイクマン（Eijkman）と鈴木梅太郎は，ビタミン B_1 研究に貢献した.

(14) アトウォーター（Atwater）は，栄養素の生理的熱量として，糖質，脂質，タンパク質1gあたりの熱量をそれぞれ4，9，4 kcal と提唱した.

(15) デュボア（Dubois）従兄弟は，身長と体重から体表面積を求める式を考案した.

(16) 栄養素は遺伝子の発現を転写のレベルで調節することができる.

2 栄養素の構造と機能

ヒトを含め動物は栄養素を植物に依存している．植物は光エネルギーを捕捉して ATP（アデノシン三リン酸）と NADPH（還元型ニコチンアミドアデニンジヌクレオチドリン酸）をつくることができる．ATP は生命体の共通エネルギー通貨である．NADPH は，植物が二酸化炭素と水からグルコースを合成するための必須の還元剤である．そして，植物はグルコースから生命体に必要なすべての生体成分をつくることができる（これを独立栄養生物という）．しかし，ヒトは光エネルギーを利用することもできないし，グルコースからすべての生体成分を合成することもできない．そのため，私たちは食品を摂取しなければ生きていけない（従属栄養生物という）．

それでは，どのような食品成分が私たちに不可欠なのであろうか．現在では，糖質，脂質，タンパク質，ビタミン，ミネラルと呼ばれる 5 つの食品成分が不可欠であることがわかり，これらを栄養素と呼んでいる.

A エネルギー産生栄養素 ——————————

エネルギー産生栄養素（energy-providing nutrients）という名称は，生体内で ATP を産生することができる栄養素を意味する．炭水化物，脂質，タンパク質である．ビタミン，ミネラルは含まれない．タンパク質の構成成分はアミノ酸，脂質のほとんどを占める中性脂肪（トリグリセリド）の構成成分はグリセロールと脂肪酸，炭水化物のほとんどを占めるデンプンの構成成分はグルコースであることから，遊離状態のアミノ酸，グリセロール，脂肪酸，グルコースもエネルギー産生栄養素である.

ところが，日本人の食事摂取基準（2020 年版）で，生活習慣病の発症予防（一次予防）ならびに重症化予防のために，エネルギー産生栄養素バランス（表

◉エネルギー産生栄養素バランス

表 2-1 エネルギー産生栄養素バランス

年齢等	目標量 [1,2]			
	タンパク質 [3]	脂質 [4]		炭水化物 [5,6]
		脂質	飽和脂肪酸	
0～11(月)	–	–	–	–
1～2(歳)	13～20	20～30	–	50～65
3～14(歳)	13～20	20～30	10 以下	50～65
15～17(歳)	13～20	20～30	8 以下	50～65
18～49(歳)	13～20	20～30	7 以下	50～65
50～64(歳)	14～20	20～30	7 以下	50～65
65 以上(歳)	15～20	20～30	7 以下	50～65

[1] 必要なエネルギー量を確保した上でのバランスとすること.
[2] 範囲に関しては, おおむねの値を示したものであり, 弾力的に運用すること.
[3] 65 歳以上の高齢者について, フレイル予防を目的とした量を定めることはむずかしいが, 身長・体重が参照体位に比べて小さい者や, 特に 75 歳以上であって加齢に伴い身体活動量が大きく低下した者など, 必要エネルギー摂取量が低い者では, 下限が推奨量を下回る場合がありうる. この場合でも, 下限は推奨量以上とすることが望ましい.
[4] 脂質については, その構成成分である飽和脂肪酸など, 質への配慮を十分に行う必要がある.
[5] アルコールを含む. ただし, アルコールの摂取を勧めるものではない.
[6] 食物繊維の目標量を十分に注意すること.
[日本人の食事摂取基準(2020 年版)より引用]

2-1)が目標量として策定された. このことによって, エネルギー産生栄養素の定義が広くなった.

　私たちは, 嗜好飲料の1つとしてアルコール飲料を摂取する. この飲料の主成分であるエタノールは ATP 産生物質である. エタノールは栄養素ではなく, かつアルコール飲料の摂取を勧めるものではないが, 現実としてエネルギー供給食品として無視することはできない. そこで, 日本人の食事摂取基準(2015 年版)から, エネルギー産生栄養素にエタノールが加えられた. しかしながら, エタノール単独としての数値を示すことはできないため, 炭水化物に含められている.

B 炭水化物の種類と特徴 ———————————————

　炭水化物という名称は, 当初, $Cn(H_2O)m$ という化学式で示される化合物群を意味していた. まさに, C(炭素)と H_2O(水)の化合物を意味していた. 具体的には, デンプン, グリコーゲン, スクロース(ショ糖), マルトース(麦芽糖), ラクトース(乳糖), グルコース, フルクトースなどを総称した呼び名であった. ところが, 化学分析技術の進歩により, 炭水化物と考えられていた生体高分子を加水分解し, 単分子にしても $Cn(H_2O)m$ という化学式とならない物質が多く見出されてきた. そこで, 古典的な化学式から炭水化物を定義する方法が見直された. 現在では, 生理学的な機能で定義されるようになり, ヒトが「エネルギー源として利用できる物質でタンパク質, 脂質に属さない物質」を, 糖質と呼ぶようになってきた. 炭水化物という名称は, 糖質＋食物繊維類を意味するときに使用されることが多くなった.

　私たちは疲れを感じると甘く感じる糖類(sugar；低分子の糖質)が，腹が空くと糖質(saccharide)が多く含まれている食品を食べたくなる．これは，糖質が脂質，タンパク質に比してエネルギーに転換されやすいからである．

　糖質を多く含む食品として，飯・パン・うどん・そば・とうもろこしなどの穀類，さつまいも・じゃがいもなどの芋類，バナナ・ぶどう・柿・りんごなどの果物，スクロースを多く含む菓子類などがある．糖質の種類からみると，私たちが通常の食生活で摂取するものとしてはデンプンがもっとも多く(成人男性で1日当たり300 g 程度)，次いでスクロース(50 g 程度)である．マルトース，ラクトース，グルコース，フルクトースなども摂取している．

◉糖質

1 糖質の種類

　糖質はアルデヒド基あるいはケト基をもつポリアルコールである．グルコース，グルコースを構成成分とするマルトースあるいはデンプンが栄養学的にもっとも重要である．しかし，乳児期にはガラクトースの合成能力が弱いため，ガラクトースを含む乳汁の摂取，すなわちラクトースの摂取が必須となる．

　糖質はグルコース，フルクトース，ガラクトース，リボースなどの単純糖や，一部が修飾されたデオキシ糖，アミノ糖，ウロン酸などが基本単位となっている．そして，これらが脱水縮合したオリゴ糖，多糖，糖タンパク質，糖脂質がある．多糖の中で，消化酵素によって分解されにくいものは食物繊維として糖質とは区別される．

　表2-2に主な糖質の種類と構造を示した．

2 代謝と機能

　摂取された糖質は原則的にグルコースに転換され，グルコースは図2-1に示したような経路や代謝産物を経て機能を発揮する．

3 食物繊維とは

　近年の栄養学の進歩は，それまで役に立たないものとして取り扱ってきた食品中の難消化性成分が，必須栄養素とは質的に異なった特有の生理作用を発現して人間の健康と密接にかかわっていることを明らかにした．この食品中の難消化性成分の1つが食物繊維*である．食物繊維は「ヒトの消化酵素で消化されない食物成分」と定義されている．現在のところ，食物繊維としての生理作用を発現するものはほとんどが難消化性多糖である．

　当初，食物繊維は植物性食品に存在する難消化性多糖類とされていたが，動物性食品にも存在することが明らかにされ，さらに微生物合成多糖類や化学的合成多糖類も類似した生理作用をもっていることから，食物繊維の範囲は拡大されている．食物繊維は水に溶ける水溶性食物繊維と，溶けない不溶

*食物繊維　消化酵素で消化されない食物成分とされているが，実際には消化されない多糖類とリグニンを指す場合が多い．植物性食品だけでなく，動物性食品に含まれるキチン・キトサン，微生物合成の多糖，人工合成の多糖なども食物繊維として扱っている．

表 2-2　主な糖質の種類

分類	糖の種類	構造および構成する単糖の種類	含有食品など
単糖類	五炭糖 　リボース		すべての食品に含まれ補酵素，核酸の構成成分
	六炭糖 　グルコース		果実に多く含まれ，オリゴ糖，多糖の構成成分
	フルクトース		果実，はちみつに多く含まれ，イヌリン(多糖)の構成成分
	ガラクトース		乳に多く含まれ，ラクトース(二糖)の構成成分
	マンノース		こんにゃくのマンナン(多糖)の構成成分
少糖類 (オリゴ糖)	二糖 　スクロース(ショ糖)		テンサイ，さとうきび，果実に多く含まれる．
	ラクトース(乳糖)		乳に多く含まれる．
	マルトース(麦芽糖)		麦芽や植物中に広く存在
	三糖 　ラフィノース		さとうきび，大豆，米に含まれる．
多糖類	消化性多糖 　デンプン 　グリコーゲン 難消化性多糖 　セルロース 　グルコマンナン 　ペクチン	グルコース(α-1,4結合とα-1,6結合) グルコース(α-1,4結合とα-1,6結合) グルコース(β-1,4結合) グルコース・マンノース(α-1,4結合とα-1,6結合) ガラクツロン酸(α-1,4結合)	穀類，いも類，種子 レバー，牡蠣に多く含まれる． 植物の細胞壁 こんにゃく 果実に多く含まれる．

性食物繊維に大別され，さらに**表 2-3**に示したように分類できる．それらを含む主な食品はほとんどが植物性食品である．

4 食物繊維の一般的な性状と機能

　食物繊維にはいろいろな種類があり，その種類によって物理化学的性質が著しく異なるために生理作用はきわめて多様で，複雑である．特に，水に溶ける食物繊維と溶けにくい食物繊維で生理作用が著明に異なる．しかし，共

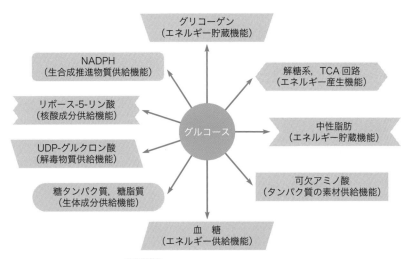

図 2-1　グルコースの代謝と機能

[栄養機能化学研究会（編）：栄養機能化学, 第 3 版, 朝倉書店, 48 頁, 2015 より許諾を得て改変し転載]

表 2-3　食物繊維の種類と主な含有食品

	種　類	含有食品
不溶性食物繊維	セルロース ヘミセルロース リグニン	大豆，ごぼう，小麦ふすま，穀類など 小麦ふすま，大豆，穀類，野菜類など 小麦ふすま，穀類，完熟野菜類など
水溶性食物繊維	ペクチン ヘミセルロース ガム質	りんご・みかんなどの果実類，いも類 キャベツ・だいこんなどの野菜類など こんぶ・わかめなどの海藻類など 大麦やカラス麦などの麦類，大豆など

　通していることは，いずれの食物繊維も消化吸収されずに消化管を移行して大腸に到達することである．この消化管移行過程でいろいろな機能を発現するが，その機能は食物繊維の物理化学的性質に依存している．食物繊維の主な特徴は非消化性であり，**膨潤性**が高く，**吸着作用**をもち，水に溶けると粘性がでてゲル化することである．また，腸内細菌に発酵（利用）される性質がある．食物繊維の物理化学的性質と機能との関係は**表 2-4** のようにまとめられる．

C　脂質の種類と特徴

　脂質（lipids）はエネルギー源として重要であるばかりでなく，多様な生理機能をもっている．**トリグリセリド（中性脂肪）**は体内に長期間貯蔵できるエネルギー源であり，リン脂質やコレステロールは細胞の膜を形成する．また，リン脂質に含まれる炭素数が 20 の多価不飽和脂肪酸からは**エイコサノイド**と呼ばれる多くの局所ケミカルメディエーターがつくられる．食物から摂取する多価不飽和脂肪酸の種類によって，細胞膜のはたらきやエイコサノイド産生のバランスが変わる．

◉脂質

◉トリグリセリド（トリアシルグリセロール）

◉エイコサノイド

表 2-4 食物繊維の性質と機能

1. 水を吸収して膨潤し，「カサ」(容量)を増大する性質
・ 腸内容物が多くなって食物成分は希釈される ・ 栄養素などの消化吸収が抑制・阻害される
2. 食物成分を吸着あるいは結合する性質
・ 吸着・結合された物質は体外排出が促進される
3. 水に溶けると粘稠になりゲル化する性質
・ ゲルに取り込まれた物質は拡散しにくくなる ・ 栄養素などの消化吸収が抑制・遅延する
4. 腸内細菌に発酵(利用)される性質
・ 発酵を通じて大腸内環境を改善する ・ 発酵代謝産物により，さまざまな生理機能を発現する

　このような脂質の多様な機能は，三大生活習慣病のがん，心臓血管疾患および脳神経系疾患と深いかかわりがある．どのような脂質を摂取するかによって，私たちの健康は大きな影響を受ける．

1 種　　類

　脂質は水にはほとんど溶けず，エーテル，クロロホルム，ベンゼンなどの有機溶媒に溶ける物質の総称名であるが，栄養学的にはトリグリセリド，リン脂質およびステロールである．これらはすべて構成成分として脂肪酸を含んでいる．

a 脂 肪 酸

　脂肪酸(fatty acid)は脂質の加水分解で生成する有機酸であり，直鎖の炭化水素鎖の末端にカルボキシル基(-COOH)をもつ．脂肪酸は 2 炭素鎖単位で合成されるため，ほとんどの脂肪酸の炭素数は偶数である．炭素数が 4 以下のものを短鎖脂肪酸，6 ～ 12 のものを中鎖脂肪酸，14 以上を長鎖脂肪酸と呼ぶことが多い．多くの脂肪酸の炭素数は 22 までである(**表 2-5**)．

●脂肪酸
●有機酸

　炭化水素に二重結合(不飽和結合)をもたないものを飽和脂肪酸，1 つだけもつものを一価不飽和脂肪酸，2 つ以上もつものを多価不飽和脂肪酸と呼ぶ．天然の脂肪酸の二重結合はほとんどシス型である．

●飽和脂肪酸
●一価不飽和脂肪酸
●多価不飽和脂肪酸

1) 飽和脂肪酸 saturated fatty acid

　ラード，牛脂などの動物性脂肪やパーム油，やし油などに多い．われわれが食する飽和脂肪酸はパルミチン酸とステアリン酸がもっとも多い．ラウリン酸，ミリスチン酸，およびこれらより短い炭素数の脂肪酸は，乳脂，やし油，パーム油を食したときに得られる．炭素数が 12 以上の飽和脂肪酸の融点は 40℃以上であるため，室温では固体である．われわれは，これらの飽和脂肪酸を生合成することができる．

表 2-5　脂肪酸の種類

	脂肪酸名	化学式	融点(℃)	慣用記号	系列	含有食品など
飽和脂肪酸	酪酸	$CH_3(CH_2)_2COOH$	-7.9	$C_{4:0}$		バター，やし油
	カプロン酸	$CH_3(CH_2)_4COOH$	-3.4	$C_{6:0}$		
	オクタン酸	$CH_3(CH_2)_6COOH$	17	$C_{8:0}$		
	デカン酸	$CH_3(CH_2)_8COOH$	32	$C_{10:0}$		
	ラウリン酸	$CH_3(CH_2)_{10}COOH$	44	$C_{12:0}$		
	ミリスチン酸	$CH_3(CH_2)_{12}COOH$	54	$C_{14:0}$		バター，やし油，落花生油
	パルミチン酸	$CH_3(CH_2)_{14}COOH$	63	$C_{16:0}$		動植物油
	ステアリン酸	$CH_3(CH_2)_{16}COOH$	70	$C_{18:0}$		動植物油
	アラキジン酸	$CH_3(CH_2)_{18}COOH$	75	$C_{20:0}$		落花生油，綿実油
不飽和脂肪酸 一価	パルミトオレイン酸	$CH(CH_2)_5CH=CH(CH_2)_7COOH$	0.5	$C_{16:1}$		魚油，鯨油
	オレイン酸	$CH(CH_2)_7CH=CH(CH_2)_7COOH$	11	$C_{18:1}$		動植物油
多価	リノール酸	$CH_3(CH_2)_3(CH_2CH \overset{9,12}{=} CH)_2(CH_2)_7COOH$	-5	$C_{18:2}$	n-6	とうもろこし油，大豆油
	α-リノレン酸	$CH_3(CH_2CH \overset{9,12,15}{=} CH)_3(CH_2)_7COOH$	-10	$C_{18:3}$	n-3	しそ油
	アラキドン酸	$CH_3(CH_2)_3(CH_2CH \overset{5,8,11,14}{=} CH)_4(CH_2)_3COOH$	-50	$C_{20:4}$	n-6	魚油，肝油
	エイコサペンタエン酸（EPA）	$CH_3(CH_2CH \overset{5,8,11,14,17}{=} CH)_5(CH_2)_3COOH$	-	$C_{20:5}$	n-3	魚油
	ドコサヘキサエン酸（DHA）	$CH_3(CH_2CH \overset{4,7,10,13,16,19}{=} CH)_6(CH_2)_2COOH$	-	$C_{22:6}$	n-3	魚油

2）　一価不飽和脂肪酸

植物油の一価不飽和脂肪酸(mono-unsaturated fatty acid，MUFA)のほとんどはオレイン酸である．オリーブ油に多く含まれることから名づけられた．なたね油，高オレイン酸サフラワー油などに多い．

パルミトオレイン酸をわずかに含む植物油もある．これらの一価不飽和脂肪酸は，私たちの体内でステアリン酸およびパルミチン酸から合成できる．

3）　多価不飽和脂肪酸

多価不飽和脂肪酸(poly-unsaturated fatty acid，PUFA)は二重結合の位置からn-6系とn-3系に分類される．

n-6系にはリノール酸(植物油に多く含まれる)，アラキドン酸(肝臓に多い)などがある．アラキドン酸は体内でリノール酸から合成できる．n-3系にはα-リノレン酸(アマニ油としそ油に多く含まれる．大豆油となたね油には数%含まれる)，エイコサペンタエン酸(EPA：魚油に多く含まれる)とドコサヘキサエン酸(DHA：魚油に多く含まれる)などがある．EPAとDHAは体内でα-リノレン酸から合成できる．

◉n-6系脂肪酸

◉n-3系脂肪酸

多価不飽和脂肪酸は生体では主にリン脂質の2位の炭素に多く結合している．ドコサヘキサエン酸は特に網膜，脳，精巣などのリン脂質に多い．n-6系のリノール酸とn-3系のα-リノレン酸は，いずれも体内で合成できないため，必須脂肪酸と呼ばれている．

不飽和脂肪酸の二重結合の位置の表記法は，カルボキシル基の炭素を1位とし，図2-2に示すように番号をつけていき，二重結合が9と10位の間と12と13位の間にあるリノール酸の場合は，9,12-18:2と示す．この意味は炭素数が18個，二重結合が2個，その二重結合の位置がカルボキシル基から

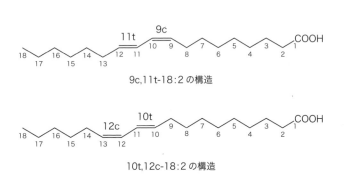

図 2-2 リノール酸の構造

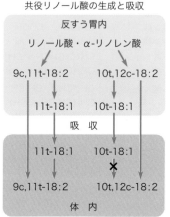

図 2-3 共役リノール酸の構造と生成

数えて, 9 番目と 12 番目にあるということを示す.

　一方, n-x 表記の場合の n は脂肪酸の炭素数を示す. -x は二重結合がメチル基末端から数えて何番目の結合にあるかを示す.

4) トランス脂肪酸

　通常の不飽和脂肪酸の二重結合は<u>シス型</u>であるが, <u>トランス型</u>の脂肪酸［トランス脂肪酸(trans fatty acid)］が油脂の<u>水素添加</u>で生じる. マーガリンやショートニングなどの加工油脂に含まれるトランス脂肪酸は大部分がリノール酸の水素添加で生じた 18:1 脂肪酸で, 二重結合の位置が移動したいくつかの位置異性体がある.

◉シス型脂肪酸

◉トランス脂肪酸

5) 共役リノール酸

　共役リノール酸(conjugated linoleic acid, CLA)という名称は, リノール酸と異なり, 共役二重結合をもつ炭素数 18 の脂肪酸に対するものである. 二重結合の位置および幾何異性体の総称である(**図 2-3**). 代表的成分は 9c, 11t-18:2 および 10t, 12c-18:2 である(t はトランス, c はシスを意味する).

◉共役リノール酸(CLA)

b トリグリセリド

　トリグリセリド(triacylglycerol)はグリセロールに 3 分子の脂肪酸がエステル結合しているものをいい, 食品中の脂質の大部分を占める. トリアシルグリセロール, 中性脂肪, 脂肪あるいは油脂とも呼ばれるが, 結合している脂肪酸によって物理的性質も栄養価も異なる. 食品中にはグリセロールに脂肪酸が 1 個だけ結合したモノグリセリド, 2 個結合したジグリセリドも少量

◉モノグリセリド

ではあるが含まれている．体内の貯蔵エネルギーのほとんどはトリグリセリドであり，脂肪組織に貯えられている．

c リン脂質

　リン脂質（phospholipid）は構造中に脂肪酸とリン酸，また多くの場合は窒素化合物を含む．多くの種類があるが，生体中でもっとも多いのはホスファチジルコリン（レシチン）であり，ホスファチジルエタノールアミン（セファリン）がこれに次ぐ．これらは生体膜の構成成分である．

◉リン脂質

d ステロール

　動物のステロール（sterol）はコレステロールであり，リン脂質とともに，親水性の水酸基を外側に，疎水性のステロイド骨格部分を内側にして生体膜を構成している．長鎖脂肪酸と結合したコレステロールエステルは，細胞内でのコレステロール貯蔵体および血漿中での輸送形態である．植物にはシトステロール，カンペステロールなどの植物ステロール（フィトステロール）が，きのこや酵母にはエルゴステロールが含まれる．

◉生体膜

2 代謝と機能

a エネルギー源

　脂質の栄養機能としてもっとも重要なものはエネルギー源としての機能である．ほとんどの油脂の消化吸収率は 95% 以上であり，平均で同じ重量あたりで糖質の 2.25 倍のエネルギー価をもっている．脂肪酸は，ミトコンドリアに存在する β 酸化系によってアセチル CoA に代謝され，利用される．この β 酸化系には B 群ビタミンのビタミン B_2，ナイアシン，パントテン酸が関与している．

◉アセチルCoA

b 生体膜の構成成分の必須脂肪酸の供給源

　必須脂肪酸の必要量はその種類によって異なる．もっとも多く摂取しなければならないのはリノール酸で，総摂取エネルギーの 2 ～ 3% 程度，α-リノレン酸は 1% 程度，EPA と DHA は 0.1 ～ 0.5% 程度といわれている．これらの脂肪酸の必須性は，細胞膜の構成成分としての機能と局所ケミカルメディエーターのエイコサノイドの合成材料となることである．

◉局所ケミカルメディエーター

　細胞膜は代謝，膜輸送，情報伝達などさまざまな機能を担うが，それらの機能を理想的な状態に保っているのがこのリン脂質の二重層の流動性であり，必須脂肪酸が関与している．エイコサノイドの産生も細胞膜のリン脂質が関与している．

c ステロイド化合物の供給源

　コレステロールから，性ホルモン，副腎皮質ホルモン，プロビタミン D_3（7-

デヒドロコレステロール），胆汁酸などが合成される．また，7-デヒドロコレステロールから，ビタミン D_3 がつくられる．

d　脂溶性ビタミンの供給源

　油脂にはさまざまな成分が溶け込んでいる．栄養の面で重要なものは脂溶性ビタミン（A，D，E，K）やプロビタミン A である．また，植物性食品に含まれるカロテンなどは，油とともに摂取すると吸収率が高くなる．

e　薬理的機能

　通常の食品の組合わせで摂取できる量よりもかなり多く摂取してはじめて観察される脂質の機能として，次に示すことがいわれているが，ヒトにおける影響については確立されておらず，今後の研究の発展に注意を払うことが必要である．
　　①コレステロール代謝と血液凝固
　　②発がんやがん細胞増殖への影響
　　③脳神経系への影響
　　④免疫機能の調節

D　タンパク質の種類と特徴 —・—・—・—・—・—・—

　タンパク質が糖質，脂質と異なる特徴は，分子内に C，H，O 以外に N および S を含んでいることである．タンパク質はアミノ酸の重合体で図 2-4 に示したようにアミノ酸が互いに酸-アミド結合（ペプチド結合）している．タンパク質の分子量（大きさ）は数千から数百万までさまざまな大きさのものがあり，栄養学的には動物性タンパク質と植物性タンパク質に分類される．

◉タンパク質

◉ペプチド結合

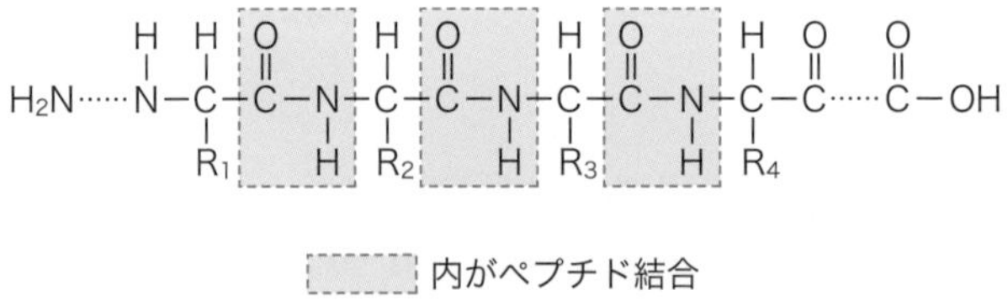

□□□ 内がペプチド結合

図 2-4　ペプチド結合

　タンパク質を構成するアミノ酸は 20 種類である．タンパク質が合成された後，修飾を受けて変化するものがあるが，合成直後のタンパク質には 20 種類のアミノ酸しか存在しない．

1　種類と構造

a　タンパク質の種類

　タンパク質を生物学的機能から分類すると表 2-6 のようになる．
　分子の形により球状タンパク質，線維状タンパク質に分類される．

表 2-6 生物学的機能によるタンパク質の分類

分　類	主な例
酵素	トリプシン，リボヌクレアーゼ
輸送タンパク質	ヘモグロビン，トランスフェリン，リポタンパク質
貯蔵タンパク質	グリアジン，オボアルブミン，カゼイン
収縮性または運動性タンパク質	アクチン，ミオシン
構造タンパク質	ケラチン，フィブロイン，コラーゲン
防御タンパク質	免疫グロブリン，フィブリノーゲン，トロンビン
調節タンパク質	インスリン，成長ホルモン，コルチコトロピン
毒素タンパク質	ボツリヌス毒素，ジフテリア毒素，ヘビ毒

［常松澪子：栄養学総論，糸川嘉則ほか（編），第3版，南江堂，63頁，2003より引用］

表 2-7 複合タンパク質の種類

種　類	結合している成分	具体例
糖タンパク質 glycoprotein	糖およびその誘導体	ムチン（唾液） オボムコイド（卵白）
リンタンパク質 phosphoprotein	リン酸をエステルの形で含む	カゼイン（乳汁） ビテリン（卵黄）
核タンパク質 nucleoprotein	核酸（RNA，DNA）	ヌクレオヒストン（胸腺，脾臓，精子） ヌクレオプロタミン（魚類の精子）
リポタンパク質 lipoprotein	脂質（トリグリセリド，コレステロール）	キロミクロン（血清） リポビテリン（卵黄）
色素タンパク質 chromoprotein 金属タンパク質 metalloprotein	鉄，銅，リボフラビン	ヘモグロビン（赤血球） ヘモシアニン（無脊椎動物の血球） オボフラボプロテイン（卵白） ロドプシン（網膜） フェリチン（脾臓）

［常松澪子：栄養学総論，糸川嘉則ほか（編），第3版，南江堂，64頁，2003より引用］

　さらに，化学物質の主体はタンパク質であるが，他の構成成分を含んでいるものもある．これらは**複合タンパク質**と呼ばれ，**表 2-7** に示したものがある．これに対して，アミノ酸のみから構成されているものを**単純タンパク質**という．誘導タンパク質という言葉もあるが，これは天然のタンパク質が変性したものや，酵素や酸によって部分加水分解されて生じたものであり，ゼラチン，プロテオース，ペプトンなどがある．

b タンパク質の構造（一次・二次・三次・四次構造）

●タンパク質の構造

　タンパク質は複雑な巨大分子であるので，次の4つに分類して構造を考える．
　一次構造：アミノ酸の配列順序のことである．
　二次構造：アミノ酸が結合したポリペプチド鎖で，近くにあるアミノ酸残基どうしがどの程度水素結合で一定の構造をつくり出しているかのことである．たとえば，右巻きのらせん状構造である α ヘリックス構造や伸びたペプチド鎖が水素結合している β 構造がある．
　三次構造：ポリペプチド鎖が比較的離れたアミノ酸残基どうしの相互作用

により, 折れ曲がることにより得られる一定の構造のことである. 二次構造, 三次構造によるポリペプチド鎖の構造のことを**コンホメーション**(conformation, 立体配座)という. タンパク質の機能発現にはこのコンホメーションが大切である.

四次構造：機能を発現するために, 2つ以上のタンパク質が会合して1つのユニットを形成しなければならない場合がある. 四次構造とは, ユニットを構成するサブユニットの会合のしかたのことである. 同じサブユニットが会合したものを均一四次構造と呼び, 異なるサブユニットが会合したものを不均一四次構造と呼ぶ.

c アミノ酸の種類

タンパク質を構成する20種類のアミノ酸は, α位の炭素原子(C)にアミノ基(-NH$_2$)と**カルボキシル基**(-COOH)が結合し, その立体配置がL-型であるL-α-アミノ酸である(**表2-8**). すなわち,

$$\underset{\underset{COOH}{|}}{\overset{\overset{H}{|}}{R-C^{\alpha}-NH_2}}$$

という構造をもち, 側鎖(R)の性質により次のように分類される.

①非極性すなわち疎水性側鎖をもつアミノ酸(**中性アミノ酸**)：アラニン, バリン, ロイシン, イソロイシン, メチオニン, トリプトファン, フェニルアラニン, プロリン

②正電荷を有する側鎖をもつアミノ酸(**塩基性アミノ酸**)：リシン, ヒスチジン, アルギニン

③負電荷を有する側鎖をもつアミノ酸(**酸性アミノ酸**)：アスパラギン酸, グルタミン酸

④極性だが電荷のないアミノ酸：グリシン, セリン, トレオニン, システイン, チロシン, アスパラギン, グルタミン

栄養学では, 不可欠(必須)アミノ酸, 可欠(非必須)アミノ酸という分類のしかたがある(**表2-8**). さらに, **分枝アミノ酸**(バリン, ロイシン, イソロイシン), **含硫アミノ酸**(メチオニン, システイン), **芳香族アミノ酸**(トリプトファン, フェニルアラニン, チロシン)という呼び名を使うときもある. 代謝的には**糖原性アミノ酸**, **ケト原性アミノ酸**に分類される.

◉アミノ基
◉カルボキシル基
◉中性アミノ酸
◉塩基性アミノ酸
◉酸性アミノ酸
◉分枝アミノ酸
◉含硫アミノ酸
◉芳香族アミノ酸
◉糖原性アミノ酸
◉ケト原性アミノ酸

2 代謝と機能

生物の形や行動パターンなどの機能は遺伝子ですべて規定されているといえる. しかし, 遺伝子の本体は DNA であり, それ自体が機能するわけではなく, DNA上に貯えられている情報が, タンパク質に翻訳されてはじめてその機能を果たす. つまり, 遺伝子発現とはタンパク質合成のことである.

タンパク質の生体機能には次のものがある.

表2-8　タンパク質を構成するアミノ酸の種類

名　称	構　造	略　号 三文字	略　号 一文字	分子量
グリシン	NH_2 / H–CH–COOH	Gly	G	75
アラニン	NH_2 / CH_3–CH–COOH	Ala	A	89
プロリン	H_2C〈CH_2–NH / CH_2–CH–COOH〉	Pro	P	115
セリン	NH_2 / HO–CH_2–CH–COOH	Ser	S	105
●トレオニン	OH　NH_2 / CH_3–CH–CH–COOH	Thr	T	119
システイン	NH_2 / HS–CH_2–CH–COOH	Cys	C	121
●メチオニン	NH_2 / CH_3–S–CH_2–CH_2–CH–COOH	Met	M	149
アスパラギン酸	NH_2 / HOOC–CH_2–CH–COOH	Asp	D	133
グルタミン酸	NH_2 / HOOC–CH_2–CH_2–CH–COOH	Glu	E	147
アスパラギン	NH_2 / H_2N–CO–CH_2–CH–COOH	Asn	N	132
グルタミン	NH_2 / H_2N–CO–CH_2–CH_2–CH–COOH	Gln	Q	146
●バリン	CH_3　NH_2 / CH_3–CH–CH–COOH	Val	V	117
●ロイシン	CH_3　　NH_2 / CH_3–CH–CH_2–CH–COOH	Leu	L	131
●イソロイシン	CH_3　NH_2 / CH_3–CH_2–CH–CH–COOH	Ile	I	131
●リシン	NH_2 / H_2N–CH_2–CH_2–CH_2–CH_2–CH–COOH	Lys	K	146
●ヒスチジン	H / N⌒NH　NH_2 / HC=C–CH_2–CH–COOH	His	H	155
アルギニン	NH　　　　　NH_2 ‖ / H_2N–C–NH–CH_2–CH_2–CH_2–CH–COOH	Arg	R	174
●フェニルアラニン	NH_2 / ◯–CH_2–CH–COOH	Phe	F	165
チロシン	NH_2 / HO–◯–CH_2–CH–COOH	Tyr	Y	181
●トリプトファン	NH_2 / ◯◯–CH_2–CH–COOH N H	Trp	W	204

● 不可欠(必須)アミノ酸

[中坊幸弘：生化学，奥　恒行ほか（編），第3版，南江堂，52-53頁，2003より引用]

a　生体の構築材料

　生体の水分を除いた重量の半分以上はタンパク質である．毛髪や爪もケラチンというタンパク質からなる．また，結合組織にはコラーゲンが皮下全体に分布している．特に，腱や靱帯にはコラーゲンの量が多い．また，コラーゲンは骨の素でもあり，これにリン(P)，カルシウム(Ca)，マグネシウム(Mg)が沈着して硬い骨となる．コラーゲンは内臓にも血管にも存在しており，人体の全タンパク質量の1/3を占めている．

　筋肉はミオシンとアクチンと呼ばれるタンパク質からなっており，食肉の大部分はこのタンパク質である．

b　ホルモン

　ペプチドホルモン，アミノ酸誘導体ホルモンとして生体の恒常性維持に関与している．

◉ペプチドホルモン

◉アミノ酸誘導体ホルモン

c　抗　　体

　抗体は免疫グロブリン(γ-グロブリンともいう)と呼ばれるタンパク質で約3%ものトリプトファンを含むことが特徴である．

◉グロブリン

d　体液の調節因子

　細胞中の水分レベルは種々の因子によって影響を受けるが，特にタンパク質は重要な役割を果たしている．タンパク質は巨大分子であるので細胞膜を通過できず細胞膜に浸透圧をかけ，細胞間の水分子の流れを調節する．たとえば，血漿タンパク質は水分子のように細胞間隙を自由に通過できず，血管内に残るので結果として血漿タンパク質が濃縮される．このことにより，細胞から血中へ水分子が流れ込んでくるのに必要な浸透圧，すなわち組織間隙に水分子が蓄積するのを防ぐ浸透圧がつくられる．タンパク質摂取量の低下によって血漿タンパク質が減少すると，血漿コロイドの浸透圧が低下し，血中の水分が組織間に漏出してむくみを生じる．これは栄養性浮腫と呼ばれる．

◉栄養性浮腫

e　体液の酸塩基平衡

　緩衝液とは酸やアルカリを加えたとき，pHが変化しにくい溶液である．体液のpHはほぼ7.4に維持され，この大きな変化を防ぐのは生体の重要な特性であり，タンパク質やミネラルの電解質がこの緩衝剤として作用している．血液中のオキシヘモグロビン(HbO_2)と酸素のないヘモグロビン(Hb)の2つは緩衝剤として非常に重要である．血液1L中のヘモグロビンはH^+27.5ミリ当量を中和する能力がある．すなわち，約1.5のpH変化をくい止める能力を有する．

f　栄養素の運搬物質

　ヘモグロビンはO_2の運搬を，血清アルブミンは脂肪酸や陰イオンに対する親和性が高く，これらの担体としてはたらく．リポタンパク質は脂質の，

◉ヘモグロビン

◉アルブミン

トランスフェリンは鉄(Fe)の運搬体としてはたらいている．また，ビタミンB_{12}の吸収に関与する胃幽門部から分泌される内因子もムコタンパク質である．アミノ酸および単糖類が小腸壁で担体と結合することにより能動輸送されるが，この担体もタンパク質である．

g　エネルギー源

　タンパク質は1gあたり約4kcalのエネルギーを生じる．糖質および脂質の摂取量が少ないときには体タンパク質合成よりも優先的にエネルギー源として利用される．

E　ビタミンの種類と特徴

1　種　類

　発見の経過から，脂溶性ビタミン(表2-9)と水溶性ビタミン(表2-10)に大別される．ビタミンの主な生理作用とヒトに対する欠乏症が，表2-9と表2-10に示した通りである．

●ビタミン
●脂溶性ビタミン
●水溶性ビタミン

表 2-9　主な脂溶性ビタミンの特性

ビタミン名	構　　造	生理作用	欠乏症
ビタミンA	レチノール(retinol)：ビタミンA_1	視覚(レチノイン酸を除く)，骨，粘膜(ムコ多糖合成)を正常に保つ	夜盲症，皮膚・粘膜上皮の角化，眼の角膜乾燥，成長阻害
ビタミンD	コレカルシフェロール(cholecalciferol)：ビタミンD_3	カルシウム，リンの代謝	くる病(小児)，骨軟化症(成人)
ビタミンE	トコフェロール(tocopherol)：α-トコフェロール	生体内抗酸化作用(生体膜を正常に保つ)	人間の欠乏症は不明，動物では不妊，筋萎縮など
ビタミンK	フィロキノン(phylloquinone)：ビタミンK_1	血液凝固因子の合成	血液不凝固

表 2-10　主な水溶性ビタミンの特性

ビタミン名	構　造	生理作用	欠乏症
ビタミン B$_1$	チアミン（thiamin） （構造式）	補酵素 ThDP（thiamin diphosphate）の構成成分として糖質代謝（2-オキソ酸の脱炭酸）に関与	脚気, ウェルニッケ-コルサコフ症候群
ビタミン B$_2$	リボフラビン（riboflavin） （構造式） CH$_2$(CHOH)$_3$CH$_2$OH	補酵素 FMN（flavin mononucleotide）, FAD（flavin adenine dinucleotide）の構成成分として生体酸化・還元反応に関与	成長阻害や, 舌炎, 口角炎などの皮膚炎
ナイアシン（niacin）	ニコチン酸（nicotinic acid） （構造式）COOH ニコチンアミド（nicotinamide） （構造式）CONH$_2$	補酵素 NAD（nicotinamide adenine dinucleotide）, NADP（nicotinamide adenine dinucleotide phosphate）の構成成分として生体酸化・還元反応に関与	ペラグラ（皮膚炎, 下痢, 精神障害）
ビタミン B$_6$	R：CH$_2$OH ピリドキシン（pyridoxine） R：CHO ピリドキサール（pyridoxal） R：CH$_2$NH$_2$ ピリドキサミン（pyridoxamine） （構造式）	補酵素 PLP（pyridoxal phosphate）の構成成分としてアミノ酸代謝に関与	舌炎, 口角炎などの皮膚炎
ビタミン B$_{12}$	シアノコバラミン（cyanocobalamin）（☞図 10-12, 212 頁） C$_{63}$H$_{88}$CoN$_{14}$O$_{14}$P	メチル B$_{12}$ はホモシステイン, メチオニン代謝に, アデノシル B$_{12}$ はイソロイシン, バリン, 奇数鎖脂肪酸から生成するプロピオニル CoA の代謝に関与	悪性貧血
葉酸（folic acid）	プテロイルモノグルタミン酸（pteroylmonoglutamic acid） （構造式）	補酵素 THF（tetrahydrofolate）の構成成分として, 核酸塩基, アミノ酸代謝に関与	胎児の神経管閉鎖障害, 貧血
パントテン酸（pantothenic acid）	（構造式）	補酵素 CoA（coenzyme A）の構成成分としてアミノ酸, 脂肪酸, 糖質の代謝に関与	めまい, 悪心, 動悸, 頭痛, まひ
ビオチン（biotin）	（構造式）	カルボキシラーゼの構成成分として炭酸固定反応に関与	皮膚炎, 筋肉痛
ビタミン C	アスコルビン酸（ascorbic acid） デヒドロアスコルビン酸（dehydroascorbic acid） （構造式　−2H / +2H）	生体内抗酸化作用	壊血病

表 2-11 ビタミン様物質

名　称	生理作用など
コリン	抗脂肪肝因子 神経興奮の伝達物質であるアセチルコリンの成分 リン脂質であるレシチンやスフィンゴミエリンなどの成分 メチル基供与体 体内でセリンから合成される
イノシトール (*myo*-イノシトール)	抗脂肪肝因子 肝ミトコンドリアおよびミクロソームのリン脂質の重要な成分 体内でグルコース-6-リン酸から合成される
ユビキノン (コエンザイムQ)	電子伝達系内のフラビンタンパク質とシトクローム系の間に介在 強い抗酸化性を有するのでトコフェロールと同様に不飽和脂肪酸の酸化防止作用がある 体内でフェニルアラニンおよびチロシンから合成される
リポ酸	ピルビン酸および 2-オキソ酸の酸化的脱炭酸反応に関与 体内で脂肪酸のオクタン酸を前駆体として合成される
オロト酸	幼若動物に対する発育効果 乳汁分泌促進作用 体内でカルバモイルリン酸とアスパラギン酸から合成される
カルニチン	脂肪酸のミトコンドリア内膜透過に関与 体内でリシンから合成される
ビタミンP (透過性ビタミン)	オレンジ果皮に含まれるヘスペリジン，レモン果皮に含まれるエリオシトシン，そばに含まれるルチンなどがビタミンP活性を有する 毛細血管の抵抗力低下および血漿タンパク質に対する透過性を防止する作用を有する
ビタミンU	キャベツなどに含まれる 抗潰瘍因子 メチルメチオニンはビタミンU活性を有する
ビフィズス因子	*Lactobacillus bifidus*(ビフィズス菌)増殖因子 パンテテイン誘導体，ある種の少糖類がこの活性を有する
ビオプテリン	カテコールアミン，インドールアミンの生合成に関与 一酸化窒素(NO)合成酵素の活性化因子 電子供与体として機能(テトラヒドロビオプテリン) 体内で核酸のGTPから合成される
PQQ (ピロロキノリンキノン)	新生児に対する成長・発育因子 免疫・生殖機能の維持 リシンの異化代謝に関与

② 代謝と機能

　ビタミンの多くは，吸収されたままの形では生理作用を発揮することができず，体内で代謝を受けて，複合体や活性型となった後，酵素のはたらきを助けたり，DNA に作用して mRNA の合成量を増加させたりしている．ビタミンCとビタミンEは，そのままの形で生理機能を発揮している．**表 2-9** と**表 2-10** にビタミンの特性をまとめて示した．

　また，ビタミンではないが，ビタミン様物質(バイオファクターと呼ばれることもある)と呼ばれる一群の生体成分がある．これらを**表 2-11** に示した．

●ビタミン様物質

F ミネラルの種類と特徴 ―――――――――――――――――

1 種　類

　ヒトが必要とする量に応じて多量ミネラルと微量ミネラルに分けられる．微量ミネラルは必要量に応じて，さらに2つに分けられる．

　①多量ミネラル：数百 mg 程度から数 g 必要なミネラルで，Na，K，Ca，Mg，P がこの分類に属する．

　②微量ミネラル1：数 mg 程度から 10 mg 程度必要なミネラルで，Fe，Zn，Cu，Mn がこの分類に属する．

　③微量ミネラル2：数十 μg から 100 μg 程度必要なミネラルで，I，Se，Cr，Mo がこの分類に属する．

◉ミネラル

◉電解質ミネラル(Na，K)

◉硬質ミネラル(Ca，P，Mg)

2 代謝と機能

　多量ミネラルの役割としては，①骨や歯を形成する，②電解質として浸透圧の調節をする，③酸塩基平衡，④神経・筋肉の機能維持がある．

　微量ミネラルの役割としては，生体内有機化合物の構成成分として，酵素反応やホルモン作用に関与している．あるいは生理的役割が明らかで欠乏症が存在し，かつそのミネラルを含む生体内物質が確認されているものである．

練習問題

以下の問題について，正しいものには○，誤っているものには×をつけなさい.

(1) アミノ酸の種類は無限であるが，タンパク質を構成するアミノ酸は基本的に20種類である.

(2) タンパク質を構成するアミノ酸はすべて体内では合成することができない.

(3) グルコースは六炭糖，フルクトースは五炭糖である.

(4) スクロース（ショ糖），マルトース，ラクトースは，すべて二糖類である.

(5) デンプンもセルロースも，グルコースのホモポリマーである.　したがって，デンプンもセルロースもともに消化吸収されて利用される.

(6) 糖質は，複数の水酸基を有している.

(7) 核酸に含まれている糖は，リボースとデオキシリボースであり，いずれも五炭糖である.

(8) 食物繊維は消化酵素で消化されないが，糖尿病や心臓病など生活習慣病の予防効果がある.

(9) 不溶性食物繊維は水溶性食物繊維に比べて小腸からのグルコースの吸収を阻害または抑制して血糖の上昇を抑制する効果が強い.

(10) 脂質とは水にほとんど溶けず，エーテル，クロロホルム，ベンゼンなどの有機溶媒に溶ける物質の総称である.

(11) 食品中の脂質の大部分は中性脂肪と呼ばれる成分であり，中性脂肪は1分子のグリセロールに3分子の脂肪酸がエステル結合したものである.

(12) リン脂質は両親媒性の性質をもっており，細胞の膜の構成成分として重要な生化学的役割を果たしている.

(13) 脂肪酸は栄養学上の機能および生化学的な機能から飽和脂肪酸，一価不飽和脂肪酸，多価不飽和脂肪酸に分類される.　さらに，多価不飽和脂肪酸は二重結合の位置から n-6 系列と n-3 系列の脂肪酸に分けられる.

(14) DNA，RNA の構成成分である核酸はアミノ酸と糖から体内で合成することができる.

(15) ビタミンとして認められているものは，現在13種類あり，脂溶性ビタミンとしてレチノール，コレカルシフェロール，α-トコフェロール，フィロキノンが，水溶性ビタミンとして，チアミン，リボフラビン，ピリドキシン，シアノコバラミン，ニコチンアミド，パントテン酸，葉酸，ビオチン，アスコルビン酸がある.

(16) ミネラルは食品を完全に燃焼させたときに残る灰分のほとんどである.

(17) DNA と RNA の構成単位でもっとも異なるのは，糖の部分である.

3 栄養素代謝の概要

学習目標 ✐

1 人体の構成成分と糖質，タンパク質，および脂質代謝の関係を説明できる．

2 糖質の体内動態を説明できる．

3 脂質，特に脂肪の体内動態を説明できる．

4 タンパク質の体内動態を説明できる．

5 エネルギー産生栄養素がどのようにしてエネルギー物質 ATP を生産しているのかを説明できる．

6 生体反応を円滑に進行させる酵素（触媒）の特徴を説明できる．

　栄養素である糖質，脂質，タンパク質，ビタミン，ミネラルから，生体内代謝反応により生体が必要なすべての化合物が合成され，生命が維持される．

　妊娠により，1つの精子と1つの卵子が結合することから生命が誕生する．受精卵は子宮という特殊な環境で分裂を繰り返し，人体が完成する．受精から出産までは非常にドラマティックなイベントである．この時期に必要な材料はすべて母親が食べる物に依存している．

　食事として摂り入れられる糖質，脂質，タンパク質は，エネルギー源としてばかりでなく，生体構成成分として利用される（**図 3-1**）．これらの栄養素は，アセチル CoA などを介して，相互に代謝がつながっている（**図 3-2**）．この相互代謝反応を巧みに調節することにより，たとえ，糖質，脂質，タンパク質の各摂取量がアンバランスでも限られた期間は健康を維持することができる．さらに，食後のエネルギーが充足しているときは，肝臓と筋肉でグリコーゲンを生合成して貯蔵し，また，肝臓と脂肪組織では脂肪を生合成して貯蔵する．一方で，空腹時には，貯蔵しておいたグリコーゲンと脂肪を利用することができる．

　人体の構成成分に転換される主な栄養素はタンパク質と脂質である（**図 3-1**）．ミネラルの食事中の含量は低いが，徐々に人体内に蓄積し，骨などの硬組織の主要な構成成分となる．一方，食事中にもっとも多い糖質は人体の構成成分としては少ない．ビタミンはこの図に出てこないほど，量的に少ない物質であるが，さまざまな代謝反応に関与している（☞第 10 章，図 10-18，220 頁）．つまり，私たちは，糖質を主要なエネルギー源として使用し，食事から摂取する脂質，タンパク質，ミネラルを蓄積しているといえる．

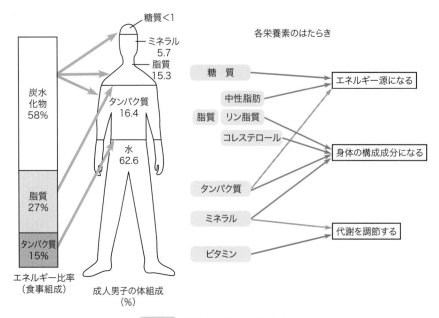

図 3-1　栄養素の種類とはたらき

［細谷憲政：三訂人間栄養学，調理栄養教育公社，9頁，2000 を参考に作成］

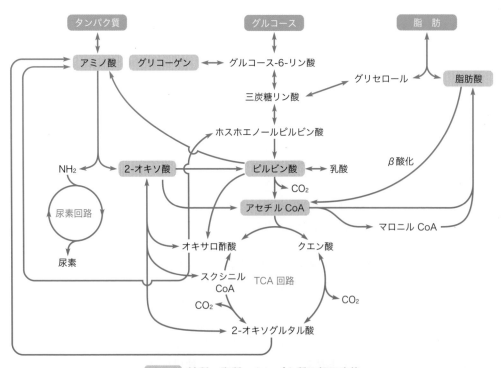

図 3-2　糖質，脂質，タンパク質の相互変換

A 糖質代謝の概要

摂取された糖質の代謝の概略を**図3-3**にまとめた.

1 グリコーゲンの合成・分解（☞第6章A, 111頁）

　摂取されたデンプンは消化管内で分解され，グルコースとして吸収されて血管に入る．グルコースは脳を除く組織ではインスリンに依存して細胞内に取り込まれ，いずれの組織においても細胞内に入るとすぐにヘキソキナーゼによってリン酸化され，グルコース-6-リン酸となる．そのため，細胞内のグルコース濃度が低くなり，血液からグルコースの吸収が促進され，大部分は肝臓や筋肉にグリコーゲンとして貯蔵されることになる．1 molのグルコースをグリコーゲンとして貯蔵するには1 molのATPと1 molのUTPが使

●グリコーゲン

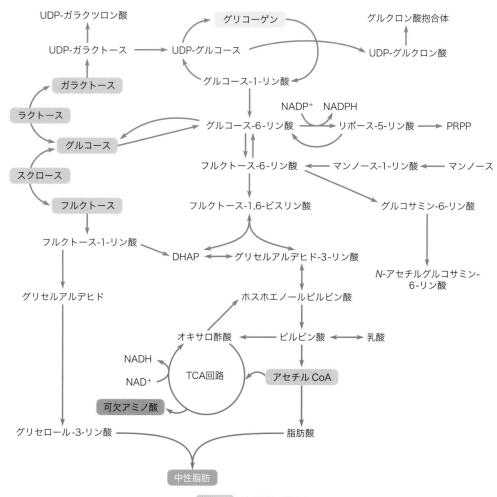

図3-3　糖代謝の概要
DHAP：ジヒドロキシアセトンリン酸，PRPP：5-ホスホリボシル-1-ピロリン酸

用される．この数は解糖系で産生される ATP の mol 数とまったく同じである．1日の肝臓のグリコーゲン合成量を 180 g とすると，2 mol の ATP，すなわち 14.6 kcal のエネルギーが消費されることになる．

　生体が糖質の貯蔵形態としてグルコースそのものではなく，グルコースの α-1,4 結合を基本に α-1,6 結合で高度に枝分かれした構造のグリコーゲンを選択したのは，多糖にすることで細胞内の浸透圧を下げること，反応性の高いアルデヒド基をマスクすること，高度に枝分かれして酵素（グリコーゲンホスホリラーゼ）の分解を多くの箇所で受け，速やかにグルコース-1-リン酸を供給するためである

② グリコーゲンの合成・分解の調節

　グリコーゲンの分解を直接調節しているのはグリコーゲンホスホリラーゼであり，合成を直接調節しているのはグリコーゲン合成酵素であるが，いずれの酵素を活性化させるかはホルモンによって調節されている（☞第6章，図 6-6，120 頁）．

③ グルコースの代謝

ⓐ 解糖系

　解糖系は酸素を必要とせず，嫌気的な条件でエネルギーを産生することができ，補酵素の1つである NAD$^+$ のみにより酸化が進められるところに特徴がある．

　解糖とは，炭素原子6個のグルコースが嫌気的な条件下で 10 段階の連続した酵素反応を受け，炭素原子3個のピルビン酸あるいは乳酸2分子に分解され，同時に ATP が2分子産生される過程をいう．解糖によって生成したピルビン酸は酸素がある場合には，TCA 回路に入り CO_2 と H_2O にまで完全に分解されるが，酸素がない場合には，第 10 段階の反応として，ピルビン酸は乳酸デヒドロゲナーゼにより乳酸となる．この反応では第5段階の反応で生じた NADH が NAD$^+$ に再酸化される．このため，解糖系は酸素がなくてもグルコースを乳酸にまで分解でき，1分子のグルコースから2分子の ATP を産生することができる．

ⓑ TCA 回路（クエン酸回路）

　嫌気的条件下でのグルコースの代謝産物である乳酸は，グルコースの潜在的エネルギーの 90% を残したままである．そこで，酸素が十分に供給される状態であれば，ピルビン酸は NADH を自身の還元によって NAD$^+$ に戻す必要がなく，ミトコンドリアに存在する TCA 回路に入り二酸化炭素にまで代謝される．

c　ペントースリン酸回路

この回路の酵素はすべて細胞質に存在し，1分子のグルコース-6-リン酸がこの回路を6回転すると6分子の CO_2 と，12分子の NADPH ができる．結局，酸素を使わずにグルコースを完全分解したことになる．ATP などの高エネルギー化合物は生成しない．この NADPH は脂肪酸やステロイドの合成や酸化型グルタチオンの還元などに必要で，この経路は NADPH の供給源として重要な位置を占める．たとえば，赤血球膜は多量の還元型グルタチオンを供給しないと損傷を受ける．赤血球のグルタチオンの主な役割は H_2O_2 と有機過酸化物を除去することであり，その過程で酸化型グルタチオンとなる．この酸化型グルタチオンをもとに戻すのに NADPH が必要であり，絶えず NADPH を供給しないと赤血球膜は損傷を受ける．

●NADPH

肝臓ではグルコースから生成する CO_2 のおよそ30%がこの回路に由来する．乳腺，脂肪組織，性腺，副腎皮質，白血球などの組織ではこの割合がさらに大きい．一方，NADPH をそれほど必要としない心筋や骨格筋ではこの経路はほとんど存在しない．

また，核酸をはじめとする種々のヌクレオチド類，補酵素類の構成成分であるリボース-5-リン酸の供給源としても重要な経路である．特に，リボース-5-リン酸から生成する5-ホスホリボシル-1-ピロリン酸はプリンヌクレオチド生合成の鍵物質である．

d　ウロン酸回路

グルクロン酸経路ともいい，UDP-グルコースから異物の体内排泄に関与する UDP-グルクロン酸を合成する経路である．また，グルクロン酸はムコ多糖の共通成分であるヒアルロン酸の構成成分でもある．

e　糖新生

脳・神経系，赤血球，嫌気的な条件下での筋肉などは主としてグルコースしかエネルギー源として利用できない．血糖レベルが低下すると，肝臓に蓄積されているグリコーゲンからグルコースが血中に放出されるが，数時間しかもたない．特に，脳は低血糖になると数分で機能を失う．しかし，私たちが数日間何も食べないでも脳が機能を果たし，さらに筋肉運動が行えるのはアミノ酸などからグルコースが生合成されているからである．このように糖質以外の栄養素からグルコースが生合成されることを糖新生という．この合成能は肝臓と腎臓で活発であり，特に肝臓は血糖の供給臓器として重要な臓器であり，肝臓は脳と筋肉のためにはたらいているともいえる（☞第6章，図6-2，図6-3，図6-4，113，114，116頁）．糖新生の基質として用いられるものに糖原性アミノ酸（アスパラギン酸，グルタミン酸，アラニンなど），グリセロール，乳酸などがある．なお，乳酸から1 mol のグルコースができるには6 mol の ATP が消費される．実にグルコースから乳酸ができるときの3倍もの ATP が合成反応で消費される．

●糖新生

f アミノ酸への転換

　グルコースは TCA 回路で生成した有機酸を介して，アミノ酸に転換される．たとえば，オキサロ酢酸からはアスパラギン酸，2-オキソグルタル酸からはグルタミン酸，ピルビン酸からはアラニンが生合成される．

g 脂質への転換

　摂取したグルコースの一部はエネルギー源としてグリコーゲンの形で肝臓に貯えられる．しかし，その量には限界があるので，中性脂肪に変換されて脂肪組織にも貯えられる．また，脂肪組織だけではなく，肝臓でも脂肪酸合成が行われている．すなわち，グルコースは解糖系を経て，ピルビン酸に変わる．このピルビン酸はミトコンドリアに入り，アセチル CoA となり，オキサロ酢酸と縮合してクエン酸を生成する．この反応は TCA 回路（クエン酸回路）の一部である．このようにしてつくられたクエン酸は，ミトコンドリアの外に出て，クエン酸リアーゼによってアセチル CoA とオキサロ酢酸に分解される．このアセチル CoA からマロニル CoA を経てパルミチン酸がつくられる．この過程を脂肪酸合成（☞第7章，図7-15，156頁）という．ついで，グリセロール-3-リン酸と脂肪酸が結合して中性脂肪（トリグリセリド）が合成される（☞第7章，図7-9，144頁）．

◉脂肪酸合成

B 脂質代謝の概要 ————————————

　脂質は糖質と同じくエネルギー源として代謝されるのが，第一義である．量的に脂質のほとんどを占める中性脂肪（トリグリセリド）からエネルギーを得るための最初の反応は，トリグリセリド分子がグリセロールと3分子の脂肪酸に加水分解される反応である．グリセロールは三炭糖リン酸に変わった後，解糖系に入り代謝される．脂肪酸は，β酸化系でアセチル CoA となる．脂質代謝の概要を図3-4に示した．

1 β酸化系

　炭素数16以上の長鎖脂肪酸は細胞質で補酵素 A（CoA）とアシル CoA 合成酵素によってアシル CoA に活性化後，カルニチン転移酵素の作用でアシルカルニチンに変換されミトコンドリア内膜を通過する（☞第7章，図7-5，140頁）．短鎖や中鎖の脂肪酸はカルニチン*化されずにミトコンドリアに到達できる．これらの脂肪酸はミトコンドリア内でβ酸化（☞第7章 A③，137頁）を受け，カルボキシル基末端からアセチル CoA が切断される．

＊カルニチン　☞138頁

2 ケトン体の生成

　通常，脂肪酸代謝は厳密に調節されており，アセチル CoA が蓄積することはない．しかし，飢餓が続き，脂肪組織から脂肪酸が肝臓に送り込まれ，

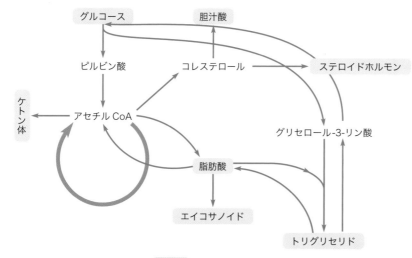

図3-4　脂質代謝の概要

過剰なアセチル CoA が産生された場合に，**ケトン体***が生成する．(☞第7　　　*ケトン体　☞140頁
章 A**4**，139 頁)．

3 生理活性物質の合成

　アセチル CoA からコレステロールが合成される(☞第7章 D，146 頁)．
コレステロールから性ホルモン，副腎皮質ホルモンなどのステロイドホルモ
ンが合成される．また，ビタミン D も，体内でわずかに合成される(☞第10
章 A**1**c，203 頁)．
　脂肪酸からホルモン様物質であるエイコサノイドが合成される(☞第7章
E**5**，153 頁)．

C タンパク質代謝の概要 ‒‒‒‒‒‒‒‒‒‒‒‒‒‒

　生体は栄養状態に応じて，タンパク質の合成と分解速度を変化させて生命
を維持しているが，その仕様は臓器によって異なる．たとえば，タンパク質
栄養がわるくなると，肝臓では，合成速度はそれほど変化せず，分解速度が
上がってタンパク質量が減少する．一方，筋肉では合成速度も分解速度も抑
制されるが，合成速度の抑制がわずかに大きく，やはりタンパク質量は減少
する．このような，身体全体でみたタンパク質の合成・分解の調節機構の解
明はまだ不十分であるが，合成機構そのものは詳細に解明されており，分解
機構も急速に明らかにされつつある．タンパク質代謝の概要を**図 3-5** に示
した．

3

栄養素代謝の概要

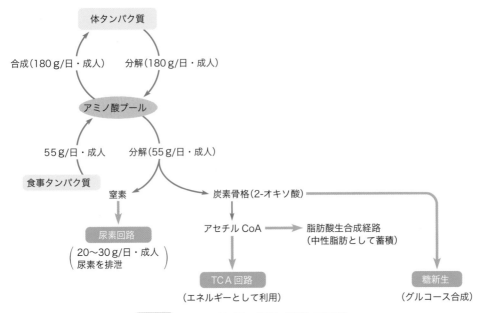

図 3-5 体タンパク質の代謝（動的平衡時）

1 タンパク質の合成（☞第8章 A**1**, 159頁）

　タンパク質は遺伝子から転写，翻訳の過程を経て合成される．遺伝子から mRNA への転写は RNA ポリメラーゼⅡが行う．RNA ポリメラーゼはトランス作用因子と呼ばれる転写を制御する一群のタンパク質と複合体を形成して，個々の遺伝子の発現を調節している．トランス作用因子は転写開始点を認識する基本転写因子群と，さまざまな外部からの情報に応答してその発現量をダイナミックに変化させる転写制御因子群に分かれている．一方，遺伝子が存在する DNA 上には，これらの因子が認識して結合するシス因子と呼ばれる塩基配列がある．基本転写因子が結合するシス因子を基本配列，転写制御因子のシス因子を調節配列と呼ぶ．基本配列は必ず転写開始点近傍の上流にあるが，調節配列の位置は一定ではない．**図 3-6** に転写制御の模式図を示した．このように，複数の因子を用いると，その組み合わせで多くの遺伝子発現を調節することが可能となり，誤りによる転写の確率を大幅に減らすことができる．さらに，複数の情報を組み合わせて発現を調節することもできる．これを情報伝達のクロストークという．

　遺伝子転写の直接の産物（一次転写産物）はアミノ酸をコードするエキソンと，アミノ酸配列情報をもたないイントロンからなり，その 5′ 末端と 3′ 末端にはそれぞれキャップ構造とポリ A が付加されている．イントロンを含んだ大きさがまちまちな RNA を hnRNA（heterogenous nuclear RNA）と呼ぶ．イントロンが核内ですべてスプライシング（削除）されると，成熟した mRNA として細胞質に出てくる．mRNA の塩基配列はリボソーム上でタンパク質に翻訳される．このときに，tRNA が mRNA に含まれる塩基配列の

●転写

●翻訳

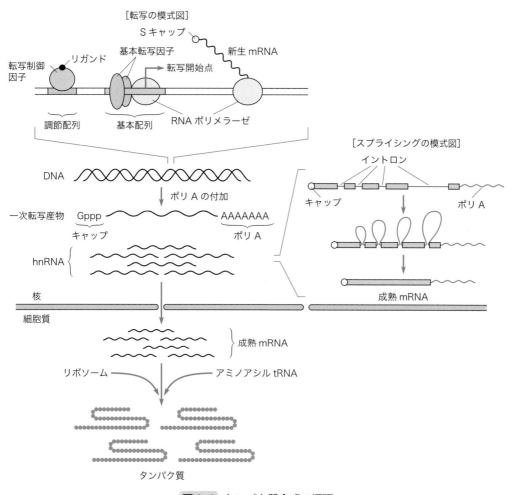

図 3-6　タンパク質合成の概要

［栄養機能化学研究会（編）：栄養機能化学，第 3 版，朝倉書店，91 頁，2015 より許諾を得て転載］

情報を対応するアミノ酸に翻訳するアダプターとしてはたらく．mRNA の
ヌクレオチド配列からアミノ酸への翻訳は，3 個の塩基（ヌクレオチド）が 1
個のアミノ酸に相当する形成でなされる（☞第 8 章，表 8-1，160 頁）．

　タンパク質の合成には大きなエネルギーが必要である．タンパク質鎖にア
ミノ酸を 1 つつなぐには，3 個の高エネルギーリン酸結合が必要で，2 つが
アミノ酸の活性化の段階（tRNA 〜 aa）（ATP + 2H$_2$O → AMP + 2H$_3$PO$_4$，
これはエネルギー的には 2ATP + 2H$_2$O → 2ADP + 2H$_3$PO$_4$ に相当する）に，
もう 1 つがペプチド結合の段階に必要である（GTP + H$_2$O → GDP + H$_3$PO$_4$
+ エネルギー）．そこで，200 個のアミノ酸でできているタンパク質 1 mol（分
子量を 24,000 と仮定する）を合成するには，

$$\{(200 \times 2) + (199 \times 1)\}$$

すなわち，599 mol の ATP 相当が必要である．エネルギーでは，約 4,400

kcal/mol タンパク質となる．なお，この場合，1 mol のタンパク質の重量は 24 kg となる．

さて，タンパク質合成におけるエネルギー効率であるが，ペプチド結合に含まれる自由エネルギーは約 5 kcal/mol のため，199 個の結合では，199 × 5 ＝約 1,000 kcal/mol タンパク質となる．したがって，1,000/4,400 = 0.23 となり，アミノ酸からのタンパク質合成のエネルギー効率は 23% となる．これは，どちらかといえば，効率がわるい．しかし，これはタンパク質合成のエネルギープレッシャーがいかに大きいかということである．これは，タンパク質合成が細胞のはたらきにいかに重要な役割を果たしているかを考えれば，当然であるかもしれない．呼吸作用により高エネルギーリン酸結合がつくられて，生体の要求に応えているともいえる．つまり，タンパク質の合成は，エネルギーの強力な後押しで進められている．

② タンパク質の分解 (☞第8章 A②, 161頁)

細胞の中の小器官であるリソソームに種々のタンパク質分解酵素が含まれ，これらが体タンパク質をアミノ酸に分解している．体内でタンパク質が無秩序に分解されたり，逆に役割を終えた後もいつまでも残存していると，さまざまな障害が起きる．このことを抑制するために，タンパク質の特異的な分解機構としてオートファジー系，ユビキチン・プロテアソーム系，カルパイン系がある．

◉オートファジー系

③ アミノ酸代謝

図 3-7 に示したように，私たちは約 55g のアミノ酸を毎日分解し，ATP を産生している．アミノ酸の分解は窒素原子の代謝である尿素回路と脱アミノされた炭素骨格の 2-オキソ（α-ケト）酸代謝に分けられる（図 3-7）．一般的に，アミノ酸の分解はビタミン B_6 酵素であるトランスアミナーゼによって触媒される脱アミノ反応である．生成した 2-オキソ酸が炭素骨格部分であり，各々の構造に依存して代謝される．

◉2-オキソ酸

D 生体エネルギー学概要 ——————————

① 電子伝達系（呼吸鎖）

TCA 回路で生成した NADH と $FADH_2$ の水素は，ミトコンドリアの内膜に結合した電子伝達系で酸化され，水となる．その電子伝達過程に共役して酸化的リン酸化が起こり，NADH からは 3 分子の ATP が，$FADH_2$ からは 2 分子の ATP が生成する．

◉電子伝達系
◉酸化的リン酸化

NADH 1 mol が O_2 で酸化されるときの $\Delta G'$ は $NAD^+/NADH$ と O_2/H_2O の酸化還元電位から，−52.5 kcal と計算される．一方，シトクローム電子伝

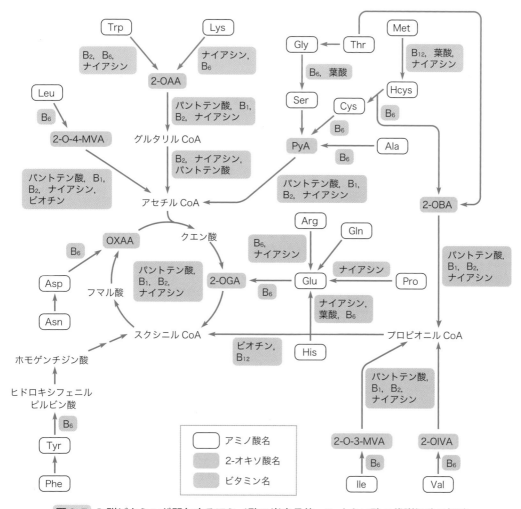

図 3-7　B群ビタミンが関与するアミノ酸の炭素骨格，2-オキソ酸の代謝経路の概略
2-OAA：2-オキソアジピン酸，2-OBA：2-オキソ酪酸，2-OGA：2-オキソグルタル酸，2-OIVA：2-オキソイソ吉草酸，2-O-3-MVA：2-オキソ-3-メチル吉草酸，2-O-4-MVA：2-オキソ-4-メチル吉草酸，OXAA：オキサロ酢酸，PyA：ピルビン酸，B$_1$：ビタミン B$_1$，B$_2$：ビタミン B$_2$，B$_6$：ビタミン B$_6$，B$_{12}$：ビタミン B$_{12}$

達系と酸化的リン酸化で，NADH を O$_2$ で酸化するとき ATP が 3 mol 生成するから，3 × 7.3 = 21.9 kcal のエネルギーが保存される．したがって，この過程でのエネルギー効率は(21.9/52.5) × 100 = 42% となる．

② グルコースの酸化による ATP の生成数

　解糖系と TCA 回路の目的は，グルコースに内在するエネルギーを，生体が直接使用可能なエネルギー物質 ATP の産生のための初発物質となる NAD$^+$ に H$^-$（電子を2個もつ水素で，ヒドリドイオンという）を移すことである．その結果，生成した NADH がこれらの経路でどれだけ合成されているかを調べてみると，**図 3-8** および**表 3-1** のように 1 分子のグルコースから 10 分子の NADH（反応⑥，⑪，⑭，⑮，⑲）が産生される．1 分子のグルコー

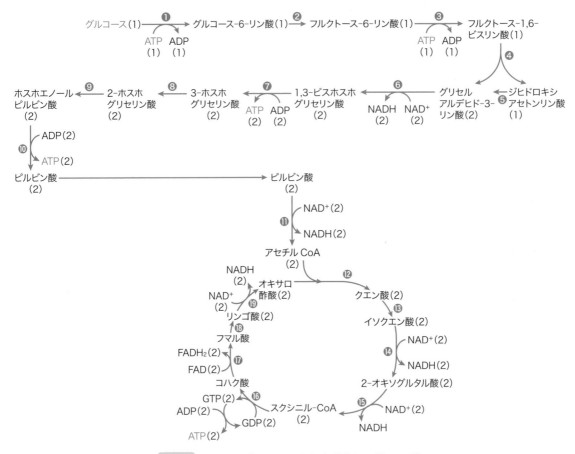

図 3-8 1 分子のグルコースから産成される総 ATP 数

表 3-1 1 分子のグルコースから産生される総 ATP 数

	NADH	FADH$_2$	GTP	ATP	産生される ATP 数
解糖系	2 (1ヵ所×2)	0	0	4 (2ヵ所×2)	⇒ 2×3（または 2）+ 4 ＝10（または 8）
ピルビン酸→アセチル CoA	2 (1ヵ所×2)	0	0	0	⇒ 2×3 ＝ 6
TCA 回路	6 (3ヵ所×2)	2 (1ヵ所×2)	2 (1ヵ所×2)	0	⇒ (6×3)+(2×2)+(2×1)＝24
総　計	10	2	2	4	40（または 38）*

*解糖系の 2 ヵ所の反応で ATP が 2 分子使用されるので，真の ATP の産生数は，1 分子のグルコースから 38 分子（または 36 分子）となる.

スから産生される総 ATP 数は，さらに TCA 回路で 1 ヵ所 FADH$_2$ が産生される反応（反応⑰）と解糖系で 2 ヵ所 ATP が直接産生される反応（反応⑦，⑩）と，TCA 回路で 1 ヵ所 GTP が産生される反応（反応⑯）とが加わる．真の ATP 産生数は，解糖系の 2 ヵ所の反応で使用された 2 分子の ATP（反応①，③）を差し引かなければならない．注意したいのは，細胞質で行われている解糖系で生じた NADH は，直接ミトコンドリアに入れないということであ

る．そこで，H^- のみが，脳，筋肉ではグリセロールリン酸シャトルに乗っ
てミトコンドリア内に入り $FADH_2$ に，肝臓，腎臓，心臓ではリンゴ酸シャ
トルに乗ってミトコンドリア内に入り NADH に変換される．そのため，臓
器によりグルコースからの ATP の生成個数は異なる．脳，筋肉では 1 分子
のグルコースから 36 分子の ATP が，心臓，肝臓，腎臓では 38 分子の
ATP が産生されている．

◉グリセロールリン酸シャトル

◉リンゴ酸シャトル

1 mol のグルコースが O_2 によって完全に燃焼される（$C_6H_{12}O_6 + 6O_2 =$
$6CO_2 + 6H_2O$）と，$\varDelta G' = -686$ kcal のエネルギーが産生され，そのエネル
ギーは周囲に熱として放出される．しかし，上述のように細胞はこのグルコー
スに内在するエネルギーを ATP として捕捉する機構をもつ．1 mol のグル
コースから 38 mol の ATP が産生されるので，-277.4 kcal（-7.3 kcal × 38）
のエネルギーが捕捉されたことになる．したがって，グルコースが *in vitro*
で完全燃焼し熱として放出されるエネルギーは *in vivo* ではこの分（-277.4
kcal）だけ減少し，酸化とリン酸化の全反応は，$C_6H_{12}O_6 + 6\,O_2 + 38\,ADP +$
$38\,H_3PO_4 = 6\,CO_2 + 38\,ATP + 44\,H_2O$（$G' = -409$ kcal）と計算される．エ
ネルギー効率は（277.4/686）× 100 ＝約 40％ となる．

E 酵素のはたらきと特徴

生きている組織では，酵素によって生化学的な反応が進んでいる．酵素は
触媒で，非常に低い濃度ではたらいて，摂取した栄養素をさまざまな生体物
質に変換する．酵素はタンパク質であり，非常に大きな分子である．酵素に
は基質が結合する活性中心（活性基）があり，酵素−基質複合体をつくった後，
基質の分子に作用し生成物ができる．

酵素分子の中には，タンパク質以外の化合物があって，この援助のもとで
はたらくものもある．この非タンパク質部分を補因子と呼ぶ．補因子には補

コラム　補欠分子族

　鉄を含むタンパク質として，ヘモグロビン，ミオグロビン，カタラーゼやシ
トクローム P-450 などのヘムタンパク質，コハク酸脱水素酵素，チロシン水酸
化酵素などの非ヘム鉄酵素などがある．亜鉛を含むタンパク質として，RNA ポ
リメラーゼ，アルカリホスファターゼ，ジンクフィンガータンパク質などがある．
銅を含む酵素として，スーパーオキシドジスムターゼ，チロシナーゼなどがある．
マンガンを含む酵素として，アルギナーゼ，ピルビン酸カルボキシラーゼなどが
がある．セレンを含む酵素としてグルタチオンペルオキシダーゼ，チオレドキ
シンレダクターゼがある．モリブデンを含む酵素として，アルデヒドオキシダー
ゼなどがある．

表 3-2　酵素の分類

系	種　類	はたらき
(1)	酸化還元酵素 (オキシドレダクターゼ)	酸化還元反応($AH_2+B\rightleftarrows A+BH_2$)($AH_2+2B^{u+}\rightleftarrows A+2B^{(u-1)}+2H^+$)に関与する酵素で，デヒドロゲナーゼ(脱水素酵素)とオキシダーゼ(酸化酵素)に区分される.
(2)	転移酵素 (トランスフェラーゼ)	ある化合物から他の化合物への特定の官能基の移動($AX+B\rightarrow A+BX$)に関与する酵素
(3)	加水分解酵素 (ヒドロラーゼ)	加水分解($A\text{-}B+H_2O\rightarrow A\text{-}H+B\text{-}OH$)に関与する酵素
(4)	除去付加酵素 (リアーゼ)	加水分解なしに，C-C，C-O，C-N，C-S，C-ハロゲンなどの結合を切る酵素
(5)	異性化酵素 (イソメラーゼ)	ある化合物からその化合物の異性体をつくる酵素
(6)	合成酵素 (リガーゼ)	ATP のエネルギーを利用して，C-O，C-S，C-N，C-C などの結合をつくる酵素

表 3-3　酵素の名前のつけ方の例

常用名	α–アミラーゼ
系統名	$1,4\text{-}\alpha\text{-}_D\text{-}$グルカングルカノヒドラーゼ
酵素番号	EC 3.2.1.1

欠分子族と補酵素(☞第 10 章，コラム「補酵素」，217 頁)がある．補因子が酵素タンパク質と強く結合している場合は補欠分子族といい，弱く結びついている場合は補酵素と呼ばれる．

　酵素反応の維持には一定の高次構造が必要であるので，酵素タンパク質を高温で煮たり，強酸や強アルカリで処理すると失活する．

1 酵素の分類

　酵素は生物体の物質の化学反応の触媒としてはたらき，その作用によって大きく 6 つの系統に分類されている(表 3-2)．さらに，各酵素には表 3-3 の例に示すように通常使われている名前である常用名のほかに，反応の種類を表す系統名があり，固有の番号(酵素番号)がつけられている．

●酵素番号

2 酵素反応の特徴

　グルコース-6-リン酸は，生体内では 3 種類の異なる酵素によって，速やかに代謝され，一定の平衡状態で反応は終了する．
　①グルコース-6-リン酸 → 6-ホスホグルコン酸
　　　　　　　　　(グルコース-6-リン酸脱水素酵素)
　②グルコース-6-リン酸 → フルクトース-6-リン酸
　　　　　　　　　(ヘキソース-6-リン酸イソメラーゼ)

③グルコース-6-リン酸 → グルコース
　　　　　　　　　　　＋リン酸（ヘキソースホスファターゼ）

　一方，グルコース-6-リン酸は酵素がなくても，どの3つの反応も進行する．しかし，室温で中性に近いpHでは，何日も，何ヵ月も，いや何年もかかる．いずれ，反応は平衡に達するであろうが，この3つの反応のほかにも，多くの副反応が同時に進行する．このため，グルコース-6-リン酸の反応はコントロールできない状態となってしまう．ところが，酵素が存在すれば，反応は非常に速く終了する．ただし，どのような反応でも，終わったときの基質と生成物の平衡状態は一定しており，酵素のない化学反応で進んだ場合とまったく変わりない．

③ 酵素反応に影響を及ぼす因子

　反応温度，反応液のpH，基質濃度，阻害剤・活性化剤などの存在によって影響を受ける．

練習問題

以下の問題について，正しいものには○，誤っているものには×をつけなさい．

(1) 成人の体タンパク質は増減していなくても，毎日合成，分解が行われている．

(2) 血清中のトランスフェリンやレチノール結合タンパク質は，食事タンパク質欠乏を判定する指標として有用である．

(3) タンパク質の過剰摂取は，ビタミン B_6 の要求量を増大させる．

(4) アミノ酸の脱アミノ後の炭素骨格は，脂肪や糖質に合成され，あるいはエネルギー源として利用される．

(5) 尿中の 3-メチルヒスチジン量から骨格筋タンパク質の異化代謝量を推定できる．

(6) 体内でグリコーゲン濃度がもっとも高いのは肝臓で，多いときには肝臓重量の 5% にも達する．この肝グリコーゲンは，空腹時には血糖を維持するために使われる．

(7) 筋肉では 0.4〜0.6% 程度のグリコーゲンが貯蔵されているが，この筋グリコーゲンは筋肉自身のエネルギー供給源としては使えるが，血糖としては使用できない．

(8) グルコースは酸素の供給がなくても ATP を産生することができる唯一の栄養素である．

(9) グルコースから脂肪酸をつくることができるが，脂肪酸からグルコースをつくることはできない．

(10) グルコースは TCA 回路で生成した有機酸を介して，アミノ酸に転換される．

(11) グルコースから脂肪酸への合成にはナイアシン，パントテン酸，リボフラビン，ビオチンが関与しているが，チアミン，ピリドキシンは関与していない．

(12) 脂肪も糖質も ATP が産生されるためには，アセチル CoA となったのち，TCA 回路に入り酸化されなければならない．

(13) 骨格筋はグルコース以外に脂肪酸やケトン体からもエネルギーを得ることができる．

(14) コレステロールは，ホルモンや細胞膜の形成に必要なので，血中には適量のコレステロールを維持する必要がある．

(15) ビタミン D_3 は皮膚に存在するプロビタミン D_3(7-デヒドロコレステロール)が日光中の紫外線の照射を受けてプレビタミン D_3 となり，さらに体温により熱異性化されてビタミン D_3 となる．

(16) ビタミン B_{12} が腸管で吸収されるためには，胃から分泌される糖タンパク質の一種である内因子が必要である．

(17) 身体に必要なナイアシンの一部は，体内でトリプトファンから生成される．

(18) 細胞内液には陽イオンとしてナトリウムが，細胞外液には陽イオンとしてカリウムが主として溶存している．

(19) 亜鉛が欠乏すると成長が遅れ，味覚異常を呈することがある．

(20) セレンはグルタチオンペルオキシダーゼの成分として生体内の有害な過酸化物を分解している．

4 摂食行動

学習目標

1 摂食調節のしくみについて説明できる.
2 摂食調節に影響を与える因子について説明できる.

　「食べる」ことは，生きるために不可欠な糧を獲得する行動である．生体はそれほど意識もせずエネルギーの消費と供給のバランスを保つために摂食を調節している．食物の摂取は体温調節や水分調節，その他のさまざまな代謝調節と同じように重要な自動調節の1つである．摂食行動は空腹感あるいは食欲によって開始される．

A 空腹感と食欲 —·—·—·—·—·—·—·—·—·—·—·—·—·

1 空腹感

　空腹感(hunger)は，長い間，何も食べていないと誰にでも起こってくる食べ物に対する欲求の現れで，通常は不快感を伴う．生命を維持するために生まれつき備わった本能的な内臓感覚で，渇感や性欲，尿意，疲労感などと同じ一般感覚である．空腹時に食べたものはたいていおいしいと感じ，満腹になると食べるのをやめる．空腹時には，胃に飢餓収縮が起こり空腹感を覚えたり，血糖値の低下，血液中の遊離脂肪酸やグルカゴンの増加などが生じ，これらが脳を刺激して空腹感を意識させる．

　このような動物の感覚を司る部位は間脳の視床下部*に存在し，摂食行動の調整を行っている．

*視床下部　☞62頁

2 食欲

　食欲(appetite)とは，快感を伴うある特定の食べ物を食べてみたいという欲望で，以前に食べたものの味，食べたときの雰囲気，そのときの自分の感情などによって摂取する食べ物が選択される．

　食欲は，多くの場合空腹のときに起こるが，ときとして空腹でなくてももっと食べてみたくなることがある．この点が食欲の特徴で空腹感と異なる点である．食欲はおいしそうな食べ物やほかの人が食べているのをみたり，料理の匂いや味などによって刺激され，食べ物のことを思ったり，話したりすることによって生じる．このように，食欲は心理的および精神的な要因にも影

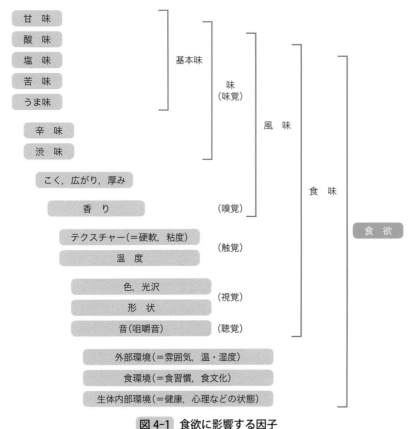

図 4-1　食欲に影響する因子

[うまみの普及会 (編):うま味の知識, 日本うま味調味料協会より引用]

響される. また, 食欲は出生以後の食経験や学習によって形成されるために, 食欲の感じかたは個人によって異なる. さらに, 食文化や食習慣などの食環境, 気温や湿度, 天候などの外部環境, 意志などによっても影響を受ける(**図 4-1**).

　一般に, 食欲は空腹感とともに起こるが必ずしも並行ではない. 熱や痛みがあるとき, 疲れているとき, 睡眠不足のときなど空腹であっても食欲が生じないことはしばしば経験する. 逆に, 満腹感があっても食べ物のおいしい匂いを嗅いだり, 大好物の食べ物を想像しただけで食欲を引き起こすことがある. 同じものを食べ続けていると, 飽きがきて食欲が減退することはあるが, 空腹感には飽きの現象が生じることはない.

　また, 食習慣や嗜好, 精神的・心理的要素も関係している. たとえば, ストレスは摂食行動に影響を与え, ほどほどのストレスでは食欲を増進させる. しかし, ストレスが長く続いたり, 強いストレスで生体のダメージが大きくなると, 消化管のはたらきが低下し, 食欲も減退する. ほかに, 調味料や香辛料, アルコールは胃腸のはたらきを亢進して食欲を増進させる. 適量のアルコールは食欲を増進するだけでなく, ストレス解消にも有効である.

コラム　飲水行動

　　発汗してのどが渇けば，水が欲しくなる．水分欠乏になると数時間あるいは数日間で危険な状態になる．水分量の調節は視床下部にある渇中枢によって行われ，1日の変動は体重の1%以内である．体水分の不足により渇きが起こると渇中枢が刺激され，生体は水分を補給すると同時に，脳下垂体後葉から抗利尿ホルモン（バソプレッシン）の分泌が高まり，尿量を減少させ体液量の損失を最小限に抑える．逆に水分が過剰になると，飲水の抑制と尿量増加により水分が体外に排泄される．

　　このように飲水行動も摂食行動に連動した調節を受けている．水分の不足や過剰の状態では，体内の塩分も不足あるいは過剰になっていることが多いので，大量の発汗を伴う水分補給の場合には，水やお茶よりもミネラルをバランスよく含んでいるスポーツドリンクが，吸収もよく効果的である．

B　局所的な栄養感覚

　　空腹感がなくても，美しく盛りつけられた料理を前にしたり，食べる音を聞くことによって食欲が湧くことがある．逆に，体調のわるいときには味や匂いの感覚や判別力も低下して食欲は減退する．局所的栄養感覚とは，味覚・視覚・嗅覚・聴覚・触覚による刺激あるいは連想など，いわゆる五感に依存した刺激による調節系である．

1　味　　　覚

　　特に味覚は，摂食行動に大きく影響する感覚である．食物の味を正確に感じられないと消化・吸収のはたらきまで低下するほどである．ヒトを含めた高等動物は栄養素を味で認識し，生存のために必須なものとそうでないものを区別している．

　　味覚は舌の粘膜表面に並んだ乳頭の表面に散在する味蕾（taste bud）によって認識される．味蕾は舌乳頭である茸状乳頭，有郭乳頭，葉状乳頭に存在するが，特に有郭乳頭の側面に多数存在する．その大きさは長さ80μm，幅40μmの小器官で，膨らんだ紡錘形を成している．味蕾の先端は味孔によって外に通じており，長さ$1\sim2\mu$m，幅$0.1\sim0.3\mu$mの味細胞の微小絨毛（または味毛ともいう）がこの味孔に突き出ている．神経線維は味蕾の基底部から入り込み，味細胞に至る（**図4-2**）．1つの味蕾には約40〜60個の味細胞があり，成人は舌に約5,000個，舌以外に約2,000個の味蕾をもっているが，老化に伴って減少する．

　　味細胞は構造的には同じようにみえるが，味覚の種類ならびに部位による差異があることから，機能的特性が考えられており，5つに分類される．舌粘膜では味蕾の存在しない部位でも味覚を感じるが，これは味蕾外に分布する神経線維によるものである．また，味覚は舌ばかりでなく，他の口腔粘膜

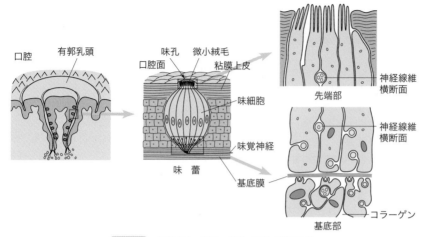

図4-2 舌乳頭と味蕾の微細構造（模型図）

表4-1 基本味の生理学的機能と味覚閾値

基本味	生理学的機能	代表的な味覚成分	閾値（%）
甘味	エネルギー源である糖質の特性	スクロース	0.5
酸味	代謝を促進する有機酸の特性 腐敗による酸の特性	酢酸	0.012
塩味	体液のバランスに必要なミネラルの特性	食塩	0.2
苦味	体内に取り入れてはいけない物質の特性	キニーネ	0.00005
うま味	必須栄養素であるタンパク質（アミノ酸）の特性	グルタミン酸ナトリウム	0.03

でも感じる.

　味は甘味, 酸味, 塩味, 苦味, うま（旨）味の5つを基本味とする. 一般に, 甘味は主なエネルギー源である糖質, うま味は人体の構成成分であるタンパク質（アミノ酸）, 塩味はミネラルを認識させ, 一方, 苦味は薬や毒物, 酸味は腐敗物の識別シグナルである. そして, 動物は体内の不足している栄養素に強い食欲を示す. その一例として, エネルギーが不足しているときに甘いものが欲しくなり, おいしく感じることが多い（**表4-1**）. 味覚の感受性を表したものが閾値である. 閾値とは, それぞれの味を感じさせるのに必要な濃度の最小値をいう. 一般に, 生体にとって有害となる味は閾値が小さく, 有益な味は閾値が大きい. また, 閾値は加齢に伴って大きくなるが, その程度は味の種類によって異なる（**図4-3**）.

　動物実験でも, 不可欠アミノ酸の1つであるリシンが欠乏すると, 摂食量が低下し, 成長がわるくなることが知られている（**図4-4**）. 亜鉛の欠乏でも味覚に異常が生じる. 亜鉛は細胞分裂に必要で, 特に味蕾細胞の再生に寄与している. また, 味覚は栄養状態だけでなく, 栄養素の代謝を司る肝臓機能の状態, 体の疲労度, 疾病の有無といった全身の生理状態によっても影響される.

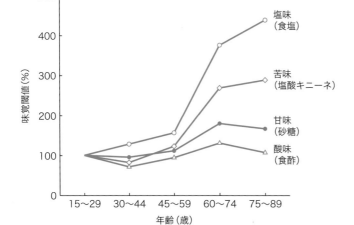

図4-3 味覚閾値の加齢変化（15 〜 29 歳の閾値＝100％）

加齢に伴う味覚細胞数の減少とその感受性の低下は，各種の味に対する閾値を上昇させる．特に塩味，苦味識別能の加齢低下は大きい．
［Cooper RM et al：The effect of age on taste sensitivity．J Gerontol 14：56-58, 1959 より引用］

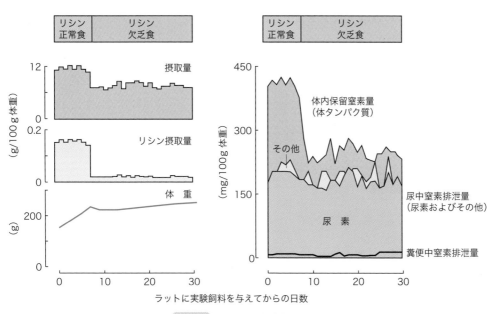

図4-4 リシンの摂食抑制作用

［鳥居邦夫：リジン欠乏の認知とリジン嗜好性発現の仕組み．臨床栄養 90：229-232, 1997 より引用］

② その他の感覚

　食物には味のほか，匂い，形，色，温度，歯ごたえのような情報も含まれている．脳に送られるこれらのシグナルとこれまでの食体験などが統合されて，ヒトは最終的においしさを判別し，好き嫌いも起こる．

4

摂食行動

　食物の摂取にはまず，視覚や聴覚，嗅覚が刺激される．食物が口腔内に入ると，味覚や触覚の刺激が加わる．ヒトの正常な摂食行動には，単なる栄養補給だけでなく，五感を刺激して食事を楽しむ要因も必要である．食事内容が優れていても，五感が調和されていないと栄養素は効率的に消化・吸収されない．

1）嗅　覚

　嗅覚の受容器は鼻腔の嗅上皮に存在し，これが匂い物質によって刺激されると，嗅神経を経て中枢に伝えられる．嗅覚は味覚とともに食欲に重要な影響を与える．うなぎの蒲焼やまつたけの香りが食欲を誘うのがよい例である．嗅覚は同じ匂いを何度も嗅ぎ続けると感じなくなる．

2）視　覚

　視覚の感覚器は眼である．眼の網膜に存在する感覚神経が光の刺激で興奮し，視神経を経て中枢に伝えられる．配色のよい料理や食器，色つやのよい果実類は外観の美しさだけで食べてみたくなる．これが視覚による刺激である．

3）聴　覚

　聴覚の受容器は耳である．音波は鼓膜を振動させながら中耳，内耳へ伝わり，聴神経を経て中枢に達する．ラーメンをすする音や「ばりばり」という小気味よいせんべいを噛む音などによって食欲は促される．

4）触　覚

　触覚の感覚器は皮膚に存在する感覚点である．食品の硬さ，軟らかさ，弾力性，舌ざわり，口あたり，歯ごたえなどは食欲を促したり，抑制したりする．

5）温　覚

　温覚の受容器は皮膚に存在する．ビールなどは冷たい方がおいしく感じ，スープなどは温かいものをおいしく感じて食欲を促す．

C　全身的な栄養感覚

1 摂食行動の調節

　全身的な栄養感覚は，空腹感や満腹感といった食欲，嗜好などによる調節系である．食欲の低下によって摂食量が減ると，体重減少，栄養不良などが起こる．逆に食欲が旺盛になると過食で肥満になる．ヒトは空腹になると摂食を開始し，満腹になると食べることを停止するが，摂食量の調節は基本的には過食を防ぐことに関係している．エネルギーが貯蔵されて満腹を認識するまでには時間（約20分）がかかり，栄養素が吸収されて血液循環して摂食行動を停止させるまでにも時間がかかるので，いくつかの要因が協調し合って摂食行動を調節している．

　空腹と感じて食物を摂取し，満腹と感じて摂食を止める摂食行動は間脳の視床下部*において調節されている．その中心的な役割を果たしているのが，視床下部にある摂食中枢（視床下部外側核（野）lateral hypothalamus, LH）と満腹中枢（視床下部腹内側核 ventro-medial hypothalamus, VMH）である．と

＊視床下部　脳の視床という部位のすぐ下に位置し，大豆くらいの大きさである．多数の神経核が存在する自律神経系の中枢である．ホルモンを含めたさまざまな生理活性物質を産生・分泌しており，性欲，睡眠，飲水，体温，免疫，生体リズム，食欲など生きるために不可欠な調節機能をもっている．

いうのが旧来の摂食中枢モデルであった.

　しかしながら，近年この有名な摂食中枢モデルは単純すぎることが認められ，新しい摂食行動調節機序が提唱された．この機序では，視床下部弓状核が摂食行動調節における中心的な位置を占め，その周縁に摂食を促進する視床下部外側野や，摂食を抑制する視床下部室傍核などが配置されていると考えられている.

2 摂食を調節する要因

　摂食中枢は膵臓，甲状腺，副腎に影響を及ぼして，ホルモンの成分，分泌を介してエネルギーバランスと代謝の調節にかかわっている．また，視床下部は胃の膨満感などの神経信号やグルコース，アミノ酸，遊離脂肪酸などの化学信号，大脳皮質からの五感による感覚信号などを受け取って摂食行動に影響を及ぼしている．栄養状態を反映した情報は体液性伝達によって，味覚・嗅覚・内臓感覚は神経性伝達によって脳へ情報が伝えられ，摂食調節で主要な役割を果している.

　摂食調節にかかわる空腹と満腹信号には，視床下部への直接的な液性経路による情報伝達のほかに，求心性の神経による末梢器官からの情報入力も知られている．肝臓や胃腸は栄養素の代謝・吸収に関与している器官であり，グルコースをはじめとする栄養素の量と組成の変化を把握している．グルコースに感応する受容器(グルコース受容器)が肝門脈や十二指腸に存在し，この受容器からの信号は迷走神経の求心性線維を介して脳に送られ，視床下部の摂食中枢の活動を抑えて食欲を減退させる.

1) 脳内アミンと摂食調節ペプチド

　脳内には多種多様なアミン(アミノ酸の脱炭酸反応によって生成する)や神経ペプチドが存在し，摂食中枢に作用を及ぼし，食欲を微妙に調節している.

　視床下部に作用して食欲を調節するポリペプチドの代表的なものを表4-2に示した．食欲を亢進させる作用をもつものはニューロペプチドY(NPY)，ガラニン，オレキシン，グレリンなどであり，食欲を抑制する神経ペプチドはレプチン，コルチコトロピン放出ホルモン(CRH)，コレシストキニン(CCK)などが有名である．特にグレリン，コレシストキニン，ソマトスタチン，ニューロテンシンなどは消化管ホルモンの役割だけでなく，食欲を調節する脳腸ペプチドで，消化管疾患の病態に関与することが知られている.

● レプチン

● コレシストキニン(CCK)

　消化管に入った食物が，1つあるいは複数の消化管ホルモン(ポリペプチド)を放出させ，その消化管ホルモンが視床下部に作用して，ただちに食物摂取を抑制する．食物摂取を抑制する消化管ホルモンにはコレシストキニン(CCK)，ソマトスタチン，ガストリン放出ペプチド(GRP)があり，短期の食欲調節に関与している．胃や小腸に食物が入ると求心性の自律神経を介して視床下部に情報が伝わって食物摂取を制御する.

　報酬系の摂食に関与し，嗜好性に影響を与える脳内アミンは，ドーパミン(ジヒドロキシフェニルアラニンの脱炭酸によってつくられる)である．また，

表 4-2　摂食調節に関与する主なポリペプチド

摂食調節ポリペプチド	特　徴
(摂食促進)	
ニューロペプチド Y(NPY)	摂食を促進し，その mRNA は摂食中に増加し，満腹時に減少する．アセチル CoA から合成されるマロニル CoA の蓄積によってニューロペプチド Y mRNA が減少する．
オレキシン	摂食量を増加させ，覚醒作用もある．
メラニン凝集ホルモン(MCH)	哺乳類では摂食を促進するが，魚類では体色の制御に関与する．
グレリン	胃と視床下部から分泌されて，いずれも体重を増加させる．体循環血中のグレリンは摂食によって減少し，空腹時に増加する．
(摂食抑制)	
レプチン	視床下部に作用して摂食を減少させ，エネルギー消費を増加させ，摂食とエネルギーバランスに中心的な役割を果たしている．レプチンは食欲を増加させるニューロペプチド Y の活動を抑制する．
コレシストキニン(CCK)	消化管に入った食物の刺激によって腸管から放出される消化管ホルモンで脳に作用して満腹感を起こす．類似の消化管ホルモンとしてガストリン放出ペプチド(GRP)，ソマトスタチン，グルカゴンがある．
ニューロテンシン	腸管の運動を抑制する．
インスリン	中枢においては摂食抑制，末梢ではエネルギー蓄積に関与する．

　セロトニン(5-ヒドロキシトリプトファンの脱炭酸による)，ヒスタミン(ヒスチジンの脱炭酸による)なども食欲を抑える作用をもつ脳内アミンである．摂食調節に食物を嚙み砕く咀嚼も重要である．よく嚙むことは間脳の視床下部にあるヒスタミン神経の中枢核に伝えられ，アミノ酸のヒスチジンからヒスタミンが量産される．このヒスタミンは視床下部のヒスタミンニューロンを刺激して，食欲の抑制と内臓脂肪の燃焼を促すことからレプチンとよく似たはたらきをする(図 4-5)．たとえば，粒状のご飯と食物繊維の多い野菜，きのこ，海藻は咀嚼の必要な食材である．「咀嚼」という情報が脳に伝わると，ヒスタミン神経系のはたらきはさらに活発化する．

●咀嚼

2)　摂食調節機構

　古くから満腹感や空腹感を調節する信号として血液中のグルコースが有力視されてきた．この考えは摂食調節に関する糖定常説[メイヤー(Mayer J)によって提唱]と呼ばれる血液中のグルコース濃度や血糖利用率(動脈血中のグルコース濃度と静脈血中のグルコース濃度の差)の変化がシグナルとなって視床下部に絶えず情報が送信され，それによって日々の摂食量が決められる．つまり，視床下部には血糖の変化に敏感に応答する神経細胞群が存在し，血糖が上昇すると，摂食中枢が刺激されて食欲がなくなり，逆に血糖が低下すると摂食中枢の神経細胞が興奮して食欲が高まるという．食欲の調節に関する糖定常説は日々の摂食量を調節するメカニズムとして説得力をもっているが，長期間にわたる摂食の調節機構としては十分でない．

　たとえば，健康な成人では日々の摂食量とエネルギー量はかなり増減するにもかかわらず，長期的に観察すると体重や貯蔵エネルギー量としての体脂肪量は，ほぼ一定に保たれるように調節機構がはたらく．すなわち，日々の

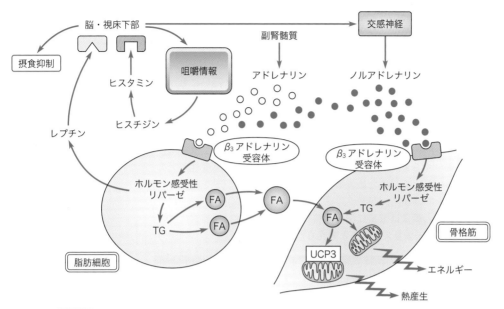

図 4-5　レプチンとヒスタミンによる脂肪細胞での脂肪分解と骨格筋での熱産生

白色脂肪組織と骨格筋には β_3 アドレナリン受容体が発現しており，満腹中枢の視床下部からの刺激によって交感神経からノルアドレナリン（●）と副腎髄質からのアドレナリン（○）が分泌されると，そのシグナルの情報を受けてホルモン感受性リパーゼが活性化される．特に白色脂肪組織からの脂肪動員（ホルモン感受性リパーゼ）によって放出された脂肪酸（FA）は骨格筋に輸送され，β 酸化によって ATP が生成されるが，ミトコンドリアに局在する脱共役タンパク質（UCP）によって ATP 合成と共役することなく熱産生を促進する．

食生活において体脂肪を一定に保とうとするメカニズムを説明するには糖定常説だけで十分でなく，摂食調節において新たに提唱されたのが，**脂肪定常説**［ケネディ（Kennedy GC)によって提唱］である．

　この場合に，体脂肪量の変化を視床下部に伝えて摂食調節に結びつけるシグナルが何であるかは長い間不明であったが，1994 年に発見された，脂肪細胞から分泌されている**レプチン***という**アディポサイトカイン***のはたらきによって体脂肪量が調節されていることがわかってきた．

　レプチンは脂肪細胞でつくられる特有の遺伝子産物と考えられ，167 個のアミノ酸からなるタンパク質で血中から脳脊髄液中に取り込まれ，視床下部に作用して摂食を減少させ，交感神経を介してエネルギー消費を増加させる．体脂肪が増大すると（つまり，肥満になると）脂肪細胞から分泌されるレプチンは満腹中枢にはたらき，その結果，摂食活動が低下する．それが体脂肪量の減少することにつながる．レプチンは体脂肪の蓄積量に左右され摂食行動やエネルギー代謝を調節する液性のフィードバック機構の一部を担っている．視床下部の摂食中枢には交感神経系の中枢もあるので，レプチンによって交感神経の活動が高まると脂肪組織の脂肪酸動員と骨格筋でのエネルギー消費を増大させる（**図 4-5**）．このことも，レプチンが体脂肪量を減少させることに寄与している．そのほかに，体温，血中アミノ酸，体水分量などによる仮説も提示されている．たとえば，寒い環境は食欲を刺激し，暑い環境は低下させる．しかし，体温が摂食を調節する主因子であるという証拠は少ない［**温度定常説**，ブロベック（Brobeck JR)によって提唱］．摂食行動は，1 つ

***レプチン**　脂肪細胞から分泌される抗肥満ペプチドホルモンである．視床下部にあるレセプターに反応すると，満腹中枢に作用して摂食を抑制し，交感神経を活性化してエネルギー消費を増大させる．

***アディポサイトカイン**　☞145頁

コラム　摂食行動と糖質

　肥満者は甘味に対する感受性が低く，また血中レプチン濃度が高いにもかかわらず，食欲と摂食量は低下しない．この矛盾を解説した研究では，甘味感受性は摂食行動を抑制するレプチンの血中濃度が上昇すると，逆に低下している．これらの結果は，レプチンなどによる摂食行動の調節に味覚刺激も関与することを示すと同時に，ヒトがダイエットに失敗する原因となる．つまり，ダイエットで体脂肪が急に減少すると，レプチンが低下して甘みに対する感受性が上昇し，食べ物をよりおいしく感じるため食事量が増加してリバウンドを起こしやすくなることを示唆している．

　このように摂食行動と糖質は密接に関係している．裏を返せば，糖質は生命維持に不可欠なエネルギー栄養素であると考えられる．

の行動であるが，さまざまな因子により多元的に調節されている．

3 規則的な生活と摂食行動

　高齢者では加齢や疾病による摂食・嚥下障害が起こりやすく，経腸栄養や静脈栄養に頼らざるをえない場合もある．しかし，口からの摂食は脳への刺激によって身体全体を活性化するだけでなく，消化管ホルモンの分泌を促し，生存のために体内環境を整える．口からおいしく食べる行動は，生命力を高め，健康管理と疾病予防に大きな役割を果たしている．

　規則正しい摂食行動では，摂食に先行してさまざまな消化酵素が分泌され，食物の消化・吸収が効率よく行われる．それには，小腸の消化酵素や肝酵素，副腎皮質ホルモンなどの内分泌・代謝リズムを形成することが大切で，その基盤は規則正しい食生活にある．生活習慣病を誘発する肥満ややせは，食生活の乱れと摂食行動の異常による場合が多い．食物を口からおいしく味わって食べるというあたり前の行動は，栄養感覚を最大限に刺激し，適正な摂食の大切さを浮き彫りにした食行動で，健康維持にも深く関与している．

4 食事のリズムとタイミング

　身体は生きるために，生まれながらにして体内時計をもっている．体内時計は，体温や血圧，睡眠，運動などの生命活動をはじめ，心と身体の健康を管理している司令塔となり，また時々刻々と移り変わる生活環境の周期的な変化（生活リズム）に適応するための自律的な予知機能を備えている．

　体温や栄養素の代謝など，生体の状態を単に一定に保つだけのホメオスタシス（恒常性維持機構）とは違った生物固有の体内時計が存在する．哺乳類の体内時計［サーカディアンリズム（日内リズム）の発信源］は，脳の視交叉上核にあると考えられている．視交叉上核は眼の網膜から出た視神経の末端が到

●サーカディアンリズム

コラム 副腎皮質ホルモンと食生活

　副腎皮質ホルモンは，糖質，脂質，タンパク質の三大栄養素の代謝や消化・吸収だけでなく，摂食行動，免疫応答，血圧調節にも関与している．インスリン分泌は，副腎皮質ホルモンのはたらきによって，摂食予定時刻に最大になるよう調節されている．副腎皮質ホルモンのリズムは摂食時刻に対応して形成される．

着している視床下部の一部である．体内時計の周期は24時間でなく，月の周期と類似したもう少し長い約24.8時間と考えられている．身体のリズムは健康・栄養管理だけでなく，病気の予防や治療にも応用される．

　身体のリズムは生活環境に適応するために形成され，いったん形成されると，たとえ急激な環境変化があっても数日間は維持される．1晩くらいならば徹夜をして生活リズムが乱れても，身体のリズムは自主管理で守られるしくみになっている．しかし，不規則な生活を繰り返していると体調を崩し，食べる力も弱くなり，夜になっても体温や血圧が高いままで，なかなか眠ることができなくなる．身体のリズムを規則的に保つためには，日の出とともに起きはじめ，その1時間以内に朝食を摂る．すると，脳に「朝がきた」という信号が送られて体内時計がリセットされる．

a 血中副腎皮質ホルモンの日内リズムと栄養補給

　副腎皮質ホルモンの1つである糖質コルチコイド(コルチゾール，コルチコステロン)は糖質代謝の調節に関与している．そのほか，エネルギー代謝と関係する甲状腺ホルモンやカテコールアミン，成長ホルモンなどが作用を発現する際には副腎皮質ホルモンの存在が必要である．また，副腎皮質ホルモンの作用は，種々のストレスに対する身体の抵抗力を高める効果がある．

　ラットに毎日一定の時間帯に栄養液を経口的に与えると，血中副腎皮質ホルモンの日内リズムは摂食時間に対応して発現するが，同時間帯で中心静脈内に非経口的に与えると，日内リズムは消失する．血中副腎皮質ホルモンのリズム形成には口から摂取する栄養成分そのものと，栄養成分を感知する消化管が関与している．特に空腸は重要な役割を果たしていると考えられる．ヒトでも類似の結果が得られており，中心静脈栄養の患者においては，高カロリー栄養輸液を24時間連続投与または日中高濃度・夜間低濃度の傾斜投与のいずれを行っても日内リズムが消失する．しかし，経腸栄養において日中だけの周期的投与では血中副腎皮質ホルモンのリズムが認められる．このことから，血中副腎皮質ホルモンのリズム形成には，明暗サイクルに関係なく，消化管を経由した規則正しい栄養成分補給が重要であると考えられる．近年，疾病や老化などの原因により飲食物の咀嚼や飲み込みが困難な嚥下障害者に摂取可能な嚥下食品の開発や投与技術が進み，口からの栄養摂取の重

要性が浮き彫りにされている.

ⓑ 体温の日内リズムと栄養補給

　血中副腎皮質ホルモンの日内リズムと同様の結果がヒト体温の日内リズムでも認められている. 経腸栄養剤の投与周期を変えてみると, 日中投与では栄養摂取によって増加する典型的な体温リズムを示す. しかし, 明暗サイクルがあっても, 投与周期のない連続投与では体温リズムは消失し, 就寝時の夜間だけに栄養補給しても振幅の小さい体温リズムしか認められない. このことから, 体温リズムの発現には血中副腎皮質ホルモンリズムと同じように消化管を経由する栄養摂取と体内時計の双方が重要であると考えられる.

ⓒ 朝食の大切さ

　1日3回の食事で朝食を重視する理由は, 体温やホルモン分泌のリズム形成において不可欠だからである. 就寝前の食事(夕食)から長時間の空腹を経た後に食べる朝食 [Breakfast＝空腹(fast)を断ち切る(break)] の刺激は, 身体全体に目覚めを伝える信号として重要である. 血中副腎皮質ホルモンの日内リズムは朝にピークを示し, 燃料切れの身体にエネルギーを供給する準備状態にある. そのタイミングで食事を摂取すると脳の働きや活動力を高めることができる. ここ数年間の文部科学省「教育課程実施調査」において, 朝食を毎日食べる子どもほど学力テストの点数は高いと報告されている. また, 朝食の欠食習慣は基礎代謝と体温低下によって免疫力も弱くなると考えられている. 肥満も朝食欠食者に多いことが報告されている.

　肥満者の増加は食生活だけでなく, 睡眠不足や交代勤務も関係している. 睡眠サイクルの乱れや短い睡眠時間は空腹感を促すグレリンの分泌量を増加させ, 一方で食欲を抑えるレプチンの分泌量が低下するために過食の原因となる. つまり, 早寝早起きで十分な睡眠をとり, 1日3回の食事を規則正しく食べる生活習慣こそ健康の秘訣である.

ⓓ 成長を促す運動と食事のタイミング

　筋肉や骨の成長にかかわる成長ホルモンの分泌量は運動によって影響を受ける. 図4-6 に示したように夕方の運動は分泌量を上昇させることが知られている. したがって, 成長期において筋肉や骨の成長を促すには, 夕方に運動をすることが大切になるが, これは成長の材料となる栄養素の供給が十分であることが前提である. つまり, 夕方のトレーニングによる生理的効果を最大限に高めるには, 消化・吸収に必要な時間を考えると, トレーニングの4～5時間前の昼食の食事内容が重要となる.

ⓔ 夜食と代謝リズム

　健康を維持し続けるには, 食事のリズムが重要であり, 朝食(6～7時), 昼食(12～13時), 夕食(18～19時)の1日3食が基本となる. 糖質摂取による血糖上昇は1日24時間の平均値を100にして比較してみると, 朝から

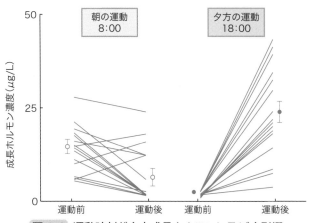

図4-6　運動時刻が血中成長ホルモンに及ぼす影響

夕方の8時頃までに食事をすれば血糖の上昇が穏やかで，逆に20時以降の遅い時間帯に食事を摂ると血糖は急激に上昇する．高血糖の予防には，寝る前の約4時間前までに夕食をすませておき，それ以降の食事は控えることが大切である．

f 高血圧予防のための食塩摂取のタイミング

　高血圧の予防と治療の食塩制限は，特別な根拠もなく，朝昼夕の3食とも行われている．しかし，健康なヒトが高塩食を摂取すると，時刻によりナトリウムと塩素の尿排泄に差が認められ，朝や昼に比べて夕食後に食塩の尿排泄が多いことがわかっている．この現象には，朝に高く夜に低い血中アルドステロンのサーカディアンリズム（日内リズム）が関与している．ミネラルコ

コラム　不規則な夜食はなぜよくないか？

　夜食は，規則正しい食生活から逸脱した時刻に十分な食事をすることであり，代謝リズムを乱す．ラットの実験ではあるが，1日分を3回に分けて規則正しく与えると活動時のエネルギー源となるヒラメ筋グリコーゲンは摂食前の空腹時に低く，摂食によって増加し，その後減少する日周リズムが認められることが知られている．しかし，ラットに睡眠時間前に食餌を与えると，摂食によるヒラメ筋グリコーゲンの増加が消失することが知られている．一方，肝臓グリコーゲンは，摂食直前の空腹時に少なく，摂食によって増加する．このグリコーゲンは空腹時に脳などに糖質を補給している．しかし，ラットの睡眠時間前に食餌を摂取させると肝臓グリコーゲンの総貯蔵量は減少する．さらに，血中の中性脂肪は，ラットの睡眠時間前に食餌を与えた場合，すべての時間帯で高値を示す．ラットの睡眠時間前に摂取する夜食が健康によくない理由として，摂取した糖質やタンパク質が筋肉や肝臓におけるグリコーゲンの合成に利用されず，脂肪合成に移行しやすいことが考えられる．

ルチコイドのアルドステロンは，腎臓でのナトリウムの再吸収を促し間接的に昇圧作用を示す．また，朝に分泌が増える副腎皮質ホルモンのグルココルチコイドはアルドステロンの感受性を高める．このように，両ホルモンの血中レベルが高くなる朝において仕事や活動をするために血圧が上昇しやすいのは理にかなっている．血圧が高い人は，血中アルドステロンの高い朝と昼に食塩を制限し，夕方は比較的制限をゆるやかにすることが高血圧の予防と改善に重要である．

g　味覚のリズム

　味覚にもリズムがあることが知られている．たとえば，食塩の閾値は朝に高く，夜に低くなることが知られている．したがって，朝は食塩濃度が高いみそ汁が，夜は低いみそ汁が好まれる．このことは，朝には食塩を多く摂ることで活動のしやすい血圧に戻し，一方，夜は休息・睡眠に適した，低血圧にするリズムが備わっていることを意味する．

 練習問題

以下の問題について，正しいものには○，誤っているものには×をつけなさい．
(1)　食欲は，生命維持のために備わった不快感を伴う感覚である．
(2)　空腹は，出生以後の食経験によって形成される感覚である．
(3)　視床下部弓状核は摂食調節の中心となる．
(4)　胃に食物が入ると，摂食中枢に情報が伝達される．
(5)　食事誘発性熱産生は，視床下部に作用し，摂食を抑制する．
(6)　動脈中と静脈中のグルコース濃度の差が大きいときには，空腹感を生じる．
(7)　遊離脂肪酸の血中濃度が上昇すると，視床下部に作用して，摂食を抑制する．
(8)　コレシストキニンは，胃から分泌される．
(9)　コレシストキニンは，視床下部に作用して摂食を抑制する．
(10)　グレリンは，摂食を抑制する．
(11)　ニューロペプチドYには，摂食抑制作用がある．
(12)　レプチンは，視床下部の受容体に作用して食欲を亢進させる．
(13)　肥満者では，血中レプチン濃度が高くなっている．
(14)　味蕾細胞は，加齢による影響を受けない．
(15)　サーカディアンリズム(体内時計)は食事による影響を受けない．
(16)　健康の維持にサーカディアンリズムが重要である．

5 消化・吸収と栄養素の体内動態

📝 **学習目標**

1. 消化・吸収の意義と消化器系の各部位の役割を説明できる.
2. 消化・吸収の調節機構について説明できる.
3. 栄養素ごとに,消化・吸収過程を説明できる.
4. 消化・吸収後の体内動態を親水性の栄養素と疎水性の栄養素に分けて説明できる.
5. 栄養素の消化吸収率と生物学的利用度との関係を説明できる.

A 消化器系の構造と機能

1 消化管の構造

a 消化器系

　私たちの身体の構成成分は,口から摂り入れた食物中の栄養素によって常に置き換えられ,活動のためのエネルギーも食物の栄養素から供給されている.食物を摂取,消化し,栄養素を吸収する器官系が消化器系である(図5-1).胎児期の初期に,体を貫く一続きの管が各部に分化し,さらに消化管上皮の一部が陥入して肝臓,膵臓などの付属器官(腺)になる.ヒトの消化器系は次のような構成になる.

消化管：口腔 → 咽頭 → 食道 → 胃 → 小腸 → 大腸
　　　　　　　　↑　　　　　　　　　　　↑
消化腺：唾液腺　　　　　　　　膵臓・肝臓・胆嚢

b 消化管の一般構造

　消化管は原則として共通の構造を示し,**粘膜**,**筋層**,**漿膜**(食道では外膜)の3層からなる.例として腸管の断面図を図5-2に示す.

1) 粘膜

　最内層は粘膜であり,消化液・粘液を分泌する腺がある.管腔表面の上皮の構造は消化管の部位により著しく異なり,胃や腸のように分泌・吸収する部位では単層の上皮細胞によりおおわれ,機械的な刺激の強い口腔,食道,直腸下部では重層偏平上皮によっておおわれる.粘膜のうち上皮の外側には固有層と粘膜下層がある.

2) 筋層

　中層の筋層は原則として内輪,外縦の2層の平滑筋からなり,消化管の長

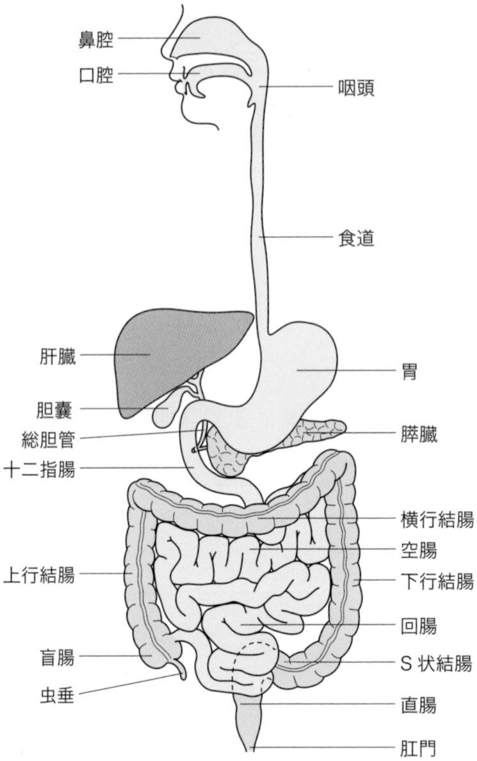

鼻腔
口腔
咽頭
食道
肝臓
胆嚢
総胆管
十二指腸
胃
膵臓
横行結腸
空腸
上行結腸
下行結腸
回腸
盲腸
虫垂
S 状結腸
直腸
肛門

図 5-1　消化器系
小腸は十二指腸，空腸，回腸からなる．大腸は盲腸，結腸，直腸からなる．

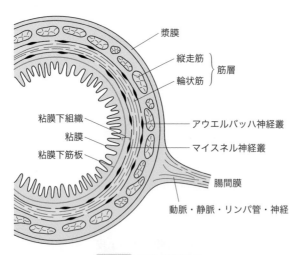

漿膜
縦走筋
輪状筋
筋層
粘膜下組織
アウエルバッハ神経叢
粘膜
マイスネル神経叢
粘膜下筋板
腸間膜
動脈・静脈・リンパ管・神経

図 5-2　腸管の断面図
胃，小腸，大腸はほとんど同じ構造をもつが，食道や直腸下端では漿膜や腸間膜がない．
［吉岡利忠：人体機能生理学，杉　晴夫（編著），第 5 版，南江堂，442 頁，2009 より引用］

軸に垂直，平行の2方向の収縮を組み合わせることができるようになっている．この組み合わせによって起こるのが消化管の**分節運動***と**蠕動運動***である．消化管各部位の境界では輪状筋が隆起して，**括約筋***を形成することが多い．その例は，食道下部，胃幽門，回盲部，直腸下部にみられ，消化管内容物を必要に応じていったんとどめたり，逆流を防ぐ役割を果たしている．

3）漿膜

漿膜は内臓外表をおおう薄い膜である．腸管への血管，リンパ管，神経などは漿膜の二重層である腸間膜の中を走っている．

c 消化管各部位の運動と食塊の移送

1）口腔

食物は口腔内で咀嚼され噛み砕かれる．舌の有郭乳頭には味蕾，鼻腔には嗅上皮があって，食物の味覚や嗅覚などの栄養感覚が中枢に伝えられると，反射によって唾液が分泌される．咀嚼は咀嚼筋（咬筋など）による随意的な活動であるが，咀嚼も唾液分泌を著しく高める．食塊は粘液でおおわれ，滑らかになって嚥下が容易になる．

2）咽頭

食塊が舌の運動によって咽頭に押し込まれ咽頭の粘膜に触れると，反射的に一連の嚥下運動が起こる．**軟口蓋***は咽頭後壁に向かって押しつけられて口腔と鼻腔との連絡が断たれ，呼吸運動が止まる．さらに，喉頭蓋が閉じ，咽頭筋が収縮して食塊は気管に入らずに食道へ送られる．

3）食道

咽頭と胃を結ぶ約25cmの管である．胃に向かって一方向の蠕動が起こり，食塊は逆流することなく胃に送られる．食物が嚥下されてから胃，小腸，大腸に達する時間はほぼ一定である（**表5-1**）．

4）胃

消化管の中でもっとも拡張した部分であり，成人では容量が1,200～1,400mLになる．胃の入口を**噴門**，噴門より高位にある部分を**胃底部**，胃の中央を**胃体部**，胃の出口部分を**幽門部**という．食塊は蠕動（毎分3～4回）によって噴門部から幽門部へ送られる．蠕動は幽門部に近づくほど大きくなる．幽門が閉じたまま蠕動運動が繰り返されると，食塊は胃液と混合され，pHが下がり，半流動性の消化粥になる．消化が進行すると，胃壁全体が緊張性の収縮を起こし，胃内圧が十二指腸内圧にまさって，消化粥は十二指腸

***分節運動**　小腸に，ある間隔をおいて，収縮によるくびれを生じさせることによって管腔内容物を文節に区分する動きのことで，収縮と弛緩の部位を交互に替えることにより内容物が混和される．

***蠕動運動**　食物塊に対して，口側が強く収縮したときに肛門側が弛緩するという協調的な運動であり，その収縮輪が口側から肛門側へと伝わることによって，食物は次第に大腸の方に輸送される．

***括約筋**　筋肉が輪状に形成され，収縮することによって弁あるいはバルブの役割を果たす部位の筋肉のこと．

***軟口蓋**　口腔の上壁で鼻腔との境を口蓋といい，後方の約1/3の筋肉を含んで軟らかい部位を軟口蓋という．

表5-1 嚥下してから腸管各部位に到達するまでの時間

	胃に到着	小腸に到着	大腸に到着	排便
開始	1～2秒（液体）	5分	4～5時間	24～
終了	30～60秒（固体）	4時間	12～15時間	72時間

胃までは液体から先に到達するが，それ以降は粥状態．

［細谷憲政（監）：ビジュアル臨床栄養百科 第1巻 臨床栄養の基礎，小学館，55頁，1996より許諾を得て転載］

に少しずつ移送される.

　食物が胃にとどまる時間(滞胃時間)は食物の量と質によって異なる. 一般に滞胃時間は糖質が短く, タンパク質では2倍である. 脂質は胃の運動を抑制するため, 滞胃時間はさらに長い. 腹にもたれない栄養補給食としてお粥(水分の多い糖質を主とした食事)が用いられてきた理由はここにある. 胃内容物が十二指腸に送られると腸-胃反射が起こり, 胃の運動は抑制される.

5) 小 腸

　小腸は腹腔内を蛇行して右下腹部で大腸に移る6〜7mの管である. 上部小腸では直径4〜6cmであるが, 次第に細くなり末端では直径2.5〜3cmである. 十二指腸(約25cm), 空腸(残りの約2/5), 回腸(約3/5)に分けられる. 幽門から約10cmのところで総胆管と膵管が合流して開口する(大十二指腸乳頭). 空腸と回腸は扇状の腸間膜によって後腹壁から吊り下げられている. 粘膜は特有の構造に分化し, 粘膜下層の一部は隆起して輪状ヒダ, 固有層と上皮はさらに突出して無数の絨毛(高さ約1mm)がみられる.

　小腸に移送された消化粥は, 分節運動によって消化液と混和される. 消化産物と小腸粘膜の接触が繰り返され, 粘膜上皮表面での最終的な消化・吸収も効率よく行われる. 分節運動は毎分十数回, 同じ場所で約30分間繰り返される. 分節運動や蠕動運動の発生頻度, 強さは上部小腸から下部小腸にいくにつれて弱まるので, 腸内容物の移送速度は回腸にいくほど遅い. 食後約4時間後から回腸末端部に腸内容が停滞しはじめると, 局所反射によって回腸終末部に強い蠕動運動が起こり, 回盲弁が開いて内容物は結腸内へ少量ずつ送られる. このころには胃内容も空になっており, 次の食事の準備が整う. 次の食事の食塊が胃に入ると, 胃-回腸反射が起こり, 回腸から結腸への移送が促進される.

6) 大 腸

　大腸は消化管の最終部であり, 長さ約1.6m, もっとも太いところで直径5〜7cmである. 盲腸, 結腸, 直腸に分けられる. 盲腸は回腸の開口部よりも下位にある部分で長さは約5cmである. 盲腸は草食動物では発達しているが, ヒトでは退化しその痕跡が虫垂として残っている. 結腸は走行により, 上行・横行・下行・S状結腸に分けられる.

　上行結腸に送られた内容物は分節運動と蠕動運動によって撹拌される. 大腸の蠕動運動は頻度は少ないが, 大きく, 持続時間も長い. 逆蠕動*も起こり, 内容物を1〜2時間同じ部位に停滞させる間に水分と電解質の吸収が進む. 結腸には腸内細菌が多く棲息し, 発酵による未消化物の分解も進む. 横行結腸以下の蠕動は24時間に1〜2回しか起こらない. しかし, 食事によって食物が胃に入ると胃-結腸反射が起こり, 横行結腸からS状結腸にかけて急激な蠕動(大蠕動)が起こって大腸の内容物は急激に直腸に運ばれる. 乳児が乳を飲むたびに排便するのも, 食後に便意をもよおすのも大蠕動が起こるからである.

＊逆蠕動　肛門側から口側の方向に向かう蠕動運動.

　直腸に内容物が移送されると, 直腸壁の伸展が刺激となって骨盤神経を介して排便反射が起こる. 刺激は大腸に伝えられて便意をもよおす. また, 仙

髄中枢の反射や粘膜内の**壁在神経叢***の反射によって，直腸の蠕動が増強し，内肛門括約筋（平滑筋）が弛緩する．上位中枢（延髄，視床下部，大脳）からの抑制が解除されると，外肛門括約筋（横紋筋）の収縮が抑制され，排便が起こる．便意をあまり抑え続けると直腸の圧感受性が低下し，便意が起こりにくくなって常習性便秘になる．

B　消化・吸収の基本概念

食物中の栄養成分はほとんどが巨大分子で構成されており，消化管の上皮を通過して体液中に取り込むためには小分子化する必要がある．この分解の過程が**消化**である．また，消化物が体内（細胞内）に取り込まれ，血液またはリンパ液へ移送されることを**吸収**という．消化・吸収の過程は，消化液の分泌を介して消化管内で起こる**中間消化（管腔内消化）**と小腸吸収細胞の膜表面で起こる**終末消化（膜消化・吸収）**の2つのステージに分けると考えやすい．

消化・吸収の調節機構は，管腔内消化が主要な役割を果たす十二指腸から上部の消化管と，膜消化・吸収の主要な部位である空腸から下部の消化管では大きく異なっている．上部消化管では，食物摂取に伴う外界からの情報に対して，自律神経系と消化管ホルモンによって消化腺と平滑筋を自律的に応答させ，管腔内消化が効率よく進行する．一方，空腸においては，吸収細胞の膜表面に配置された終末消化酵素と吸収担体によって，小分子化された化学物質は選別され，栄養素は確実にかつ効率よく吸収される．

1 消化管の自律性

消化管の最大の特徴はその自律性にある．消化管粘膜は消化粥に由来する情報を敏感にとらえ，神経ならびに消化管ホルモンを介して腺や平滑筋にはたらきかけて，消化液の分泌と消化管の運動を調節する．神経性の調節は主に**自律神経**による．消化管壁には網の目状の特殊な神経線維の構築がみられる．その神経細胞の集合部（**壁在神経叢**）は2ヵ所あり，筋層の内・外層の間にあるアウエルバッハ神経叢は消化管の収縮運動に，粘膜下層にあるマイスネル神経叢は消化液分泌ならびに粘膜筋板を介しての絨毛運動にかかわる．

一般に消化管は副交感神経が優位にはたらき，その興奮によって活動が亢進する．交感神経は逆に消化管活動を抑制する．局所的な運動の調節は主に壁在神経叢内の反射によって行われる面が多く，各部位間の統合を外来神経が行う．

2 消化管ホルモン

管腔内の化学的刺激を受容する機構として内分泌細胞が粘膜上皮に散在することも消化管の特徴である．内分泌細胞（底粒細胞）は，微絨毛を消化管腔に向けており，管腔からの物理的・化学的刺激あるいは神経性刺激に反応し

表 5-2 主な消化管ホルモン

ホルモン	分泌細胞	化学物質	合成部位	主な作用
ガストリン	G 細胞	ポリペプチド	胃洞部，十二指腸	胃酸およびペプシンの分泌
セクレチン	S 細胞	ポリペプチド	十二指腸，空腸	膵臓から炭酸水素イオン分泌
コレシストキニン(CCK)	I 細胞	ポリペプチド	十二指腸，空腸	膵酵素分泌，胆嚢収縮
グルコース依存性インスリン分泌刺激ホルモン(GIP)*	K 細胞	ポリペプチド	十二指腸，空腸	胃酸，ペプシン，ガストリン分泌抑制，インスリン分泌刺激
グルカゴン様ペプチド-1(GLP-1)	L 細胞	ポリペプチド	遠位空腸，回腸，大腸	インスリン分泌刺激，胃運動抑制，食欲抑制
グレリン	X 細胞	ポリペプチド	胃体部	摂食の亢進，成長ホルモン分泌刺激

*胃機能抑制ペプチドと呼ばれることもある.

て，基底側へペプチドホルモン(消化管ホルモン)を放出する.

消化管ホルモンは，主として消化管運動や消化液の分泌を調節するが，膵臓や中枢神経系など，消化管以外の器官に作用するものもある．たとえば，ガストリンは胃液の分泌を促進し，セクレチンとコレシストキニン(CCK)は膵液の分泌を促進するのに対し，グルコース依存性インスリン分泌刺激ホルモン(GIP)とグルカゴン様ペプチド(GLP-1)はインクレチンと総称され，膵臓 β 細胞からのインスリンの分泌を促す(**表 5-2**)．消化管ホルモンは血管内に入る(内分泌*)ものもあるが，近傍の細胞に直接はたらいて(傍分泌*)局所における調節をする場合も多くみられる.

消化管ホルモンのほとんどは中枢神経系や消化管壁在神経叢にも存在しており，まとめて**脳・腸管ペプチド**とも呼ばれるようになっている.

以上のように，消化管の運動とはたらきは，壁在神経叢を介した神経反射による速やかな調節と，消化管ホルモンを介した持続性の調節をともに受けながら，局所的な自律性を維持しつつ，消化管各部位の間の統合を図っているといえる.

*内分泌 細胞でつくられたホルモンが導管によって分泌されることなく生体の内部(血液)に向かって分泌される形式をいう.

*傍分泌 シグナル伝達物質の作用方式の1つ．パラクリンともいう．細胞から分泌された物質が，血流やシナプスを介さずに，細胞間液を拡散して隣接または近傍の細胞に作用すること.

C 管腔内消化とその調節

消化管上皮の一部が陥入してできた腺の中には，消化酵素やその促進因子(胆汁など)を管腔内へ分泌(外分泌*)するものがみられる．その主なものは，唾液腺，胃腺，膵臓，肝臓である．唾液腺は神経性の調節を強く受け，膵臓と肝臓の外分泌は消化管ホルモンの調節を強く受ける．胃腺は神経性と液性の両方の調節をほぼ同じ割合で受ける.

管腔内消化には，消化酵素による加水分解(化学的消化)が重要であるが，咀嚼や消化管平滑筋の運動による食塊の破砕や混合(機械的消化)も補助的な役割を果たす.

*外分泌 腺細胞が消化液や消化酵素などの分泌物を直接または導管などを通じて生体外(体表面や消化管内)に向かって分泌することをいう．その組織を外分泌腺といい，膵臓，肝臓，胃腺などで代表される.

1 唾液の分泌とその調節

　口腔内には3対の大唾液腺，すなわち，耳下腺，顎下腺，舌下腺がある．唾液腺の分泌終末部には漿液（水，電解質とα-アミラーゼに富む）あるいは粘液（ムチンを含む）を分泌する腺細胞が腺腔を取り囲むようにして腺房を形成する．腺房から分泌された液は介在部導管，線条部導管を経て口腔内に分泌される．

　唾液の分泌は1日に1〜1.5Lにもなるが，このうちの多くは食物摂取時に副交感神経を介して顎下腺と耳下腺から漿液が分泌されたものである．このような刺激がない夜間には唾液分泌はほぼ停止する．

　唾液の主要な意義は大量の水の分泌にあり，唾液の水とムチンは食塊の嚥下を容易にする．唾液にはα-アミラーゼが含まれ，デンプンの消化に一部関与するが，膵臓α-アミラーゼほど作用が強くない．唾液にはリゾチームやペルオキシダーゼも含まれ，口腔内の清浄・抗菌作用も有する（☞表5-3，81頁）．

2 胃液の分泌とその調節

　胃の内腔表面は単一の円柱上皮とその分泌物（粘液）でおおわれるが，ところどころに粘膜上皮の陥入（胃小窩）がみられる．その数は約350万で，ここに胃腺（胃固有腺）が開口する．胃液の分泌量は1日に500〜1,500mLである（☞表5-3，81頁）．酸を産生する胃腺は胃底，胃体全域にみられる．胃固有腺は4種の細胞（頸粘液細胞，壁細胞，主細胞，内分泌細胞）から構成される（図5-3）．

　頸粘液細胞は胃表面まで移行して表層粘液細胞になる．壁細胞は塩酸（胃酸）を分泌するように分化した細胞であり，アセチルコリン，ガストリン，ヒスタミンの刺激により，H^+を能動的に分泌する（図5-4）．主細胞は腺の底部の大半を占め，ペプシノーゲンを分泌する．ペプシノーゲンはHClによってただちに活性型のペプシンに転換される．内分泌細胞は腺の広範部に散在し，このうち胃酸分泌の調節にもっとも重要なのがガストリン産生細胞（G細胞）である．

　食物摂取の開始時には，味覚，嗅覚，視覚によって，あるいは条件反射も加わって迷走神経*の神経末端からアセチルコリンが分泌される．アセチルコリンは壁細胞から胃酸，主細胞からペプシノーゲンを分泌させる（脳相）．また，迷走神経はG細胞にもはたらき，ガストリンが分泌されるため，これも二次的に胃酸の分泌を引き起こす（図5-5）．脳相の比重は全体の胃酸分泌の45%と大きい．したがって，おいしいと感じるものを食べることによって以後の消化・吸収も促進される．

　食塊が胃に入ると，食物の量による機械的刺激（膨満）は迷走-迷走神経反射および壁在神経叢を介した反射によって，胃酸，ペプシノーゲン，ガストリンの分泌を起こす．一方，脳相によって一部開始されたタンパク質分解の

*迷走神経　12対ある脳神経の1つ．脳幹から発し，腹部にまで下行し，首から横行結腸の1/3までの運動神経と副交感性の知覚神経に関与している．

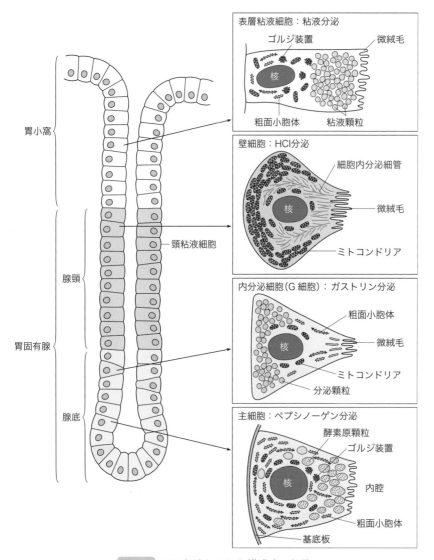

図 5-3　胃固有腺とそれを構成する細胞

［細谷憲政（監）：ビジュアル臨床栄養百科 第 1 巻 臨床栄養の基礎，小学館，61 頁，1996 より許諾を得て転載］

　産物（ペプチド，アミノ酸）や，カフェイン，薄いエタノールといった胃内腔からの化学的な刺激は直接 G 細胞に受容され，ガストリンが分泌される（胃相）．ガストリンは胃平滑筋に作用して胃の運動を強めると同時に，壁細胞からの胃酸分泌を強力に引き起こす．

　胃内容物の pH が 2 以下になると，ガストリンの分泌は抑制される．ガストリンによる胃酸分泌亢進作用は，迷走神経によって強められ，内臓神経（交感神経）によって抑制される．したがって，唾液や胃液の分泌をよくするためには，楽しい食事環境をつくる必要がある．その反面，慢性のストレスによって胃酸分泌が持続的に亢進すると，胃や十二指腸の粘膜に傷害が起こる．

　胃液中に分泌される消化酵素のうち，生理的な意義の明確なものはペプシ

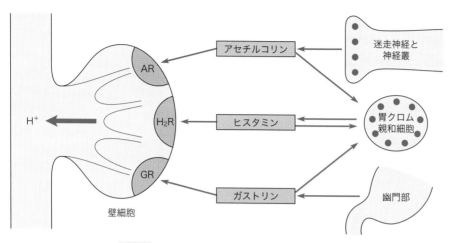

図 5-4　壁細胞における胃酸分泌の調節因子

AR：アセチルコリン受容体，H_2R：ヒスタミン H_2 受容体，GR：ガストリン受容体

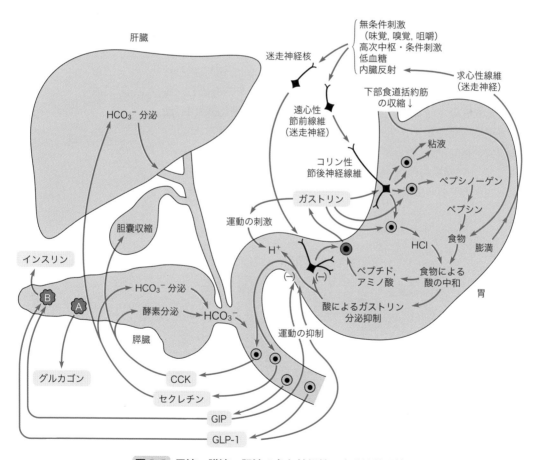

図 5-5　胃液，膵液，胆汁の主な神経性・内分泌性調節

ンである．ペプシンの作用により産生したペプチドはガストリンとコレシストキニン(CCK)の分泌を促し，消化の胃相，腸相(☞次頁)の引き金となる．胃酸分泌のもう1つの意義は殺菌作用である．

3 膵液の分泌とその調節

膵臓は胃の後ろにあり，十二指腸の中部から腹膜後壁を横切って脾臓の方へ伸びる長さ約15 cm，重さ80～160 gの実質器官である(図5-6)．膵臓は膵液を分泌する外分泌腺であると同時にホルモンを分泌する内分泌腺でもある．外分泌部の小葉がほとんどの容積(98%)を占め，その中に約100万の内分泌細胞の集塊(ランゲルハンス島)が散在する．血糖値が高くなるとβ細胞*(B細胞)からインスリンが分泌され，血糖値が正常レベルよりも下がるとα細胞*(A細胞)からグルカゴンが分泌されて，血糖値が調節される．

膵臓外分泌腺の腺房細胞では，消化酵素タンパク質の合成が活発に行われており，消化酵素を分泌顆粒として腺内腔側に蓄積する．腺房細胞と導管上皮細胞は，HCO_3^-とともに大量の水を分泌する．膵液分泌量は絶食を続けると1日5～10 mLにまで著減するが，食物摂取によく反応し，通常は1日700～1,500 mLの分泌がみられる．

食塊が胃内部で酸性の消化粥となって十二指腸に送られると，十二指腸粘膜の内分泌細胞はその情報を敏感にとらえ，消化管ホルモンを内分泌し，膵液と胆汁の分泌を亢進させる．十二指腸に存在するS細胞は消化粥のH^+濃度の上昇を感受してセクレチンを分泌する．タンパク質の分解産物(オリゴペプチドやアミノ酸)や脂肪の分解産物(長鎖脂肪酸とそのモノグリセリド)の刺激によって，十二指腸に存在するI細胞からCCKが放出される．グルコースと脂肪酸やペプチドの刺激によって十二指腸から空腸にかけて存在するK

*β細胞とα細胞　膵臓のランゲルハンス島には少なくとも4種類の内分泌細胞が存在する．その約70%をβ細胞(B細胞ともいう)が占め，約20%をα細胞(A細胞ともいう)が占める．β細胞は血糖値上昇のシグナルに応じてインスリンを分泌し，α細胞は血糖低下時にグルカゴンを分泌する．

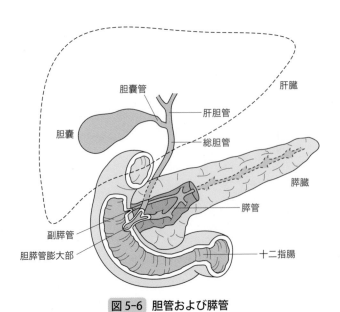

図5-6　胆管および膵管

細胞からはグルコース依存性インスリン分泌刺激ホルモン(GIP)が，小腸下部から大腸にかけて存在するL細胞からはグルカゴン様ペプチド-1(GLP-1)が放出される．セクレチンは膵臓の導管上皮細胞にはたらいて HCO_3^- に富む大量の膵液を分泌させる．この結果，小腸内容物は弱アルカリ性に調整され，同時に分泌される消化酵素の作用が最大に発揮される．また，セクレチンは肝細胞から胆汁中への HCO_3^- の分泌を高め，胃に存在する壁細胞とG細胞にはたらいて胃酸とガストリンの分泌を抑制し，さらに胃内容物の十二指腸への移送も抑制する．このように，セクレチンは広範囲の酸抑制効果を示す(腸相)．消化粥のpHが4.5以上になると，セクレチンの分泌は止まる．CCKは膵臓腺房細胞からの分泌顆粒の開口放出を促すとともに，消化酵素の合成も促進し，大量の消化酵素が膵液中に分泌される．したがって，十二指腸における酸性消化粥の刺激は，膵臓から消化酵素，電解質，水の並行した分泌を促すことになる．

　膵液は三大栄養素すべてに対する消化酵素を含み，管腔内消化の主役である(表5-3)．糖質の消化酵素として**α-アミラーゼ***，脂質の消化酵素として**リパーゼ**を含む．タンパク質の消化酵素として**トリプシノーゲン**，**キモトリプシノーゲン**，**カルボキシペプチダーゼ**を含むが，これらはすべて不活性型の**プロ酵素**として分泌される．トリプシノーゲンが小腸刷子縁膜にある**エンテロペプチダーゼ***によって一部が切断されて活性型のトリプシンになると，産生したトリプシンが他のプロ酵素を活性化するために，タンパク質分解酵素の作用が一気に高まる(図5-7)．膵管の内腔における自動消化(自己消化)を防ぐため，膵液中にはトリプシン阻害因子が含まれている．

* **α-アミラーゼ** α-1,4結合を不規則に切断し，多数のオリゴ糖を生成する．

* **エンテロペプチダーゼ** 十二指腸粘膜の細胞膜に存在し，トリプシンを活性化する酵素．膵液中の不活性なトリプシノーゲンのペプチド結合を選択的に分解してトリプシンに変換する．

5 消化・吸収と栄養素の体内動態

表5-3 消化液の一般性状と消化酵素

消化液	性状	酵素	至適条件	基質	主な生成物	主な非酵素成分
唾液	無色 pH 6.3～6.8 1.0～1.5 L/日	α-アミラーゼ (α-1,4グルコシダーゼ)	pH 6.6～6.8 Cl⁻活性化	デンプン (アミロース，アミロペクチン)	α-限界デキストリン グルコース(3-10)重合体 マルトース	ムチン Cl⁻, HCO₃⁻ SCN⁻, K⁺
胃液	無色，pH 1.5～2 0.5～1.5 L/日	ペプシン	pH 1～3	タンパク質	ペプトン	HCl Na⁺
膵液	無色 pH 8.5 0.7～1.5 L/日	α-アミラーゼ トリプシン キモトリプシン カルボキシペプチダーゼ リパーゼ その他*	pH 7 pH 8～9 pH 8～9 pH 7～9 pH 8	デンプン (アミロース，アミロペクチン) タンパク質，ペプトン タンパク質，ペプトン ペプチドC末端 トリグリセリド	マルトース グルコース(3-10)重合体 オリゴペプチド オリゴペプチド ポリペプチド，アミノ酸 脂肪酸 モノグリセリド グリセロール	Na⁺ HCO₃⁻
胆汁	肝胆汁：黄褐色 pH 7.8～8.6 0.6～1.0 L/日 胆嚢胆汁：赤褐色 pH 7.0～7.4					胆汁酸塩 コレステロール 胆汁色素，ムチン HCO₃⁻, Na⁺

*リボヌクレアーゼ(リボ核酸→ヌクレオチド)，デオキシリボヌクレアーゼ(デオキシリボ核酸→ヌクレオチド)，コレステロールエステル水解酵素，ホスホリパーゼA(レシチン→リゾレシチン)などがある．

[細谷憲政(監)：ビジュアル臨床栄養百科 第1巻 臨床栄養の基礎，小学館，63頁，1996より許諾を得て転載]

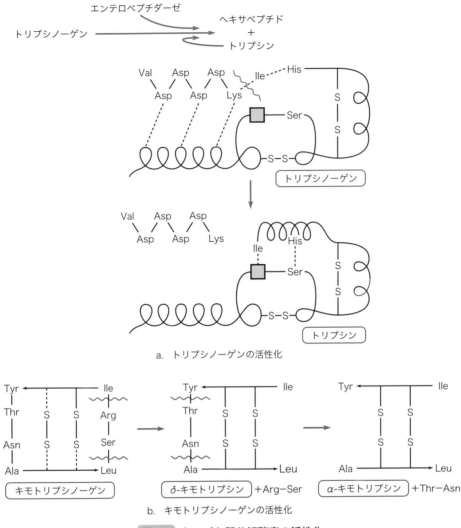

a. トリプシノーゲンの活性化

b. キモトリプシノーゲンの活性化

図 5-7　タンパク質分解酵素の活性化

④ 胆汁の分泌とその調節

　肝臓は物質代謝の中心臓器であるが，本来は消化管上皮が陥入してできた
ものであり，消化腺といえる．外分泌液は胆汁であり，これを分泌するのは
肝臓の実質細胞である．肝臓実質細胞は物質の輸送に関しては2つの極をも
つ．一方は門脈血や肝動脈血が中心静脈に流れ込む間にできる迷路のような
静脈性類洞に面しており，他方は，近接する実質細胞との間隙のふくらみと
してできた腔(毛細胆管)に面して，胆汁(肝胆汁)を外分泌する．毛細胆管は
肝胆管に集合し，さらに胆嚢からくる胆嚢管と合して**総胆管**になり，膵管と
ともに十二指腸に開口する(**図5-6**)．総胆管の十二指腸開口部は括約筋に
なっている．
　肝細胞は絶えず胆汁を分泌するが，食間期には総胆管括約筋が緊張してお

り，胆汁は胆嚢に集められ，濃縮される．酸性消化粥が十二指腸に入ると，その刺激によって分泌されたセクレチンは肝臓細胞に作用し，肝胆汁分泌を高める．さらにCCKのはたらきで胆嚢は収縮し，十二指腸壁の平滑筋の蠕動の弛緩の波と相まって総胆管括約筋が弛緩し，間歇的に胆汁が十二指腸内に分泌される．

　胆汁には消化酵素そのものは含まれていないが，主要な成分である胆汁酸塩は強力な界面活性作用をもち，脂質や脂溶性ビタミンのミセル化を介して消化・吸収に不可欠な役割を担う．胆汁酸は肝細胞でコール酸，ケノデオキシコール酸として合成され（一次胆汁酸*），グリシンあるいはタウリン（その量比3：1）と抱合して胆汁中に分泌される．胆汁酸は腸内細菌によって脱抱合され，一部は修飾を受けてデオキシコール酸やリトコール酸になる（二次胆汁酸*）．いずれの胆汁酸も回腸下部で能動的に吸収され，門脈を経て肝細胞に取り込まれ，再び胆汁中に分泌される（腸肝循環 enterohepatic circulation）．

　肝細胞からの胆汁酸の分泌速度は，門脈血中の胆汁酸濃度に依存して増大するので，食事の摂取時には腸肝循環は加速され，1回の食事につき胆汁酸は2回りする．胆汁酸の腸肝循環量は1～2 gであり，通常は1日に0.5 gが糞便中に排泄され，その分だけ肝実質細胞でコレステロールから胆汁酸が合成される．

*一次胆汁酸と二次胆汁酸　コレステロールから肝臓で新生される胆汁酸を一次胆汁酸，これが腸管内に分泌された後，腸内細菌によって修飾を受けたものを二次胆汁酸という．

D 膜消化・吸収

1 小腸における消化と吸収

　小腸は消化管の中でも，消化・吸収の効率を最大限に高めるように，構造と機能を高度に分化させた部位である．栄養素の吸収の約90％は小腸で行われる．胃ではアルコールや一部の薬物が吸収されるが，水やグルコースの吸収はない．大腸では水の吸収と短鎖脂肪酸（腸内細菌叢によって産生）の吸収が主に起こる．

　十二指腸に分泌された膵液の消化酵素によって管腔内消化は急速に進むが，デンプンやタンパク質の管腔内消化に関与する酵素（α-アミラーゼ，トリプシンなど）は原則的には末端以外のユニット間を切断する「endo型」の加水分解酵素であり，その結果生じるのは少糖類やオリゴペプチドである．その意味では管腔内における消化は，ポリマーをオリゴマーにする中間的な消化といえる．

　それに対し，小腸吸収細胞の管腔側の膜（微絨毛膜）には，オリゴペプチドや少糖類をアミノ酸（やジペプチド），単糖にまで加水分解する「exo型」の酵素が局在している（図5-8）．この膜の上で起こる終末消化を膜消化と呼ぶ．栄養素は膜消化を受けると同時に同じ膜の近傍にある膜輸送担体によって細胞内に取り込まれる（図5-9）．したがって，膜消化と吸収は微絨毛膜という小腸上皮の境界面で同時進行する現象であり，不可分の関係にある．

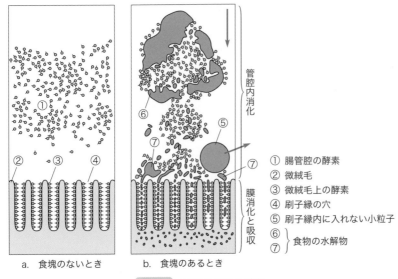

図 5-8　小腸における消化

[Ugolev AM：Membrane（contact）digestion. Physiol Rev 45：555-587, 1965 より引用]

図中ラベル：

管腔内消化

膜消化と吸収

① 腸管腔の酵素
② 微絨毛
③ 微絨毛上の酵素
④ 刷子縁の穴
⑤ 刷子縁内に入れない小粒子
⑥ ⑦｝食物の水解物

a.　食塊のないとき　　b.　食塊のあるとき

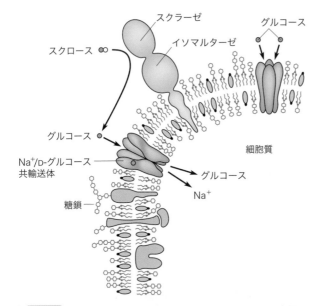

図中ラベル：スクラーゼ、イソマルターゼ、グルコース、スクロース、グルコース、Na⁺/D-グルコース共輸送体、糖鎖、細胞質、グルコース、Na⁺

図 5-9　微絨毛膜における膜消化酵素と輸送担体の連携

[武藤泰敏（編）：消化・吸収－基礎と臨床，第一出版，236 頁，2002 より許諾を得て改変し転載]

② 微絨毛の機能的構築

　小腸の上皮細胞は，腸管腔という「外界」から内部を隔てる障壁であると同時に，管腔内の小分子から栄養素を選択し，積極的に取り入れる役割を担う．このための設計原則は吸収細胞の管腔表面の構造に劇的に実現されている（図 5-10）．

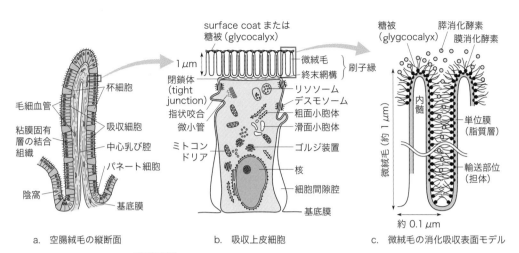

a. 空腸絨毛の縦断面　　　b. 吸収上皮細胞　　　c. 微絨毛の消化吸収表面モデル

図 5-10　ヒト空腸絨毛・微絨毛模式図と構成モデル

　小腸管腔の表面積は，輪状ヒダならびに粘膜上皮の突起(絨毛)の形成によって約30倍に増大する．小腸の絨毛の表面は単層の上皮細胞でおおわれているが，このうち90%以上は**吸収細胞**である．この吸収細胞の管腔側表面を電子顕微鏡で観察すると，長さ約$1\mu m$，直径$0.08 \sim 0.14\mu m$の指状の突起(微絨毛)が隙間なくおおっている．微絨毛の存在によって1個の細胞あたりの管腔表面積は約20倍に増大する．

　微絨毛は膜消化・吸収表面を拡大するという機能をもつとともに，細菌の物理的排除や栄養素の選択をもたらす微小環境の形成にもあずかる．微絨毛の表面は酸性ムコタンパク質(糖被)でおおわれ，さらにその上部を粘液がおおっている．糖被と粘液の多糖は負に荷電しているため，陽イオンを選択的に透過させる．

3 小腸上皮の構成細胞

　吸収細胞の特徴の1つはその代謝回転の速さにある．絨毛のまわりには陰窩と呼ばれるくぼみがあるが，絨毛と陰窩の上皮細胞は連続している．陰窩の下半分で分裂・増殖した未分化細胞は，吸収細胞，杯細胞，腸内分泌細胞，あるいはパネート細胞に分化する．吸収細胞は上方に移動しながら成熟して絨毛の構成細胞となり，膜消化・吸収の主役を果たしたのち，3〜5日で絨毛頂部より離脱する．杯細胞は粘液を分泌し，絨毛表面を粘液の層でおおう．小腸の内分泌細胞の中で頻繁にみられるのが**腸クロム親和細胞(EC細胞)**である．これは**セロトニン**＊を分泌してマイスネル神経叢を刺激し，**蠕動を誘発**する．パネート細胞は陰窩の基底部にあり，リゾチームを含む顆粒を外分泌する．

＊セロトニン　生理活性アミンの1つ．トリプトファンから体内で合成され，中枢神経系において神経伝達物質として作用する．消化管粘膜に体全体の約90%が存在し，腸の蠕動運動を促進する．

4 吸収の機構

　栄養素が管腔側から上皮を通過して血管・リンパ管に入るには，吸収細胞の中を通る細胞路と細胞の間隙を通過する細胞側路の2つの経路がある．栄養素が細胞路によって吸収されるためには，管腔側の膜（微絨毛膜）を通過する必要がある．細胞の間隙を通過するためには，微絨毛のやや下部にある細胞間接着装置［特に閉鎖帯（タイトジャンクション）］を通過する必要がある．いずれも分子量の大きな栄養素の透過にとっては障壁となる．ただし，小腸の上皮は比較的水やイオンに対する透過性が高い上皮といわれており，イオンの受動輸送（拡散）には細胞側路が主要な役割を果たす．細胞側路は陽イオンに対する選択性を有し，K^+ や Na^+ などに対する透過性が高く，Cl^- に対する透過性は低い．

　吸収細胞の微絨毛膜は一般の生体膜と同様に，リン脂質の二重層からなるが，0.4〜0.9 nm の細孔をもつとされ，炭素数3個以下の親水性の物質（エタノールなど）は容易に通過する．したがって，これらの溶質は濃度勾配による単純拡散によって，また水は浸透圧差に従い，浸透によって膜を透過する．一方，分子量100を超える親水性の栄養素（グルコース，アミノ酸など）の吸収のためにはそれぞれに特異的な輸送担体が膜を貫通して配置されている．

　小腸における栄養素吸収の大きな特徴は，腸管腔の栄養素濃度が細胞内の濃度より低い場合でも，栄養素を積極的に吸収細胞内に取り込む現象がみられることである．これを能動輸送*という．能動輸送は物質の輸送に飽和現象を示す．また，受動輸送でも，担体を介在する場合には物質の輸送に飽和現象を示し，促進拡散と呼ばれる（図5-11）．能動輸送のためにはエネルギーを物質輸送に利用する機構が必要である．表5-4に能動輸送と受動輸送の違いを示した．

　ATPを直接利用する物質輸送系（一次性能動輸送）は吸収細胞の側面・底

*能動輸送　エネルギーを利用して，濃度の低いところから高いところに物質を移動する．トランスポーター（担体）と呼ばれる細胞に存在する特異的なタンパク質を介して行われる．グルコースやガラクトースなどの細胞内への取り込みである．

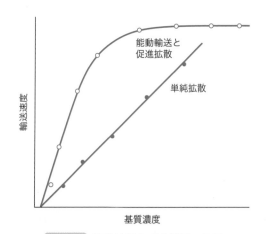

図 5-11　能動輸送と受動輸送の関係
単純拡散では基質濃度に比例して直線的に輸送速度が増加するが，能動輸送および促進拡散では，飽和現象がみられる．受動輸送は単純拡散および促進拡散の場合がある．

面膜に存在しており，Na$^+$/K$^+$-ATPase によって介在される．これが Na$^+$ ポンプとして Na$^+$ を細胞外に汲み出すため細胞内 Na$^+$ 濃度は低く抑えられ，細胞内外の濃度勾配ができる．さらに細胞内は管腔側に比べ負に帯電（$-35\,\mathrm{mV}$）している結果，微絨毛膜を境にしてきわめて急な Na$^+$ の電気化学的な勾配が生じ，微絨毛膜を横切って Na$^+$ を細胞内に流れ込ませる強い駆動力が生じる．微絨毛膜には，単糖（グルコース，ガラクトース），アミノ酸や水溶性ビタミンを Na$^+$ とともに輸送する各種の担体（**共輸送体**）が存在するので，Na$^+$ の下り坂輸送に従って，これらの栄養素は上り坂輸送される（**二次性能動輸送**）（**図5-12**）．

また，小腸の微絨毛膜には Na$^+$/H$^+$ 逆輸送体も存在しており，下り坂の Na$^+$ 輸送に従って H$^+$ は管腔側へ輸送（二次性能動輸送）され，微絨毛近傍の pH を低く（$6.0 \sim 6.5$）保つ．この細胞内外の H$^+$ 濃度の勾配を利用して微絨毛膜の **H$^+$/ジペプチド共輸送体** はジペプチドの上り坂輸送（三次性能動輸送）を行う．

微絨毛膜を通過した親水性の栄養素は血管に入るまでにもう1つの細胞膜，すなわち側面・底面膜を通過する．この膜の輸送は促進拡散による．

一方，脂質や非イオン性の薬剤のように疎水性の物質にとっては微絨毛膜

表5-4 能動輸送と受動輸送（拡散）の違い

	能動輸送	受動輸送（拡散）
基質濃度	濃度勾配に逆行	濃度勾配に依存
エネルギー	依存	非依存
担体	依存	非依存
		促進拡散では依存
飽和現象	あり	なし（促進拡散ではあり）
具体例	グルコース	脂肪酸
	ある種のアミノ酸	フルクトース（促進拡散）

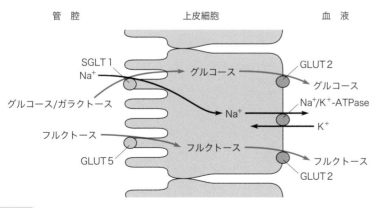

図5-12 小腸吸収細胞におけるグルコース，ガラクトースおよびフルクトースの膜輸送機構
図中の糖質，Na$^+$の高さは相対的濃度関係を示す．
SGLT1：Na$^+$/D-グルコース共輸送体，GLUT 2：促進拡散型グルコース輸送体，GLUT5：フルクトース輸送体
[Wright EM et al：Physiology of the Gastrointestinal Tract, 3rd ed, Johnson LR et al eds, Raven Press, 1994]

は障壁とはならず,濃度勾配に従って拡散によって膜を透過する. それゆえ,疎水性の栄養素にとって腸管腔からの吸収の際に問題になるのは, むしろ管腔内および細胞質という親水性の環境における存在形態である. 管腔内では脂質は胆汁酸, リン脂質とともにミセルを形成することが必要であり, 細胞質では脂肪酸結合タンパク質などと結合する. また, 滑面小胞体で脂質を取り込んで形成されたキロミクロンは側面・底面膜を通過するが, キロミクロンは血管内皮細胞を通過できないため, 毛細リンパ管(中心乳び管)へ取り込まれる.

E 栄養素別の消化・吸収

1 糖質の消化と吸収

　ヒトが摂取する糖質の大部分は, デンプンなどの多糖類とスクロースやラクトースなどの二糖類である. デンプンは, グルコースのユニットが α-1,4 グルコシド結合した直鎖状の構造を基本骨格にもち, この骨格に他の鎖が α-1,6 グルコシド結合することによって枝分かれが生じている(図 5-13). デンプンは, 枝分かれの多いアミロペクチンと, 枝分かれのないアミロースの混合物である.

　摂取されたデンプンは, 唾液や膵液中の α-アミラーゼによって, 内部の α-1,4 結合がランダムに切断される. この第 1 段階のデンプンの消化は口腔内ではじまり, 嚥下されて胃に達した後も食塊に胃酸が浸透するまでの間(約

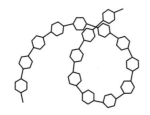

長い直鎖がらせん構造をしているため
ヨード染色でヨードを包接し青～紫色
にみえる

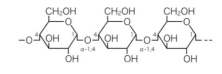

(a) アミロース

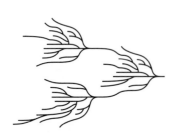

French のアミロペクチンの
房状構造モデル

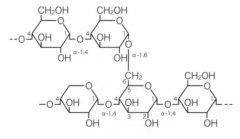

(b) アミロペクチン

図 5-13　デンプンの構造：アミロースとアミロペクチン

[藤田修三：基礎から学ぶ生化学, 第 2 版, 奥　恒行ほか(編), 南江堂, 47 頁, 2014 より引用]

30分）は進行する．膵液のα-アミラーゼは特に強力な作用を示すので，デンプンの管腔内消化は小腸上部で速やかに進行する．その結果，平均6〜8個のグルコースからなる中間消化産物（マルトース，マルトトリオース，α-限界デキストリン*など）が生じる．これらの少糖類は，スクロース，ラクトースなどの二糖類と同様に，小腸吸収細胞の微絨毛膜において膜消化を受けると同時に単糖として吸収される（**図5-14**）．糖質の膜消化に関与する酵素は，**グルコアミラーゼ（マルターゼ）*，スクラーゼ・イソマルターゼ（S-I）複合体*，ラクターゼ・フロリジン水解酵素*，トレハラーゼの4つである．**

　デンプンの終末消化は，グルコアミラーゼ（マルターゼ）とS-I複合体の協働作用によって起こる．非還元末端の結合がα-1,6グルコシド結合になったものは，主にイソマルターゼによって切断される．非還元末端のα-1,4グルコシド結合は，グルコアミラーゼだけでなく，スクラーゼやイソマルターゼでも切断できる．

　スクラーゼはデンプンの中間消化産物のほかにスクロースを加水分解できる唯一の消化酵素である．トレハラーゼは，昆虫の体液やマッシュルームに含まれるトレハロース（グルコース2分子がα-1,1結合したもの）を天然の基質とする酵素であり，ヒトの小腸は比較的高い活性をもつ．ラクターゼの生理的な基質であるラクトースは哺乳類の乳汁にのみ認められる二糖類であり，初乳には5%，出産3日以降の母乳には約7%含まれる．

　産生したグルコースやガラクトースは微絨毛膜の**Na⁺/D-グルコース共輸送体**によって速やかに細胞内に取り込まれる（**図5-15**）．Na⁺/D-グルコース

*α-限界デキストリン　α-アミラーゼによるデンプンの加水分解が進行した後に残存する．グルコースがα-1,4結合とα-1,6結合からなる重合度が10以上の分枝をもつ糖類の混合物．

*グルコアミラーゼ（マルターゼ）とS-I複合体　哺乳類の消化管に発現している2種類のα-グルコシダーゼ複合体．いずれもデンプンの消化産物のα-1,4結合を加水分解するが，イソマルターゼはα-1,6結合も加水分解できるように，また，スクラーゼはスクロースも加水分解できるように分子進化したと考えられている．

*フロリジン水解酵素　糖を結合した配糖体のポリフェノール（フロリジン）を糖とアグリコン（ポリフェノール骨格のみを指す名称）に加水分解する酵素．

5

消化・吸収と栄養素の体内動態

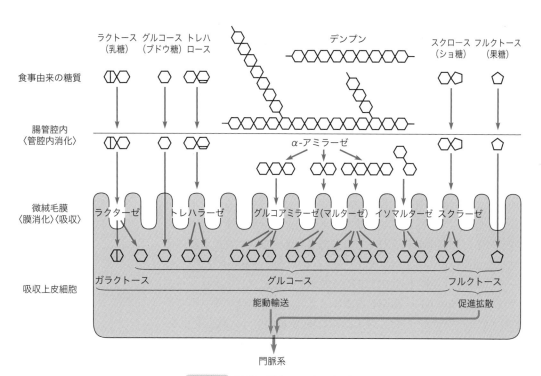

図5-14 糖質の消化・吸収の概略

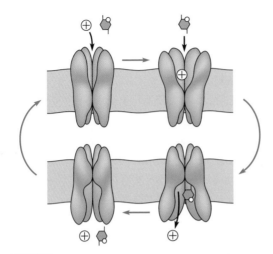

**図 5-15　小腸刷子縁の Na⁺/ᴅ-グルコース共輸送体
（SGLT 1）の膜結合様式と輸送過程のモデル**

分子量 73 kDa の単量体が 4 個集合して 1 つの機能単位を形成している.
各々の単量体サブユニットは，Na⁺とグルコースの結合部位をもつ.
［Wright EM et al：Physiology of the Gastrointestinal Tract, 3rd ed, John-
son LR et al eds, Raven Press, 1994］

共輸送体は 4 個集合して膜を貫通し，1 つのゲートを構成している. Na⁺と
共輸送されることによってグルコースの膜輸送はエネルギーと共役する.

　グルコースが細胞の中へ輸送され，細胞内の濃度が高まってくれば，側面・
底面膜に局在する**グルコース輸送体**＊（タイプ 2：**GLUT2**）の促進拡散機構に
よって効率よく細胞間隙へ輸送され，最終的に血管中に移行する. 細胞間隙
に輸送されたグルコースや Na⁺は局所の高い浸透圧をもたらし，水や電解
質の吸収を促進するので，コレラや大腸菌毒素による分泌性の下痢には経口
糖溶液投与が効果がある. 促進拡散性の糖輸送体はタイプ 1 からタイプ 6 ま
で知られているが，このうちタイプ 5 の糖輸送体（**GLUT5**）は小腸の微絨毛
膜にあり，フルクトースの促進拡散を行う.

＊グルコース輸送体（GLUT）
細胞膜に存在し，イオンとの共
輸送を介さずに，単糖類の膜輸
送を担う輸送体の総称. 組織ご
とに特徴的な輸送体が存在し，
小腸ではGLUT5とGLUT2, 骨
格筋と脂肪組織ではGLUT4が発
現している.

② タンパク質の消化と吸収

　経口摂取されたタンパク質は，胃液中の**ペプシン**によってある程度加水分
解された後，小腸に送られ，膵液中の強力なタンパク質分解酵素によって管
腔内消化を受ける. 膵液中のタンパク質分解酵素の多くは，ペプチド鎖の中
央部分の結合を切断するエンドペプチダーゼ（トリプシン, キモトリプシン,
エラスターゼ）であり，空腸上部ではアミノ酸が 2 〜 6 結合したオリゴペプ
チドが総アミノ酸残基の 60 〜 70％を占める. また，膵液にはエキソペプ
チダーゼ（カルボキシペプチダーゼ）も含まれるため，少量のアミノ酸も生じる.

　管腔内消化によって生じたオリゴペプチドは，小腸吸収細胞の微絨毛膜に
あるオリゴペプチダーゼの作用によってアミノ酸，ジペプチド（あるいはト
リペプチド）まで分解してから微絨毛膜の吸収担体によって細胞内に取り込

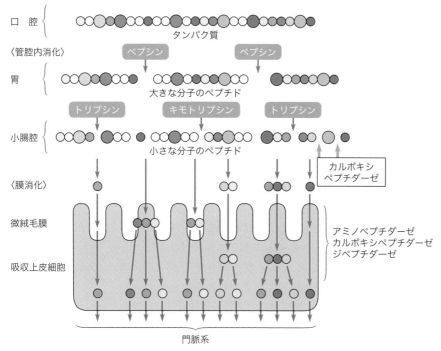

口　腔

タンパク質

〈管腔内消化〉

| ペプシン | | ペプシン |

胃

大きな分子のペプチド

| トリプシン | キモトリプシン | トリプシン |

小腸腔

小さな分子のペプチド

カルボキシ
ペプチダーゼ

〈膜消化〉

微絨毛膜

アミノペプチダーゼ
カルボキシペプチダーゼ
ジペプチダーゼ

吸収上皮細胞

門脈系

図 5-16　タンパク質の消化・吸収の概略

まれる（**図 5-16**）.

　微絨毛膜結合性のペプチダーゼの主なものは**アミノペプチダーゼ A と N**である．いずれもアミノ末端のペプチド結合を切断し，アミノ酸を遊離するエキソペプチダーゼであるが，前者は酸性アミノ酸に，後者は中性アミノ酸に対する作用が強い．そのほかに，ジペプチドを遊離する酵素として，**ジペプチジルアミノペプチダーゼⅣ**，ジペプチジルカルボキシペプチダーゼなどがある．

　微絨毛膜におけるアミノ酸の能動輸送系には，中性アミノ酸輸送系，塩基性アミノ酸輸送系，イミノ酸輸送系および酸性アミノ酸輸送系の少なくとも4つが区別される．中性アミノ酸はグルコースとよく似た機構で Na^+ と共輸送されるが，特にメチオニン，ロイシン，イソロイシンのような疎水性の高い不可欠アミノ酸に対する親和性が高い．この性質は不可欠アミノ酸の優先的吸収に適している．また，他のアミノ酸輸送系も何らかの形で Na^+ ポンプの駆動力を利用している．

　一方，微絨毛膜にはアミノ酸の輸送系とは別に，**ジー，トリペプチドの能動輸送系**が存在する．この輸送系の駆動機構は2個の H^+ とともに動く点でアミノ酸や単糖の能動輸送とはまったく異なる．微絨毛膜には Na^+ の輸送体として Na^+/H^+ 逆輸送体があり，吸収細胞は管腔側に H^+ を放出する．微絨毛の表面をおおう粘液の層はこの H^+ の拡散を防ぐはたらきをし，微絨毛の表面に低い pH の層（約 pH 6）を維持する．小ペプチド輸送系はアミノ酸輸送系にみられるような強い選択性をもたず，多種類のアミノ酸残基を選別

せずに吸収するのに適した系である.

　2つの吸収系は，駆動陽イオンが異なるため，互いに抑制することなしに協働してはたらくことができる．小ペプチド輸送系で取り込まれた小ペプチドの大部分は細胞内のペプチダーゼで細胞内消化を受け，アミノ酸となって血管内に移行する.

③ 脂質の消化と吸収

　脂肪は疎水性の性質のために，消化管内と吸収細胞内では特異的な機構で処理されて吸収される．食事中の脂肪の大部分は炭素数 14 ～ 18 の長鎖脂肪酸の**トリグリセリド**［triglyceride(triacylglyceride)，TG］からなる．長鎖脂肪の滞胃時間は栄養素の中でもっとも長く，1 回の食事で摂取した 20 g ほどの脂肪がすべて十二指腸に達するには 4 ～ 6 時間かかる．これは脂肪の消化産物が十二指腸の内分泌細胞を刺激し，CCK，GIP などの分泌によって胃の機能を抑制するためである．このため，小腸における脂肪の吸収は比較的遅いが，脂肪の吸収は空腸で大部分が行われ，回腸末端までには完了する.

　小腸の管腔内では，膵臓から外分泌される**リパーゼ**がコリパーゼの存在下で安定した活性を維持しながら，脂肪のエマルジョン表面の 1,3 位の脂肪酸エステル結合を加水分解する．その結果生じた脂肪酸とモノグリセリドは胆

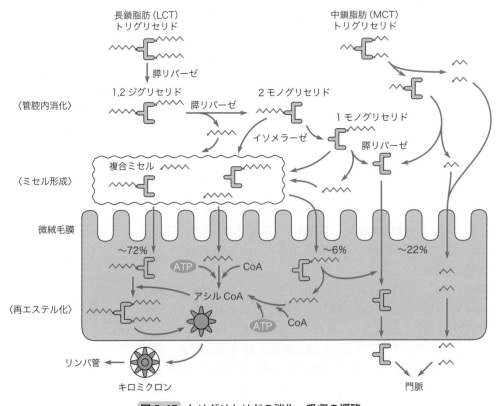

図 5-17　トリグリセリドの消化・吸収の概略

汁酸塩のミセルに取り込まれ，**複合ミセル**＊が形成される（**図5-17**）．コレステロールやリゾレシチンも複合ミセルに取り込まれる．複合ミセル（4～6 nm）は水層に分散し，容易に粘液層を通過して微絨毛に近づくと解離する．脂肪酸などは受動拡散によって細胞内に取り込まれるが，胆汁酸塩はイオン化しているため膜透過を受けにくく，回腸に至ってはじめて能動輸送によって積極的に門脈中に吸収される．

　小腸吸収細胞内に取り込まれた脂肪酸は，特異的な結合タンパク質［**脂肪酸結合タンパク質**＊（fatty acid-binding protein，FABP）］と結合して滑面小胞体に移送され，そこでATPのエネルギーを利用して活性型の脂肪酸（アシルCoA）となる．このATPは解糖系により供給されるため，糖質は脂肪の吸収，**エステル化**を促進する．モノグリセリドはアシルCoAとエステルをつくり，TGに再合成される．この経路は小腸におけるTG再合成の主経路（72％）であり，小腸に特異的な反応系である．管腔内で脂肪の一部はグリセロールまで加水分解されるが，この大部分はそのまま門脈に移行する．一方，滑面小胞体には，主に解糖系から供給されるα-グリセロリン酸（＝グリセロール-3-リン酸）を用いてTGを合成する経路もあるが，その役割は小さく，通常の脂肪吸収過程では，むしろキロミクロンの被覆成分であるリン脂質の合成に利用される．

　再合成されたTGおよびコレステロールエステルは，リン脂質におおわれるが，その間隙にコレステロールやタンパク質（アポタンパク質B，A-I，A-Ⅳなど）が入り込んでリポタンパク質（**キロミクロン**＊）となる．キロミクロンは分泌顆粒によって細胞側面膜に運ばれて放出され，**乳び管（リンパ管）**へ分泌されて胸管を経て大静脈に注ぐ．

　炭素数8～10の中鎖脂肪酸で構成される**中鎖脂肪**（medium-chain triglyceride，MCT）は，消化吸収障害のある場合に，栄養素補給の1つの手段として使用される．中鎖脂肪は通常の長鎖脂肪に比べて，膵リパーゼによる管腔内消化が速やかに行われるが，複合ミセルがなくてもそのまま容易に吸収細胞内に膜輸送され，細胞内で中鎖脂肪酸が生成する．中鎖脂肪酸はエステル化を受けにくく，親水性が高いため，門脈血中に取り込まれる．

　コレステロールの吸収は胆汁酸塩との複合ミセル形成が必須であるため，脂肪の摂取によって促進されるが，一般にその吸収速度は遅い．コレステロールは細胞内で再エステル化され，キロミクロンに取り込まれ，すべてリンパ経路に入る．

④ ビタミンの吸収

ⓐ 脂溶性ビタミン

1）ビタミンA

　ビタミンAは動物性食品からはレチノールの脂肪酸エステルとして，植物性食品からはプロビタミンA（β-カロテンなど）として摂取される．レチニルエステルは微絨毛膜にある水解酵素によって水解され，レチノールと

＊**複合ミセル**　胆汁酸塩やリン脂質などの界面活性物質が数十個程度会合して，安定な複合体を形成してできたミセルに，脂肪分解産物やコレステロールなどが取り込まれて複雑な構造を取ったもの．

＊**脂肪酸結合タンパク質（FABP）**　細胞内に存在し，脂肪酸と特異的に結合するタンパク質群の総称．吸収細胞の細胞質ゾルのタンパク質の4％を占める．

＊**キロミクロン**　食事性の脂質を輸送する血漿リポタンパク質であり，大量のトリグリセリドを含む．比重が軽く，リポタンパク質の中でもっともサイズが大きい．

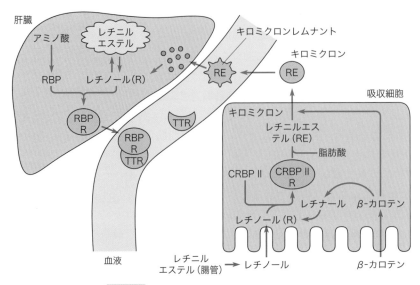

図 5-18　ビタミン A の吸収および体内転送

CRBPⅡ：細胞性レチノール結合タンパク質タイプⅡ，RBP：レチノール結合タンパク質，
TTR：トランスサイレチン(旧称プレアルブミン)
[細谷憲政(監)：ビジュアル臨床栄養百科 第 1 巻 臨床栄養の基礎，小学館，79 頁，1996 より許諾を得て転載]

　なって吸収細胞に取り込まれる. β-カロテンは吸収細胞に取り込まれた後
β-カロテン開裂酵素によってビタミン A に転換される(**図 5-18**). ヒトでは
小腸における β-カロテンの開裂反応が完全に起こるわけではなく，β-カロ
テンの摂取量に応じて血液中の β-カロテン濃度が上昇する.

　レチノールは吸収細胞内で特異的な結合タンパク質［細胞性レチノール結
合タンパク質(cellular retinol-binding protein, type Ⅱ，**CRBPⅡ***)］と結合
し，小胞体に移送され，そこでエステル化を受けてキロミクロンに取り込ま
れる. カロテノイドはレチノールに比べて疎水性が高く，胆汁酸塩の混合ミ
セルへの取り込み速度もレチノールよりも低い. このため，レチノールの吸
収率は 70 ～ 90% であるのに対し，β-カロテンの吸収率は平均で 14% 程度
と低い. 日本人の食事摂取基準(2020 年版)では，β-カロテンの吸収率をレ
チノールの 1/6，β-カロテンからレチノールへの転換効率を 50% と想定して，
β-カロテンのビタミン A 活性当量をレチノールの 1/12 としている.

　吸収されたビタミン A は**キロミクロンレムナント**として肝臓に取り込ま
れ，肝臓でレチニルエステルとして貯蔵される. 肝臓には大量のビタミ
ン A を貯蔵する**星細胞***が存在しており，この細胞が体内のビタミン A の 70%
以上を貯蔵している. ビタミン A の貯蔵が十分であれば，摂取するビタミ
ン A の量によらず，血漿中のレチノール濃度は 0.45 ～ 0.8 mg/L という一定
範囲に保たれる. この血漿レチノール濃度を維持するために，肝臓の実質細
胞は**レチノール結合タンパク質**(retinol-binding protein，**RBP**)*を産生し，
必要に応じてレチノールを血液中に動員する. 血漿中ではレチノールは
RBP ならびに**トランスサイレチン**(transthyretin，**TTR**)*と複合体を形成し
て存在し，標的組織まで転送される.

***CRBPⅡ**　小腸吸収細胞の細
胞質に特異的に存在し，ビタミ
ンA(レチノール)の腸管吸収に
必須な役割を果たすタンパク質.
吸収細胞の細胞質ゾルのタンパ
ク質でFABPに次いで発現が多
い(1%).

***星細胞**　肝臓内において肝細
胞と類洞内皮細胞の間隙に存在
する線維芽細胞.

***レチノール結合タンパク質**
(RBP)　肝臓で合成され，レチ
ノールと結合して血液中に放出
されるタンパク質. 各組織の細
胞にレチノールを運搬する役割
を果たす.

***トランスサイレチン(TTR)**
甲状腺ホルモンの血中運搬体で
あり，肝臓で合成され，血中で
はRBPと複合体を形成してい
る.

2) ビタミンD

　ビタミンDは小腸で受動拡散により吸収された後，**リンパ***に輸送され，効率よく肝臓に取り込まれた後，25-ヒドロキシビタミンD（25-(OH)ビタミンD）に転換されてから，ビタミンD結合タンパク質（DBP）と結合して血液中を輸送される．血漿の25-(OH)ビタミンD濃度は摂取したビタミンDと体内で合成されたビタミンDの総和を反映したものであり，通常は10～40μg/Lの範囲にある．なお，25-(OH)ビタミンDを含む食品も存在する．この化合物はビタミンDとは異なる吸収経路を有する．

　腎臓に取り込まれた25-(OH)ビタミンD_3は1α位に水酸基の付加を受け，最終的に活性型ビタミンD［1α,25-(OH)$_2$ビタミンD_3］に転換される．食品中にプロビタミンD_2（エルゴステロール）の形で存在するものもあるが，これはUV（紫外線）照射してあらかじめプレビタミンD_2に転換しておかないと，ヒト体内でビタミンD_2に変換することができない．

3) ビタミンE

　ビタミンE（α-トコフェロール）はキロミクロンに取り込まれて，肝臓にいったん輸送される．その吸収率はビタミンE同族体や異性体にかかわらず10～40%である．肝臓からはVLDLに取り込まれて血中に移行し末梢組織へ転送される．肝臓からの放出にはビタミンE結合タンパク質［**α-トコフェロール輸送タンパク質**（α-tocopherol transfer protein，**α-TTP***）］が関与している．ビタミンEの同族体および異性体の間にはビタミンE活性の差がみられるが，これはα-TTPとの結合性の違いによる．もっともビタミンE活性が高いのは，α-TTPに選択的に結合する天然型（RRR-体）α-トコフェロールである．

4) ビタミンK

　ビタミンKは側鎖の構造にかかわらず他の疎水性の栄養素と同様に胆汁酸の存在下で小腸上部から吸収され，キロミクロンに取り込まれてリンパに入る．吸収されたビタミンKは肝臓へいったん取り込まれてから再びVLDLによって末梢に転送される．

　ビタミンK_1（フィロキノン）の吸収率は成人では70～80%であるが，その吸収率が食事中の脂肪含量や胆汁分泌量に依存して変化することは他の脂溶性ビタミンと同じであり，投与条件によっては10%まで低下する．ビタミンKは食品以外に腸内細菌によっても供給されている．腸内細菌の産生する主なビタミンKは**イソプレニル基***の数が6～8のビタミンK_2（メナキノン）である．腸内細菌によって合成されたビタミンKは主に結腸で吸収され，門脈を通って肝臓に取り込まれるが，この吸収経路では側鎖の長いメナキノンほど吸収されにくい．

b 水溶性ビタミン

　水溶性ビタミンは，生細胞内では補酵素として酵素タンパク質と結合した状態で存在している．したがって，食品中の水溶性ビタミンが吸収される前には，消化管内でタンパク質分解酵素や脱リン酸化酵素により消化される過

*組織間液（間質液），リンパ
組織間液（間質液）は，細動脈と毛細血管から血管外に浸出（約20 L/日）したもので，浸出液の大部分（約90%）が毛細血管と細静脈部から再吸収されるが，残り（約10%）はリンパ管に取り込まれ最終的には静脈に合流し，組織間液として動的平衡を維持している．広義には組織間隙を満たす液体をリンパというが，リンパ管中を流れる液体を便宜上リンパとする場合もある．リンパ管液の固形部を除いたリンパ漿の組成は血漿と類似しているがタンパク質濃度は血漿の約1/3である．

*α-トコフェロール輸送タンパク質（α-TTP）　天然に存在するビタミンE同族体の中で，肝臓においてα-トコフェロールに特異的に結合してVLDLに渡す役割を果たすタンパク質．末梢組織への優先的なα-トコフェロールの輸送に関与する．

*イソプレニル基　生体分子の基本骨格の中で，メチル基の側鎖と2重結合をもつ炭素数5個からなる構造単位．繰り返し構造をとることが多い．

程が必要である.

　水溶性ビタミンは，一般に分子量が100 〜 200 の範囲にあり，高濃度であれば単純拡散によって吸収され，門脈に移行する. しかしながら，通常の食事では水溶性ビタミンの腸管内濃度は高くはならない. 多くの水溶性ビタミンには数$\mu mol/L$ の濃度でも能動的にあるいは担体を介して積極的に細胞内に取り込む機構が上部小腸に存在する. その典型的な例はL–アスコルビン酸，ビオチン，リボフラビン，パントテン酸にみられる. これらはいずれもNa^+との共輸送によって微絨毛膜を通過する能動輸送である.

　葉酸はNa^+に依存しないが，pH が低くなるに伴って吸収も増大する. チアミンの吸収はエネルギーを利用して能動的に行われるが，微絨毛膜の通過は拡散によって行われ，細胞内に取り込まれたチアミンのピロリン酸化が腸管吸収の律速段階になる. 再度脱リン酸化を受け，チアミンの形で血液中に拡散によって移行する. ビタミンB_6 は単純拡散によって吸収される.

　ビタミンB_{12} の吸収は，特殊な因子や結合タンパク質を必要とし複雑である. 食物中のビタミンB_{12} は，一般にタンパク質と結合した状態で摂取される. その大部分は，動物性食品中にアデノシルビタミンB_{12} として含まれており，胃や小腸で塩酸や消化酵素によって，ビタミンB_{12} を遊離する. その際，唾液中にある R タンパク質と結合して，ビタミンB_{12} を酸から保護する. その後，ビタミンB_{12} と結合した R タンパク質複合物は小腸で消化され，再び遊離型ビタミンB_{12} となる. 遊離されたビタミンB_{12} は，胃腺の壁細胞から分泌された糖タンパク質である**内因子**(intrinsic factor)に結合し，複合体を形成する. 複合体は回腸にあるレセプターと結合し，粘膜細胞に取り込まれる. その後，カテプシンにより消化されビタミンB_{12} が遊離し，トランスコバラミンⅡによって血液に入る. このように，ビタミンB_{12} の吸収には内因子が重要な役割をもっている. このため，胃を切除した患者や萎縮性胃炎の高齢者では，ビタミンB_{12} の吸収に必要な因子が十分でなく，欠乏することがある.

　食物として摂取されたビタミンB_{12} の吸収率は，成人では50%である. 高齢者での吸収率はさらに低下している. また，体内に取り込まれたビタミンB_{12} は血漿中のトランスコバラミンⅡに結合し肝臓に運ばれ，胆汁へ排出され，再利用される. 高齢者では**腸肝循環**の再吸収がわるいため，多く摂る必要がある.

　食品中の葉酸は，一般に還元型(テトラヒドロ葉酸，THF)で，食事から摂取される葉酸のほとんどは**ポリグルタミン酸型**である. ポリグルタミン酸型の葉酸は小腸粘膜にある亜鉛(Zn)含有ペプチダーゼの1種である**葉酸コンジュガーゼ**(conjugase)と呼ばれる加水分解酵素によって**モノグルタミン酸型**に分解され，小腸から吸収される. 血漿中では，葉酸の化学形態は主に5-メチル THF として存在している.

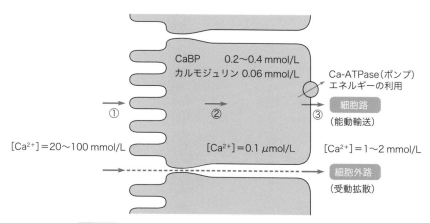

図 5-19　カルシウム腸管吸収における細胞路と細胞外路

細胞路の輸送では②の過程が律速段階になる. したがって CaBP の量に依存する. 細胞外路による輸送は閉鎖帯における透過性に依存する.

[細谷憲政（監）：ビジュアル臨床栄養百科 第 1 巻 臨床栄養の基礎, 小学館, 81 頁, 1996 より許諾を得て転載]

5 ミネラルの吸収

a カルシウムの吸収（☞第 11 章 A ① a, 228 頁）

　食品に含まれるカルシウム（Ca）は, 他の栄養素の管腔内消化の進行に伴って遊離し, イオン化したものが吸収される. 腸管内のカルシウムは吸収細胞を通り（細胞路）, あるいは吸収細胞の間隙を通って（細胞外路）毛細血管に入るが, いずれも腸管内からの輸送は濃度勾配に従い受動拡散によって行われる（図 5-19）. 細胞路によるカルシウムの輸送は主に上部小腸で起こる. カルシウムは濃度勾配に従って微絨毛膜を通って受動的に吸収細胞内に入るが, 吸収細胞から毛細血管へのカルシウムの汲み出しにはエネルギーが必要となるので, 腸管吸収全体を考えるとこれは能動輸送である. カルシウムの汲み出しを行うのが側・底面膜の Ca^{2+}-ATPase である.

　細胞路のカルシウム吸収の律速段階は微絨毛側から側・底面膜側へのカルシウムの細胞内移送である. この過程をカルシウム結合タンパク質［カルビンディン*（CaBP）］が約 60 倍に促進する. CaBP の量は血清の活性型ビタミン D［1,25-$(OH)_2$ビタミン D］濃度に依存する. この細胞路によるカルシウム能動輸送は, カルシウム摂取量に対応してビタミン D を介して調節され, カルシウム摂取量が少ないと輸送速度が高まり, カルシウム摂取量が多くなると輸送速度は低下する.

　一方, 細胞間隙を通るカルシウムの輸送はエネルギーを必要とせず, 単純拡散によって小腸全域で行われる. 空腸下部から回腸では CaBP の量がきわめて低くなるため, 細胞路よりも細胞外路が主な経路となる. この経路によるカルシウムの吸収はビタミン D の栄養状態に影響されず, カルシウム摂取量が多いほど吸収量も高くなる. この経路によるカルシウムの腸管吸収はラクトースや他の難消化・吸収性の糖類, あるいは中鎖脂肪酸トリグリセリド（MCT）やアミノ酸（リシン, アルギニン）によって高まる. カルシウム吸

＊カルビンディン　哺乳類の小腸に存在するカルシウム結合タンパク質は, 活性型ビタミン D によって転写が促進される 9 kDa のタンパク質であり, カルビンディン D9k と呼ばれる. 小腸以外の組織には別のビタミン D 依存性カルシウム結合タンパク質カルビンディン D28k が存在する.

5

消化・吸収と栄養素の体内動態

収率は加齢によっても異なり，成長期には 35 ～ 45%，成人では 25 ～ 30%
程度である

b 鉄の吸収 (☞第 11 章 A **3** a，238 頁)

鉄 (Fe) の腸管吸収は，体内の鉄の保有量によって厳密な調節を受けると
いう特徴をもっている．消化管は鉄を吸収するだけでなく，過剰な体内鉄を
排出する役割も果たしている．鉄は主に小腸上部で吸収される．低濃度の鉄
は能動的に吸収され，高濃度の鉄は受動拡散によって吸収される．吸収の調
節機構は微絨毛膜からの取り込みと，吸収細胞から血液への移送の両方にあ
る．

食品中の鉄は，肉などに含まれる**ヘム鉄***と植物性食品の**非ヘム鉄**に分類
される．ヘム鉄は他の食品成分に左右されず吸収率も高い (20 ～ 30%) が，
非ヘム鉄は一般に吸収率が低く (10% 以下)，他の食品成分の影響も強く受
ける．非ヘム鉄は食品中に Fe^{3+} として存在し，そのままでは吸収されない．
その吸収には，胃酸によって可溶化した鉄を Fe^{2+} の形に還元したまま保つ
栄養素の共存が必要である．アスコルビン酸にはこの作用がある．また，肉
や魚類の摂取は非ヘム鉄の吸収も高める．鉄は微絨毛膜の受容タンパク質と
結合し，さらに細胞質に移送され，粗面小胞体を経て細胞外へ放出される．

*ヘム鉄　ポルフィリンに2価
鉄イオン (Fe^{2+}) が配位結合した
錯塩をヘムといい，その状態の
鉄をヘム鉄と呼ぶ．生体内の機
能鉄であり，赤血球のヘモグロ
ビン，筋肉のミオグロビン，細
胞内のシトクロム類の鉄の存在
形態．

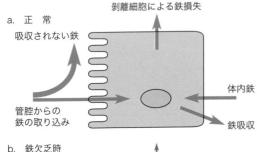

a. 正　常
　吸収されない鉄
剥離細胞による鉄損失
管腔からの
鉄の取り込み
体内鉄
鉄吸収

正常状態では，体内鉄含有量を
反映して，必要量に応じて管腔
内から鉄を取り込む．吸収細胞
内の鉄は，絨毛先端から吸収細
胞が剥離・脱落する際に排泄さ
れる

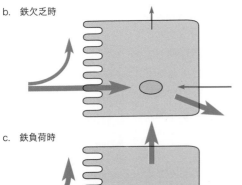

b. 鉄欠乏時

鉄欠乏時には，体内貯蔵鉄が小
腸吸収細胞へ移行することはほ
とんどなく，管腔内からの鉄の
吸収は著しく高まる

c. 鉄負荷時

鉄が過剰に体内に蓄積したとき
には，吸収細胞内の鉄の貯留も
大きく，管腔からの鉄の吸収は
抑制され，吸収細胞の離脱とと
もに鉄は排泄される

図 5-20　小腸吸収細胞における鉄の吸収の調節機構
[Conrad ME, Crosby WH：The rate of iron accumulation in iron strage disease. Blood 22：429, 1963 より引用]

　吸収された鉄の 95％ 以上は血管(門脈)に移行し，トランスフェリンと結合して輸送される．吸収細胞には貯蔵性の鉄と結合するタンパク質(フェリチン)があるが，これはむしろ鉄の体外排出に意義がある．体内の鉄保有量が多いと，吸収細胞の鉄受容タンパク質も鉄で飽和しているので吸収速度は低くなり(粘膜遮断)，細胞の離脱に伴って失われる鉄の量も増大する(**図 5-20**)．通常の食事中の鉄の吸収率は約 15％ と見積もられているが，これは鉄の栄養状態によって変動し，鉄欠乏時には吸収率は 2 倍に上昇する．

c その他

　銅(Cu)の吸収率は 20 ～ 60％ であり，摂取量が少ないほど吸収率は高い．吸収された銅の大部分はアルブミンと結合して肝臓に取り込まれて蓄積する．肝臓から末梢組織への銅の転送には**セルロプラスミン**が使われる．

　マグネシウム(Mg)の吸収率は約 40％ である．セレン(Se)の吸収率は遊離のセレノメチオニン，セレノシステインなどの**含セレンアミノ酸**の化学形態で 90％ 以上である．亜鉛(Zn)の吸収率は約 30％ である．クロム(Cr)の吸収率は 1 ～ 2％ である．

F 栄養素の体内動態

1 吸収された栄養素の経路

　小腸で吸収された栄養素が体内の組織に運搬される経路は，栄養素が親水性か疎水性かによって異なっている(**図 5-21**)．単糖類，アミノ酸，ミネラル，

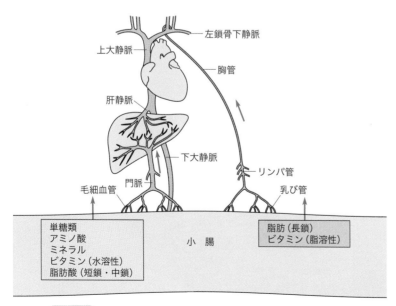

図 5-21 親水性の栄養素と疎水性の栄養素の吸収経路の違い
[平戸八千代：栄養学総論，第 3 版，糸川嘉則，柴田克己(編)，南江堂，120 頁，2003 より引用]

水溶性ビタミン，短鎖・中鎖脂肪酸などの**親水性の栄養素**は血管内皮細胞を通過して血管に入り，門脈を経てすべて肝臓に集められる．肝臓からは肝静脈を通り，下大静脈と合流してすぐに右心房に流れ込む．ヒトの安静時には，腸粘膜の血流量は60 L/時と速い．一方，中性脂肪，コレステロール，脂溶性ビタミンなどの疎水性の栄養素は，小腸吸収細胞でキロミクロンに取り込まれてから，小腸間膜リンパ管，胸管を通って左鎖骨下静脈に流れ込み右心房に至る．リンパの流速は0.1～0.2 L/時と遅いので，脂質の吸収が完了するのは糖質やアミノ酸の吸収よりも時間がかかる．

2 栄養素の吸収後のゆくえ

a 糖質の吸収後のゆくえ

　小腸で吸収されて門脈を経て肝臓に流入してきたグルコースの一部はそのまま肝臓から放出され，グルコースの供給に強く依存している脳や筋肉にグルコースが分配される．これらの組織では，グルコースを解糖系，TCA回路（クエン酸回路）という酸化的な異化経路で代謝し，この過程で，高エネルギー化合物であるATPを産生する．

　飽食な状態で血中のグルコース濃度が上昇し，さらに膵臓からインスリンも分泌されているような状況では，各臓器へ運ばれたグルコースの余剰の部分は**グリコーゲン**として貯蔵される（**図5-22**）．その量は特に肝臓と筋肉で多く，肝臓では組織重量の5～6%（約70 g）まで，骨格筋では約1%（約

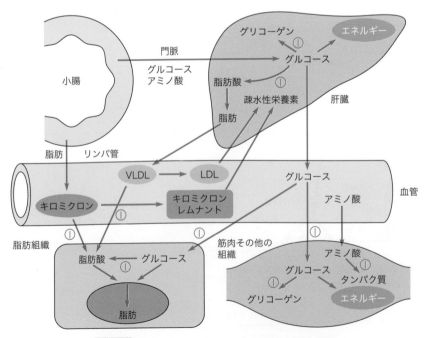

図5-22 吸収された栄養素の食事直後の体内運搬
①インスリンによる促進．

200 g）まで蓄積される．肝臓のグリコーゲンは食間期に血糖が低下したとき
にグルコースとなって血中に放出され，各組織へのグルコースの供給を維持
する．

さらに過剰なグルコースは，インスリンの作用で脂肪酸の合成に向けられ，
トリグリセリドとして蓄積される．脂肪酸の合成は，肝臓，脂肪組織，乳腺
などさまざまな組織で行われるが，ヒトの新規の脂肪酸合成は主に肝臓で行
われる．脂肪酸の生合成に必要な NADPH は，主に ATP を産生しない経路
であるペントースリン酸経路から供給される．

b アミノ酸の吸収後のゆくえ

食事由来のタンパク質は消化・吸収を受け，アミノ酸として血管に入り，
門脈を経てすべて肝臓に取り込まれる．肝臓は生体のアミノ酸の必要量に応
じてアミノ酸の代謝経路や代謝速度を調節して，末梢組織が必要とするアミ
ノ酸を供給する．したがって，門脈血中とは異なり，循環血中のアミノ酸濃
度やアミノ酸パターンはほぼ一定の範囲に保たれている（表 5-5）．ただし肝
臓では分枝アミノ酸（バリン，ロイシン，イソロイシン）を 2-オキソ酸（α-ケ
ト酸）に分解して利用できないので，食事から供給された分枝アミノ酸は例
外的にそのまま肝臓から放出される．分枝アミノ酸は主に筋肉で代謝され，
アラニンやグルタミンに転換されてから別の臓器に転送される．グルタミン
酸とアスパラギン酸は血中濃度が高いと有毒なため，血中の運搬は特に調節
を受ける．その窒素の運搬は優れた非毒性の窒素運搬体であるアラニンやグ
ルタミンによって行われる．したがって，アラニンやグルタミンの血中濃度
は一般に高い．食事の直後は，インスリンの作用によって筋肉その他の組織
におけるタンパク質合成が盛んになり，アミノ酸はタンパク質合成の材料と
して効率よく用いられる．

タンパク質合成に利用されなかったアミノ酸は，アミノ基がとれて 2-オ

表 5-5　ヒト血漿の遊離アミノ酸濃度

血漿濃度（μmol/L）			血漿濃度（μmol/L）		
グリシン	182〜306	(245)	グルタミン酸	15〜86	(29)
アラニン	259〜522	(388)	グルタミン	500〜830	(630)
バリン	200〜310	(239)	アスパラギン酸	10〜21	(13)
ロイシン	104〜183	(137)	アスパラギン	48〜90	(62)
イソロイシン	53〜102	(73)	リシン	115〜270	(172)
フェニルアラニン	45〜81	(59)	アルギニン	71〜130	(95)
チロシン	52〜114	(77)	ヒスチジン	58〜111	(86)
トリプトファン	37〜71	(54)	プロリン	80〜254	(170)
セリン	90〜170	(124)	オルニチン	35〜87	(56)
トレオニン	110〜200	(157)	シトルリン	15〜48	(33)
シスチン	50〜82	(60)	タウリン	39〜89	(51)
メチオニン	26〜49	(37)			

（　）内は平均値
［日本生化学会（編）：生化学データブックI，東京化学同人，1548 頁，1979 より引用］

キソ酸（α-ケト酸）となり，TCA回路（クエン酸回路）の中間体に転換することによって，エネルギー源になったり，糖新生の原料や，脂肪酸の合成原料として利用される．

C　脂質の吸収後のゆくえ

　脂質それ自体は水に溶けにくい疎水的な性質をもっているので，血液中で脂質は基本的にタンパク質と複合体をつくって存在している．遊離（非エステル型）脂肪酸はアルブミンと結合して存在し，トリグリセリド，コレステロール，リン脂質は，アポリポタンパク質とともにリポタンパク質を形成して輸送される．

　食事由来のトリグリセリドは吸収された後，コレステロールや脂溶性ビタミンとともに，リポタンパク質の一種であるキロミクロンに取り込まれ，リンパ管を経て血液中に出ていく．キロミクロンは血液を循環している間に，毛細血管の内皮細胞膜に存在するリポタンパク質リパーゼの作用によってトリグリセリドの大部分が脂肪酸とグリセロールに加水分解されて除かれる．遊離した脂肪酸は脂肪組織に取り込まれ，脂肪合成の材料に用いられる．

　インスリンはリポタンパク質リパーゼを活性化すると同時にグルコースの脂肪細胞への取り込みを促進することによって脂肪の蓄積を促進する．トリグリセリドの大部分が除かれたキロミクロンは，最終的にはキロミクロンレムナント（"レムナント"は残骸の意）として肝臓に回収される．

　食事直後に過剰になったグルコース，アミノ酸やこれらに由来するエネルギー基質は，インスリンの作用で肝臓で脂肪酸およびコレステロールの合成材料として使われる．このようにして合成されたトリグリセリドとコレステロールは，もう1つのリポタンパク質であるVLDLに取り込まれて肝臓から血液中に放出される．VLDLのトリグリセリドはキロミクロンと同様に，リポタンパク質リパーゼの作用で加水分解され，除かれていく．トリグリセリドが除かれてコレステロールの含量が多くなったものがLDLである．LDLは表面のアポリポタンパク質Bを認識する特異的なLDL受容体を介して末梢組織に取り込まれ，末梢組織にコレステロールが供給される．末梢組織に取り込まれなかったLDLは肝臓に回収される．

G　食物繊維・難消化吸収性糖質の作用　———

１　発酵・吸収の概念

　食物繊維に加えてレジスタントスターチ*や難消化性のオリゴ糖，そして糖アルコールは消化酵素で消化されずに未消化物として大腸に移行し，糞塊を形成するため，役に立たないものとして取り扱われてきた．しかし，難消化性オリゴ糖*や糖アルコール*の生体利用に関する研究が進むに伴い，これらの糖質は腸内細菌を介して宿主にエネルギー等を供給するだけでなく，種々の生理作用を発現して生活習慣病予防に深くかかわっていることが明ら

＊レジスタントスターチ　デンプンは消化酵素で消化されると考えられてきたが，消化されにくい（resistant，抵抗性のある）デンプンの存在が明らかになり，これをレジスタントスターチという．その性状から4つに大別されている．

＊難消化性オリゴ糖　☞125頁

＊糖アルコール　☞125頁

かになってきた．また，最近では難吸収性単糖である希少糖が開発され，特有の生理機能を発現することが明らかになってきている．

　従来の栄養学では，私たちが摂取する食物成分は消化・吸収によって利用されるものとして取り扱われてきた．しかし，食物成分には微生物を介して変換された生成物が吸収されて利用されるものがある．つまり，消化・吸収ではなく，発酵・吸収＊によって利用される食物成分が存在することを理解する必要がある．

　グルコースのような単糖はそのまま吸収されるが，スクロース(ショ糖)やデンプンなどは消化されて単糖になってから吸収され，利用される．これに対し，消化酵素で消化されないオリゴ糖や食物繊維は大腸へ移行し，そこに棲息する腸内細菌によって発酵を受け，生成された短鎖脂肪酸が大腸から吸収され，エネルギー源として利用される(図 5-23)．そのエネルギー量は消化吸収される糖質(4 kcal/g)のおよそ半分(2 kcal/g)と考えられている．腸内細菌に利用されない未消化物はエネルギー源にならずに糞便として排出される．

　牛や羊などの反芻動物は，牧草に含まれるセルロースなどの難消化性多糖を第一胃に棲息する微生物の力を借りて発酵分解し，その生成物を利用して生きている．ヒトにおいても，反芻動物と同様に，大腸において難消化性食物成分が微生物による発酵を受け，その生成物が部分的ではあるが生存に寄与している．ヒトの消化管には細菌が 1,000 種類，100 兆個生棲し，固形物 1 g あたり，胃では 10^5 個以下，十二指腸では 10^3 個以下，空腸では 10^4 個以下，回腸で 10^7 個程度，盲腸から結腸で 10^{11} 個程度分布し(図 5-24)，これらが食物成分の発酵分解にかかわっている．特に，ヒト大腸内は好適な温度が確保され，しかも内容物が長時間滞留し，多彩な生息域があるためにさまざまな細菌の繁殖に適している．細菌は大腸内容物の湿重量の約 50％を占めている．

　難消化性糖質に限らず，未消化のタンパク質や消化管粘膜から剥離脱落し

＊発酵・吸収　消化酵素で消化されない食品成分は腸内微生物による発酵を受け，生成された短鎖脂肪酸が吸収されてエネルギー源として利用される．すなわち，難消化性成分は発酵・吸収によって利用される．消化酵素によって消化・吸収されることに対応した用語として用いられている．

5

消化・吸収と栄養素の体内動態

コラム　希少糖

　希少糖(rare sugars)とは，「自然界に微量にしか存在しない単糖」と定義されている．L-グルコース，L-フルクトース，D-ソルボース，D-プシコースなど約50 種類が存在する．近年，バイオテクノロジーを使って D-グルコースなどから希少糖を効率的に生産することが可能になり，研究材料として入手が比較的容易になって研究が急速に進み，新しい生理活性が発見されている．たとえば，D-ソルボースや D-プシコースは二糖類水解酵素を阻害して糖質摂取による血糖上昇を抑制する．また，D-プシコースは体内への脂肪蓄積を抑制するとされている．今後，神経疾患改善，アンチエイジング，抗アレルギー，がん抑制などの作用が期待されている．

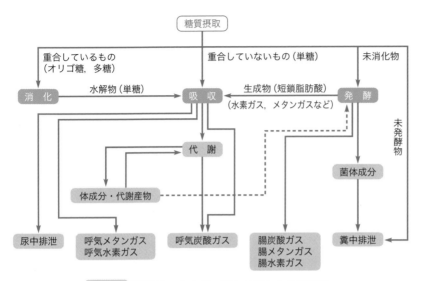

図 5-23 糖質のエネルギー産生の流れと代謝産物

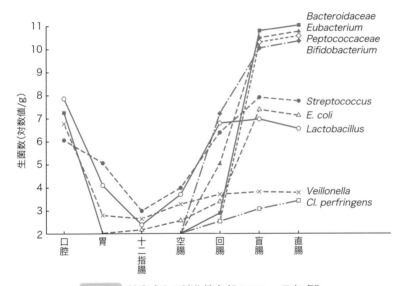

図 5-24 健康成人の消化管各部のフローラ（1 例）

事故死者の消化管各部のフローラである．胃〜空腸では *Streptococcus*, *Lactobacillus*, *Veillonella* など
口腔で見出される細菌が存在する．
［光岡知足：腸内細菌とその意義．臨床と細菌 2：197-239, 1975 より引用］

　た吸収上皮細胞のタンパク質なども腸内細菌によって発酵を受け，糖質と同
様に短鎖脂肪酸，炭酸ガス（二酸化炭素），水素ガスなどのほか，アミノ酸を
合成したり，有害物質であるアンモニア，硫化化合物，インドール，スカトー
ルなども生成する．また，ある種の難消化性タンパク質は腸内細菌のはたら
きを調節して消化管における難消化性糖質の発酵にかかわっている．

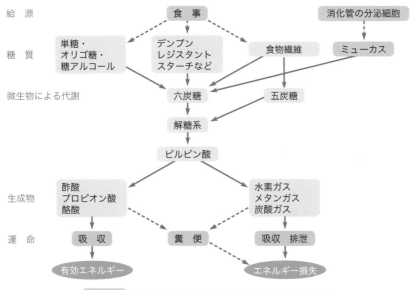

図 5-25 大腸における糖質の発酵による代謝経路

2 難消化性オリゴ糖・糖アルコールなどの 難消化性糖質の代謝と運命

　α-アミラーゼや小腸粘膜二糖類水解酵素によって水解されないオリゴ糖や糖アルコールは，小腸において消化吸収されないので未消化物として大腸へ移行する．無菌動物のように腸内細菌が棲息しない環境では，未消化物は糞便として体外へ排泄される．しかしながら，ヒトは腸内細菌をもっているので，大腸に到達した糖質は腸内細菌を介して酢酸，プロピオン酸，n-酪酸などの**短鎖脂肪酸**のほか，炭酸ガス，メタンガスなどに代謝され，一部は菌体成分に取り込まれる（**図 5-25**）．このため，難消化性のオリゴ糖や糖アルコールなどは消化酵素で消化されないにもかかわらず，そのまま糞便として体外に排泄されることはない．難消化性多糖である**食物繊維***は消化されずに大腸に移行するが，水溶性食物繊維のように腸内細菌によって比較的容易に発酵されるものと，不溶性食物繊維のように発酵されにくいものとがある．発酵を受ける食物繊維は，難消化性のオリゴ糖や糖アルコールと同様な経路で代謝される．レジスタントスターチは，α-アミラーゼで水解されにくいデンプンであるため，消化されずに大腸に移行して食物繊維と類似した生理作用を発現する．レジスタントスターチは水不溶性であるが，不溶性食物繊維と比べて腸内細菌によって発酵されやすいものがある．発酵を受けるレジスタントスターチは難消化性のオリゴ糖や糖アルコールと同様な経路で代謝される．

　腸内細菌によって生成される短鎖脂肪酸を含めた有機酸には酢酸，プロピオン酸，n-酪酸以外にコハク酸，吉草酸，乳酸などもある．有機酸が大量に生成されると，大腸管腔内環境の pH は低下し，やや酸性に傾く．乳酸や

*食物繊維　☞23頁

コハク酸などは共存する他の腸内細菌に再利用されて代謝されるが, 酢酸, プロピオン酸, n-酪酸は再利用されないので最終代謝産物として存在する. 短鎖脂肪酸のうち n-酪酸は大腸吸収上皮細胞のエネルギー源として優先的に利用されるが, 残りは大腸から吸収されて肝臓や筋肉などで代謝され, 宿主のエネルギー源として利用される. また, ごく一部は糞便に排泄される. 各短鎖脂肪酸の大腸からの吸収はその種類によって異なるので, 糞便中の短鎖脂肪酸組成は難消化性糖質から生成される短鎖脂肪酸組成を必ずしも反映しない. なお, 反芻動物ではデンプンやグルコースも発酵するので, グルコースを直接血液に送り出すことができない. このため, 発酵生成物のプロピオン酸は反芻動物における糖新生の大切な基質となっている.

　消化吸収されない糖質であっても腸内細菌を介して短鎖脂肪酸に代謝され, エネルギー源として寄与している. しかし, このときに生成する炭酸ガスは発酵過程における糖質保有エネルギーの損失を示している. また, メタン産生菌によって生成されたメタンガスは生体利用できないので, これもエネルギー損失となる. 発酵過程で生成される水素ガスは腸内細菌に特有の生成物で, 身体細胞の酸化過程では生成されない. 発酵によって生成された炭酸ガス, メタンガス, 水素ガスなどは腸ガス(オナラ)として一部は排出されるが, 拡散によって大腸から吸収され, 血流に乗って肺臓に運ばれて呼気へ排出される. つまり, 呼気炭酸ガスには糖質, 脂質, タンパク質の酸化によって生じた炭酸ガスと腸内細菌の発酵によって直接生じた炭酸ガスが含まれている.

③ プレバイオティクス, プロバイオティクス, シンバイオティクス

　ヒトの腸内には1,000種類, 100兆個の腸内細菌が棲みついて腸内細菌叢(腸内フローラともいう)を形成している. 腸内細菌にはビフィズス菌や乳酸菌のように生体にとって好都合な影響をもたらす有用菌, 逆にわるい影響をもたらす有害菌, 通常はわるいこともよいこともしないが体調が不良になったりするとわるいことをする日和見菌などがあり, その占有率は生活環境(ストレスなど), 病気, 性, 年齢, 身体状況, 特に食事要因によって変動する.

　難消化吸収性糖質は大腸に到達し, 腸内細菌によって発酵される. このとき, 短鎖脂肪酸が生成されるために腸管腔内は酸性に傾く. ビフィズス菌や乳酸菌は酸性環境に比較的強いために増殖できるが, 酸性環境に弱い腐敗菌や病原菌などは増殖が抑制され, 結果的に有用菌が増加して有害菌が減少する(図5-26). 難消化性オリゴ糖などの摂取はビフィズス菌などが多く腐敗菌などが少ない状態にして腸管腔内環境を良好に保ち, 好都合な影響が生体にもたらされる. これがプレバイオティクス(prebiotics)効果であり, 有用菌増殖効果をもたらすオリゴ糖などをプレバイオティクスという.

　これに対して, 乳酸菌やビフィズス菌などの生菌あるいはそれらを含有する食品を摂取すると腸内細菌叢が改善され, 腸内環境が良好な状態に維持できる. このような生菌あるいは生菌を含む食品をプロバイオティクス(pro-

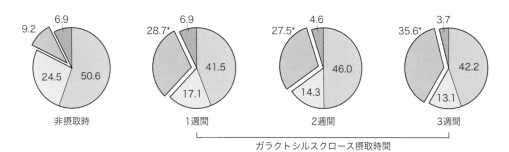

図5-26 腸内細菌叢に及ぼすガラクトシルスクロース摂取の影響

▨ *Bacteroidaceae* ▨ *Eubacterium* ▨ *Bifidobacterium* ▨ *Peptococcaceae*

高齢者にガラクトシルスクロースを1日体重1kgあたり0.32g摂取させ，3週間観察した．
＊非摂取時の対照群に比べて p ＜ 0.001 で有意差あり．

biotics）という．プレバイオティクスにプロバイオティクスのビフィズス菌
や乳酸菌などを組み合わせた製品を**シンバイオティクス**（synbiotics）とい
う．腸内細菌叢を改善する効果をもった糖質は消化吸収されずに大腸に到達
し，腸内細菌に容易に発酵されて有用菌を選択的に増殖する性質が必須にな
る．スクロース（ショ糖）やグルコースは消化吸収されて大腸に到達しないの
で，いくら摂取しても腸内細菌叢を改善することはできない．

④ 難消化性オリゴ糖・糖アルコールの緩下性と腹部異状

消化吸収されないオリゴ糖や糖アルコールをある量以上まとめて摂取する
と，お腹がゴロゴロ鳴ったり，オナラが頻繁に出たり，下腹部がガスで圧迫
されて苦痛を感じることがある．また，腸内細菌の発酵能力以上に大量に摂
取すると，乳糖不耐症の場合と同様に，大腸内浸透圧が高くなって下痢を誘
発する．この下痢誘発性は摂取する糖質の消化吸収性と腸内細菌による発酵
性に依存する．さらに，浸透圧は糖質の分子量によって異なるので，同一重
量が大腸に流入する場合，単糖は二糖や三糖よりも下痢を誘発しやすい．ま
た，高分子である食物繊維はほとんど下痢を誘発しない．腸内細菌叢は食事
内容をはじめいろいろな要因によって変化するので，個体間変動はもちろん
のこと個体内変動も大きい．難消化性糖質の下痢誘発性に個体差が大きいの
は，腸内細菌の発酵性と密接に関係している．

消化されない，あるいはきわめて消化されにくい二糖以上のオリゴ糖・糖
アルコールの一過性下痢に対する許容量は，1回摂取で体重1kgあたり0.3g
前後である．つまり，体重60kgの人であれば特異体質でない限り18gま
で摂取しても下痢は生じない．この許容量は難消化性糖質の繰り返し摂取に
よって増大する．その糖質を発酵する腸内細菌が増加するためである．

H 生物学的利用度

食べ物に含まれる栄養素や含有する他の成分は相互に関連し合って生体に

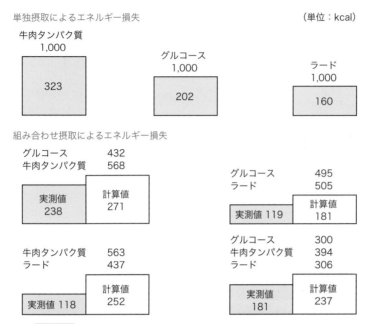

図 5-27 栄養素の組み合わせ摂取による特異動的作用の違い

[Forbes EB, Swift RW：Associative dynamic effects of protein, carbohydrate and fat. J Nutr
27：453-468, 1944 より引用]

利用されるため，生体に及ぼす影響は食品の組み合わせ，調理・加工法，共 ●生物学的利用度
存物質，身体状況，腸内環境などの要因によって変動する．すなわち，**生物
学的利用度**(bioavailability)はいろいろな要因によって変化する．あるとき
は生理作用が相殺されて効果が弱くなったり，あるときは相加効果や相乗効
果となって発現したりする．しかし，何ら影響を受けないこともある．

　同じ食品を同一量摂取しても食品の組み合わせ，調理方法や食べ方によっ
て体内における移行に差異が生じるために利用度にも差が生じる．同一の食
品を摂取しても消化吸収機能の高い人と低い人では**消化吸収率**が異なるの
で，利用度にも差異が生じる．たとえば，にんじんやほうれんそうなどに豊
富に含まれるβ-カロテンは脂溶性であるために，小腸からの吸収率はその
単独摂取では非常に低い．しかし，食油やバターなどで炒めたり，マヨネー
ズをつけて摂取すると吸収率は高くなる．また，同一人であってもそのとき
の体調や心理的要因などによっても消化吸収率や生体内における利用に差異
が生じる．

　さらに，同一人がいくつかの食品を一緒に食べるか，時間をずらして食べ
るかによっても補完し合う栄養成分が異なるために，生物学的利用度に差異
が生じる．とうもろこしや小麦の不可欠アミノ酸組成は動物性食品のそれに
比べると劣る．すなわち，タンパク質の**栄養価**は低い．しかし，とうもろこ
しを肉類や魚介類などの動物性食品と組み合わせて摂取すると，穀類に不足
する不可欠アミノ酸を余分に含む動物性食品が補完するので，総タンパク質
の質が改善されて生物学的利用度は高くなる．

　食品の生物学的利用度が食品の組み合わせによって異なることがよく知ら

れているのは，**特異動的作用**（specific dynamic action, SDA）である．特異
動的作用は食事摂取によってエネルギー代謝が亢進し，熱産生が増加して身
体が温まる現象である．最近では，**食事誘発性熱産生**（diet-induced thermo-genesis, DIT）ということが多い.

　このエネルギー代謝の亢進による熱産生の増加量は摂取する栄養素の種類
や組み合わせによって異なり，各栄養素を単独摂取したときにもっとも高く
なる．牛肉タンパク質の単独摂取では摂取エネルギーの約32％が熱エネル
ギーとして消費され，糖質単独では約20％，脂質単独では約16％が熱産生
に使われるとされている．ところが，タンパク質と脂質を一緒に摂取すると
熱エネルギーの約53％が節約され，タンパク質と糖質の組み合わせでは約
13％が節約されて機械的エネルギーとして利用される（**図5-27**）．すなわち，
食品を組み合わせ摂取すると各栄養素が生体内で本来の機能を優先的に発現
する．たとえば，タンパク質と脂質を一緒に摂取すると，タンパク質はエネ
ルギー産生よりも筋肉などのタンパク質合成に優先的に利用され，脂質はエ
ネルギー源として利用されるためにむだが少なくなる．つまり，いろいろな
食品を組み合わせることによって補給・補完し合い，食品のエネルギーを効
果的に活用できることを示している.

5

消化・吸収と栄養素の体内動態

練習問題

以下の問題について，正しいものには○，誤っているものには×をつけなさい.
(1) 膵臓と脾臓は消化管上皮の一部が陥入してできた外分泌腺である.
(2) 滞胃時間は糖質より脂質の方が長く，タンパク質はさらに長い.
(3) 消化管の活動は副交感神経により促進され，交感神経により抑制される.
(4) 食事摂取時には，迷走神経の亢進により，胃固有腺の壁細胞から胃酸，主細胞からペプシノーゲン，G細
胞からCCKが分泌される.
(5) セクレチンは膵臓と肝臓にはたらいて炭酸水素イオンの分泌を高めるとともに，胃酸の分泌を抑制して，
広範囲な酸抑制効果を示す.
(6) 肝臓から胆汁中に分泌された胆汁酸は，ミセルを形成して疎水性栄養素の吸収に関与した後，再吸収され
ずに糞中に排泄される.
(7) 栄養素の能動輸送のための駆動力を供給するNa^+ポンプ（Na^+/K^+-ATPase）は，吸収細胞の微絨毛膜に存
在している.
(8) 唾液や膵液中のα-アミラーゼは，デンプンを構成するグルコース間のグルコシド結合のうち，α-1,4グル
コシド結合を切断するが，α-1,6グルコシド結合は切断できない.
(9) 小腸吸収細胞の微絨毛膜で起こる糖質の膜消化では，グルコースが2～3の単位で切断される.
(10) 母乳中のラクトースはラクターゼの作用で分解され，産生した単糖はいずれも促進拡散によって速やかに

細胞内に取り込まれる.

(11) グルコースや Na^+ は水や電解質の吸収を促進するので,分泌性の下痢には経口糖溶液投与が効果がある.

(12) 膵液中のタンパク質分解酵素によってタンパク質の分解は急速に進み,空腸上部ではアミノ酸残基の 50%以上はアミノ酸として存在している.

(13) 微絨毛膜にはアミノ酸の輸送系とは別に,H^+ との共輸送を特徴とするジ-,トリペプチドの能動輸送系が存在する.

(14) 食事中のトリグリセリド(トリアシルグリセロール)の多くは脂肪酸とグリセロールにまで加水分解された後吸収細胞に取り込まれ,細胞内でトリグリセリドに再構成される.

(15) 中鎖脂肪は通常の長鎖脂肪に比べて,膵リパーゼによる管腔内消化が速やかに行われ,産生した中鎖脂肪酸はリンパ管に取り込まれる.

(16) β-カロテンはビタミン A に比べて胆汁酸塩の混合ミセルへの取り込み速度が低く,吸収率も低い.

(17) 血清の $1\alpha,25-(OH)_2$ ビタミン D 濃度は摂取したビタミン D と合成したビタミン D の総和を反映したものである.

(18) ビタミン C は低濃度でも高濃度でも拡散によって吸収される.

(19) ビタミン B_{12} の吸収には膵液中の内因子が必要であり,その吸収は空腸で起こる.

(20) カルシウムの上部小腸における能動輸送は,カルシウム摂取量に対応して調節され,カルシウム摂取量が少ないと高まる.

(21) 食品中の非ヘム鉄の吸収は,ヘム鉄に比べて他の食品成分に左右されず,吸収率も高い.

(22) 通常の食事中の鉄の吸収率は鉄の栄養状態によって変動し,鉄欠乏時には吸収率は低下する.

(23) 血中のグルコース濃度が上昇し,さらに膵臓からインスリンも分泌されているような状況では,ホルモン感受性リパーゼが活性化されて,脂肪細胞から脂肪酸の放出が促進される.

(24) LDL は特異的な LDL 受容体を介して末梢組織に取り込まれ,末梢組織に脂肪酸が供給される.

(25) 食事から供給された分枝アミノ酸は肝臓で代謝されずに主に筋肉で代謝され,アラニンやグルタミンに転換されてから別の臓器に転送される.

(26) スクロース(ショ糖)やデンプンは消化・吸収によって利用されるが,消化されないオリゴ糖や糖アルコールはすべて糞便に排泄される.

(27) 腸内細菌によって難消化性糖質から生成された短鎖脂肪酸は宿主のエネルギー源として利用される.

(28) プロバイオティクスとは,有用菌増殖効果をもたらす難消化性オリゴ糖や食物繊維などをいう.

(29) 難消化性オリゴ糖や糖アルコールを一度に大量摂取すると高浸透圧性の下痢を誘発する.

(30) 特異動的作用による熱産生の亢進は,脂質がもっとも高く,タンパク質がもっとも少ない.

6 炭水化物の栄養

学習目標

1. 糖質の体内代謝について説明できる.
2. 血糖とその調節について説明できる.
3. 糖質のエネルギー源としての作用について説明できる.
4. 糖質と他の栄養素との関係を説明できる.
5. プレバイオティクスとその効果について説明できる.

A 糖質の体内代謝

炭水化物の定義については第2章B(☞22頁), 糖質の摂取量や栄養学的意義については第1章F(☞5頁)を参照.

エネルギー源としての糖質の特徴は, 脳・神経組織, 赤血球, 精巣, 酸素不足の骨格筋など通常はグルコースしか利用できない組織の唯一のエネルギー供給源であるということである. このほか, 生体における糖質の生理的意義はDNAやRNAなど核酸を構成する五炭糖の供給源, 細胞や組織のシグナルとなる糖鎖の構成成分, 乳汁に含まれる乳糖合成のための素材などである.

糖質は主として穀類やいも類を摂取することによって体内に入ってくるが, 絶食などによって糖質が補給されないときや不足するときなどは体成分を形成しているタンパク質から合成される. また, 糖質は肝臓や筋肉などにグリコーゲンとして貯蔵されるが, それ以上に大量に摂取したときには脂質(中性脂肪＝トリグリセリド)に転換されて貯蔵される. トリグリセリドを構成するグリセロールからグルコースは合成されるが, 脂肪酸からグルコースは合成されない. さらに, 必要に応じて可欠アミノ酸に転換されて一部はタンパク質に取り込まれる. 三大栄養素の生体内における代謝の相互関係は図6-1のようになる.

1 糖質の体内分布

体内の糖質は大部分がグリコーゲンとして貯蔵され, グルコースとして存在する量はごくわずかである. 糖質が多く存在する臓器は肝臓と骨格筋である. もっとも高濃度に存在するのは肝臓で, 湿重量の最大で5〜8%程度と考えられている. 計算上の貯蔵量は最大100〜140gとなるが, 通常は60g程度と考えられる. 次に, 高濃度に貯蔵されるのが骨格筋で湿重量の最大

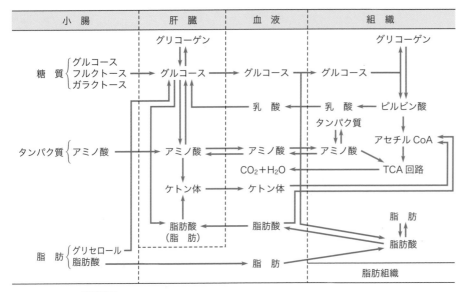

図 6-1 体内代謝における糖質，脂肪，タンパク質の相互関係

[細谷憲政：栄養生理学，朝倉書店，107 頁，1970 より引用]

表 6-1 体内の糖質含量の計算値（成人，男性 65 kg）

	臓　器		糖質重量	
	対体重比	重　量	臓器あたりの量	含　量
肝　臓	2.8%	1,800 g	5 〜 8%	91 〜 145 g
筋　肉	25%	16.25 kg	0.5 〜 1%	81 〜 162 g
血　液	8%	5,000 mL	80 mg/dL	4 g
他の臓器				15 g
糖新生				?
			計	191 〜 326 g

[細谷憲政：栄養生理学，朝倉書店，107 頁，1970 より引用]

0.5 〜 1% で，計算上の貯蔵量は 80〜160 g 程度となる（**表 6-1**）．身体に占める筋肉量は肝臓に比べて多いので，グリコーゲン貯蔵量としては筋肉がもっとも多い．血糖値は空腹時で約 80 mg/dL であるので，血液中の全体量は 3 〜 4 g にすぎない．このほか，アミノ酸や乳酸などから糖新生によってグルコースが生成されるが，身体状況によって糖新生量は顕著に異なる．いずれにしても，体内に存在する総糖質量（グルコース換算）は計算上では 200 〜 300 g 程度になるが，実際の含有量はこれ以下である．したがって，体内に存在する糖質量は基礎代謝量（1,200 〜 1,500 kcal/ 日）にも満たない程度にすぎない．筋肉量は男性よりも女性の方が少ないので，グリコーゲン貯蔵量も女性の方が少ない．

2 肝臓における糖質の代謝

　グリコーゲンが貯蔵される代表的な臓器は肝臓と筋肉であるが，もっとも

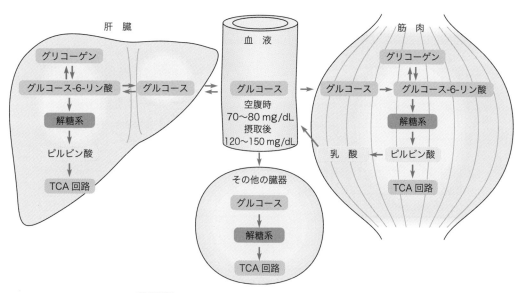

図 6-2 血糖の調節における肝臓および筋肉の役割

高濃度に貯蔵されるのが肝臓である．空腹時（肝グリコーゲンが枯渇しているとき）に糖質を摂取すると，血糖値は 30 〜 60 分後に最大値に達し，2 時間後にはもとのレベルに戻る（☞**図 6-5**，118 頁）．この間，血糖は肝臓に取り込まれてグリコーゲンとして貯蔵される．肝臓に貯蔵されたグリコーゲンは必要に応じてゆっくりとグルコースに転換されて血液中へ放出され，血糖の維持に利用される（**図 6-2**）．これに対して，筋肉グリコーゲンは血糖維持には利用されない．同じ貯蔵グリコーゲンでありながら肝臓と筋肉では利用のされ方はまったく異なる．肝臓にはグリコーゲンの分解によって生じたグルコース-1-リン酸を**グルコース-6-リン酸**に転換するホスホグルコムターゼが存在し，またグルコース-6-リン酸をグルコースに転換する**グルコース-6-ホスファターゼ**が存在するが，筋肉には存在しないことに関係している．先天的にこのグルコース-6-ホスファターゼが欠損していると，肝臓にグリコーゲンが過剰に貯蔵して**グリコーゲン蓄積症（von Gierke 病）**になる．

　グルコースを唯一のエネルギー源とする組織に滞りなくグルコースを供給するためには，グルコースは 1 日 160 g 以上必要である．肝臓に貯蔵されるグリコーゲン量は 50 〜 60 g 程度にすぎないので，朝食を欠食するなどして長時間食べ物を補給しないと肝グリコーゲンが枯渇して血糖値が低くなり，生体の機能が十分に発揮できなくなる．1 日数回食事を摂取することは血糖を維持し，グルコースを必要とする組織に滞りなく供給する面からも重要である．

　肝臓では糖質以外の物質である乳酸，ピルビン酸，グリセロール，コハク酸，クエン酸などからグルコースが合成される．また，タンパク質の分解物であるグルタミン酸，アスパラギン酸，アラニン，セリンなどのアミノ酸からもグルコースが合成される．これが**糖新生**（gluconeogenesis）である．し

●糖新生

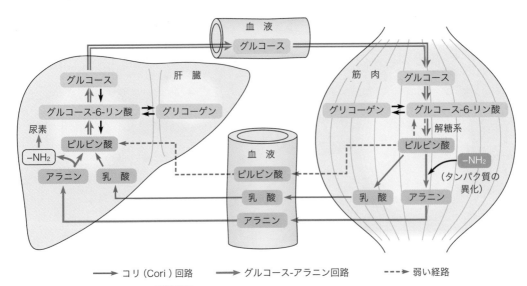

図6-3 コリ回路とグルコース–アラニン回路

かし，脂肪酸からはグルコースは合成されない．糖新生は腎臓においても行われるが，量的には少ない．

急激な運動時は酸素不足となるために筋肉では乳酸が生じ，また赤血球はミトコンドリアをもっていないので解糖系で生じた**ピルビン酸**は**TCA 回路（クエン酸回路）**へ入らずに乳酸として蓄積する．乳酸は血流に乗って肝臓へ運ばれ，糖新生系でグルコースに再合成される．新生されたグルコースは再び血流に乗って筋肉や赤血球へ戻っていき，利用される．これを**コリ（Cori）回路**という（**図6-3**）．また，飢餓時には筋タンパク質が分解して生じたアミノ酸（主としてアラニン）が血流に乗って肝臓へ運ばれ，ピルビン酸を経てグルコースの合成に用いられる．このようにして新生されたグルコースは再び筋肉へ運ばれ，エネルギー源として利用される．これを**グルコース–アラニン回路**という．

◉コリ（Cori）回路

◉グルコース–アラニン回路

③ 骨格筋における糖質の代謝

筋肉のグリコーゲン貯蔵量は湿重量の 0.5 ～ 1%で肝臓に比べて低いが，臓器重量は肝臓よりもずっと大きいので組織全体のグリコーゲン貯蔵量としては筋肉がもっとも多い．筋肉は常に血液中からグルコースを取り込み，グリコーゲンの合成や筋肉活動のエネルギー源として利用している．筋肉グリコーゲンはもっぱら筋肉収縮のエネルギー源として使われ，血糖維持のためには使われない（**図6-2**）．筋肉は肝臓と異なってグルコース–6–ホスファターゼをもっていないので，グルコース–6–リン酸からグルコースを生成することができない．

骨格筋には，心筋のように持続的にゆっくりと収縮する**赤筋**と，普通は運動せず必要な場合に急激な収縮を行う**白筋**，さらにその中間の性質のものが

ある．赤筋のエネルギー供給系は**酸化的リン酸化**[*][有酸素過程（aerobic process）］で，白筋では**解糖系**［**嫌気的過程**（anaerobic process）］である．このため筋肉におけるグリコーゲンからエネルギーを産生する過程に，嫌気的過程で行われる解糖系（glycolysis）と好気的過程で行われる完全酸化とがある．筋肉活動の初期は筋肉への酸素供給が不十分であるために，グルコースは種々のリン酸エステルを経た後ピルビン酸を生成し，これが還元されて乳酸が生成される．このような現象は激しい運動時にもみられる．静脈血の乳酸濃度は安静時では 6 〜 20 mg/dL 程度であるが，激しい運動後には 100 mg/dL 以上になることもある．この一連の反応は細胞質で行われる．

　好気的過程のエネルギー産生はピルビン酸生成までは嫌気的過程と同じであるが，それから先は酸素の存在下でミトコンドリアにおいて TCA 回路を経て二酸化炭素と水になる．筋肉活動が持続すると血流が盛んになり，酸素の供給が十分になってグルコースは好気的条件下で完全に酸化されるようになる．

　酸素の供給によって解糖系が抑制されることを**パスツール**（Pasteur）**効果**といい，腫瘍細胞などでみられる．一方，グルコースを与えたために解糖系が高まって呼吸が抑制される効果を**クラブトリー**（Crabtree）**効果**という．

④ 心筋における糖質の代謝

　心筋は持続的に活動するために赤筋に属し，ミトコンドリアが多く，酸素要求性が高い．心筋はグルコースよりも脂質を主要なエネルギー源として利用するだけでなく，急激な運動によって白筋から放出される乳酸やピルビン酸も完全に酸化してエネルギー源として利用する．心筋は絶えず活動しているので安静時と運動時の代謝の差異は白筋ほど著明ではないが，運動時には運動負荷によって生じた乳酸やピルビン酸の利用が数倍に亢進し，代わりに脂肪酸の利用が低下する．

⑤ 脳における糖質の代謝

　脳は体重の 2% 程度の重量にすぎないが，エネルギー消費量は身体が消費する約 20% にもなる（1 日 400 〜 500 kcal）．特別な場合を除いて，脳は脳血液関門[*]によってエネルギー源としてグルコースしか利用できないので，1 日 100 〜 125 g の糖質が必要になる．脳にはグリコーゲンはほとんど貯蔵されない（1 g 以下）ので，血糖が直接エネルギー源として利用される．それゆえ，血糖は空腹時においても一定の濃度（若年正常者 70 〜 80 mg/dL）が維持されている（**図 6-4**）．肝臓に蓄えられる**グリコーゲン量**はせいぜい 50 〜 60 g 程度であるので，脳が 1 日に必要とするエネルギーを供給するためには 1 日数回食事をして糖質を補給する必要がある．すなわち，脳の栄養学からすれば，1 日 2 〜 3 回食事をすることは理にかなっていることになる．血糖値が低下すると脳へのエネルギー供給が不十分となり脳のはたらきは低

* 酸化的リン酸化　電子伝達系の酸化還元酵素によって遊離するエネルギーを利用して，ADP と無機リン酸から ATP を合成する反応．細胞が好気的代謝によってエネルギーを産生する反応で，真核生物のミトコンドリア内膜および原核生物の細胞膜上で生じる．

* 脳血液関門　血液から脳組織への物質の移動が選択的に行われるための障壁を脳血液関門といい，環境変化や有毒物質から脳を守っている．脳代謝に必要な水，気体，脂溶性物質などはこの関門を通過できるが，タンパク質はまったく通過できない．

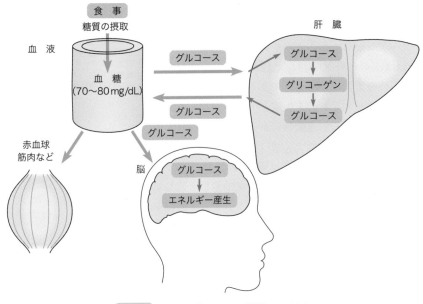

図6-4 脳へのグルコース供給システム

下する．たとえば，朝食を欠食すると十数時間糖質が補給されないので，血糖値は低くなり，脳は十分に機能を発揮できなくなって集中力や記憶力などが低下する．インスリン投与で血糖値が 40 mg/dL 以下になると痙攣を起こし，ついには意識を失って死に至る．脳においては，血液より取り込まれたグルコースは解糖系および TCA 回路を経て完全に酸化される．

6 赤血球における糖質の代謝

　赤血球はミトコンドリアをもっていないので TCA 回路でエネルギーを産生することができず，もっぱら解糖系に依存する．解糖系の基質になるのはグルコースのみであるので，グルコースを貯蔵できない赤血球にとって血糖は重要である．赤血球はその形態や機能を維持するために大量の NADPH を必要とする．このため NADPH を産生するペントースリン酸回路の活性が高い．解糖系で生じた乳酸は血流に乗って肝臓に運ばれ，糖新生系でグルコースに再合成される．

7 脂肪組織における糖質の代謝

　糖質摂取量が肝臓や骨格筋へ貯蔵されるグリコーゲン量以上であれば，グルコースは脂肪組織へ取り込まれて脂肪酸合成に使われる．脂肪組織は脂肪酸合成が盛んであるために，アセチル CoA 供給のための解糖系の代謝が盛んである．また，脂肪酸合成に必要な NADPH を供給するためにペントースリン酸回路の活性も高い．

8 糖質と疾患

a 腎性糖尿

　腎性糖尿(renal glycosuria)は，腎臓のグルコース再吸収に対する閾値が低いために，糖質に富んだ食事摂取後に尿糖を起こす先天的疾患である．フロリジンは尿細管におけるグルコースの再吸収を阻害するために，これをラットなどに投与すると激しい尿糖を起こす．

b 糖尿病

　糖尿症(diabetes mellitus)はインスリンの絶対的あるいは相対的不足による糖代謝異常疾患で，持続的な血糖上昇を伴い，**インスリン依存型(1型)**と**インスリン非依存型(2型)**がある．前者は幼児期から老年期までの間に急激に発病するが，先天的な場合やウイルス感染によることが多い．後者は中年以降に徐々に発病するが，小児期にも発病し，肥満，運動不足，過食，妊娠などが引き金になることが多い．口渇，高血糖，尿糖，多尿，血清遊離脂肪酸の上昇，ケトアシドーシス*，ならびにケトン尿症などの症状が現れる．

◉糖尿病

*ケトアシドーシス　ケトン体(アセト酢酸，β-ヒドロキシ酪酸)の体液中濃度の上昇によって，体液pHが酸性側に傾いた状態．

c 乳糖不耐症

　乳糖を摂取したのち，水様下痢，腹痛，腹鳴（ふくめい）などが起こることがある．この症状は消化されなかった乳糖が大腸へ大量に到達して浸透圧を高めて多量の水を保持し，一方で腸内細菌によって乳糖が発酵分解されるために起こる．これを乳糖不耐症(lactose intolerance)という．小腸粘膜微絨毛に局在する**ラクターゼ**が先天的に欠損あるいは活性が低いために，牛乳等乳糖を含む食品を大量に摂取すると発症する．また，黒人やアジア人，日本人においては乳児期は正常活性を示すが，加齢とともにラクターゼ活性が低下し，病的に低くなった場合に**乳糖不耐症**となって現れる．

d う　蝕

　虫歯菌であるミュータンス連鎖球菌がスクロース(ショ糖)を基質として粘性の強い不溶性グルカンを生成し，ミュータンス連鎖球菌を抱き込んで歯面に強固に付着してプラークを形成する．さらに，スクロースやグルコースなどはプラーク構成細菌の基質となって乳酸や酢酸などに代謝され，プラーク直下の歯面のpHを低下させてエナメル質表層に脱灰を起こす(☞図6-11，127頁)．う蝕（しょく）(dental caries)の発生はスクロース摂取頻度，口腔内の衛生状態，唾液の機能，遺伝的素因などによって異なるが，リスクを軽減するためにはまずスクロースおよび精製糖質の摂取を減らすことである．

B 血糖とその調節 ————————————————

1 血　　糖

　血糖（blood glucose）は血液中に含まれるグルコースのことで，これ以外 ◉血糖
のフルクトースやガラクトースなどの糖質は含めない．したがって，血糖値
といえば血中のグルコース濃度を指す．

　血糖はグルコースを唯一のエネルギー源とする組織が正常な機能を営むの
に必須の物質である．このため，血糖値は空腹時においても 70〜80 mg/dL
（中高年者では〜110 mg/dL）に維持され，糖質摂取後には 120〜150 mg/dL
に上昇するが，2〜3 時間後にはもとのレベルに戻る（**図 6-5**）．血糖値の上
昇に対応して膵臓ランゲルハンス島 β 細胞からインスリンが分泌される．イ
ンスリンの過剰反応によって 90〜120 分後の血糖値が一時的にもとのレベ
ルよりも低くなることがある．絶食状態が続くと，血糖値は 60〜70 mg/dL
に低下することがある．一方，血糖値が 170〜180 mg/dL 以上になると，
腎尿細管からのグルコース再吸収の閾値を超えるために，過剰のグルコース
は尿へ排泄される．これが尿糖である．

　血糖値がこのように一定に維持されているのは，グルコースを供給する機
構とグルコースを消費する機構とがうまくバランスをとっているからであ
る．グルコースの供給は，以下の 3 通りがある．
　①食事によってもたらされるもの
　②肝臓グリコーゲンの分解によるもの
　③肝臓における糖新生によるもの
これに対し，グルコースの消失にも，以下の 3 通りがある．
　①諸組織におけるエネルギー供給
　②肝臓や筋肉などにおけるグリコーゲン合成
　③脂肪組織における脂肪への変換
　このほか，グルコースは糖鎖やムコ多糖類の合成，アミノ酸の生成，乳汁

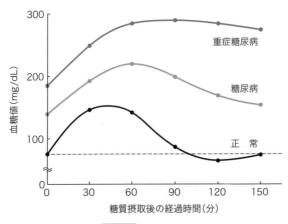

図 6-5　血糖曲線

の乳糖生成などの原料として利用される．空腹時には，肝臓からのグルコースの供給と諸組織におけるグルコースの異化がつり合っているために，血糖値は一定値を維持する．このような状態では組織におけるグルコース消費が少ないので，動脈血と静脈血のグルコース濃度差は小さい．

② 耐糖能試験

耐糖能試験(glucose tolerance test)は，一定の糖質を摂取させて体内におけるグルコース処理の状況を調べる臨床検査法の1つで，糖尿病の診断などに用いられる．通常，早朝空腹時に採血してからグルコース75gを経口負荷させ，経時的(多くの場合30分ごとに2～3時間後まで)に採血して血糖値ならびに血清インスリン濃度を測定する．グルコース摂取後の時間に対する血糖値の変動を曲線［血糖曲線(blood glucose curve)］で表し，血糖値が高く，空腹時レベルまで戻らずに時間が長引く場合は「耐糖能(糖認容力)が低下している」という．一般に，耐糖能は若年者で高く，加齢に伴って低くなる．空腹時の血糖値が126 mg/dL 以上あるいは2時間値が200 mg/dL 以上を糖尿病としている．

●耐糖能

③ 血糖の調節

血糖値を一定に維持する機能はもっとも高度に精密に調節されているものの1つで，肝臓および肝外組織，内分泌系，神経系などによって調節される．

空腹時の正常血糖値は70～80 mg/dLであるが，食事をするとグルコース，フルクトース，ガラクトースなどが腸管から吸収され，変換されて血糖値は上昇する．血糖値が高くなると膵臓からのインスリン分泌が亢進して，肝臓や筋肉におけるグリコーゲン合成が促進される．さらに，糖質摂取量が多いときには脂肪組織や他の組織における脂肪合成に用いられる．インスリンは脂肪組織や筋肉へのグルコース取り込みを促進させるとともに，肝臓における糖質代謝に関与している酵素活性を高めて，間接的に肝臓へのグルコースの取り込みを促し，結果的に血糖値を低下させるようにはたらく．このため，食後2時間もすれば，血糖値は食事前のレベルに戻る(図6-6)．

●インスリン

一方，しばらく食事をしなくても血糖値は一定に維持されるが，これは膵臓から分泌されるグルカゴンや副腎髄質から分泌されるアドレナリン(エピネフリンともいう)などのホルモン作用によって，肝臓に貯蔵されているグリコーゲンの分解が亢進してグルコースとなり，血液中へ出ていくためである．これらのホルモンは肝グリコーゲンホスホリラーゼ活性を高めることによってグリコーゲン分解を促進する．

●グルカゴン
●アドレナリン(エピネフリン)

食事からの糖質補給がしばらく行われない場合でも，グルコースしかエネルギー源として利用できない脳・神経組織，赤血球などにグルコースを供給しなければならない．このため，ACTH(副腎皮質刺激ホルモン)，成長ホルモン，副腎皮質ホルモンなどの分泌が盛んになって，筋肉などの組織タンパ

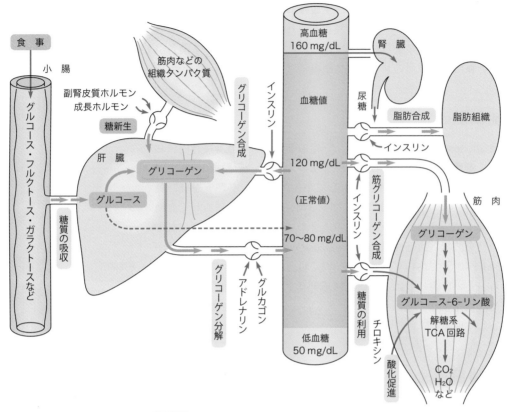

図 6-6 糖質の代謝調節とホルモンの関与

ク質の異化が亢進し，糖新生のために遊離アミノ酸が動員される．タンパク質由来の糖原性アミノ酸は糖新生に使われ，グルコースに変換されて血液中へ出て行く．

a 組織による調節

　肝臓および肝外組織ではグルコース自身が細胞レベルでの原始的な調節作用をしている．血糖値が上昇すると，各組織におけるグルコースの消費が進み，肝臓からのグルコースの放出は抑制される．逆に，血糖値が低下すれば，組織におけるグルコース消費が抑制され，肝臓からのグルコース動員が亢進する．肝細胞はグルコースを自由に透過させるが，肝外組織は透過性が低いために，肝外組織では膜透過がグルコース取り込みの律速段階になる．グルコースが肝外組織の細胞内へ入るとグルコースはヘキソキナーゼ(hexokinase)によって速やかにリン酸化される．また，特定酵素の活性や中間体濃度が肝臓へのグルコースの取り込みや放出に直接影響することがある(**図6-7**)．

　たとえば，ヘキソキナーゼはグルコース-6-リン酸で阻害されるので，肝外組織へのグルコース取り込みはヘキソキナーゼによるフィードバック調節を受ける．しかし，グルコキナーゼ(glucokinase)はグルコース-6-リン酸で

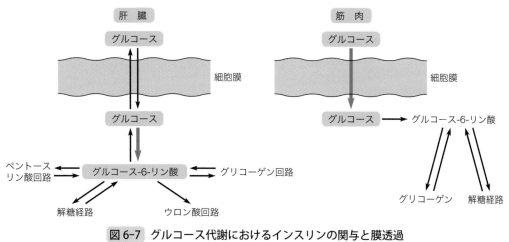

図6-7　グルコース代謝におけるインスリンの関与と膜透過
➡ はインスリンによって増大することを示す.

阻害されないので，肝臓はこのような束縛を受けない．グルコキナーゼ活性はグルコース濃度が増加するに伴って高くなるので，糖質を摂取したときに肝臓へのグルコース取り込みを合目的的に促進する.

b　神経系の調節

　肝グリコーゲンは血糖の供給源としてきわめて重要であり，その補給と貯蔵はグリコーゲンの合成と分解を司る酵素系のはたらきによって行われる．この酵素系のはたらきを調節しているのが神経系と内分泌系である．神経作用は内分泌系を介するはたらきとは別に独自の代謝調節機構をもっているが，神経系は内分泌系よりも上位にあり，ホルモンの生産・分泌をも調節している．このため，神経系による代謝調節が行われる際には，ホルモンによる代謝調節が二次的に加算される.

　一般に，神経系独自の代謝調節作用は，緊急時に即応できるように速やかな調節ないしは初発的調節であり，ホルモンによる代謝調節はこれを補完あるいは持続または強化するような特質をもっている.

　神経系の代謝調節にかかわっているのは脳視床下部の腹内側核と外側核(野)および交感神経系と副交感神経系である．腹内側核と交感神経系はグリコーゲン分解の律速酵素であるホスホリラーゼの合成を促進し，外側核(野)と副交感神経系はグリコーゲン合成の律速酵素であるグリコーゲン合成酵素の合成を促進する.

　腹内側核の興奮によって交感神経が興奮すると，血糖上昇ホルモンであるアドレナリンやグルカゴンの上昇に先立って肝グリコーゲンホスホリラーゼ活性が高まり，グリコーゲン分解が進んでグルコースが血中に放出される．結果として肝グリコーゲン量は減少し，血糖値は上昇する．逆に，外側核(野)の刺激によって副交感神経が興奮すると，軽度の低血糖や肝臓グリコーゲンの増加が起こる．肝グリコーゲン合成酵素の活性化が進み，グリコーゲン蓄積の方向に代謝が進むためである.

6

炭水化物の栄養

c ホルモンによる調節

1） インスリン

インスリンは血糖の調節においてもっとも中心的な役割を果たし，体内におけるグルコースの消費や他の物質への変換を促進して血糖値を低下させる．膵臓のランゲルハンス島β細胞*でつくられ，血糖値が高いときに血液中へ分泌される．インスリンの血中濃度は血糖値とほぼ並行しており，この投与によって血糖値は速やかに低下する．インスリンは脂肪組織や筋肉組織へのグルコースの取り込みを直接増加させるが，肝臓ではグルコースの膜透過には直接影響しない．しかし，インスリンは肝臓でも解糖系やグリコーゲン分解を調節している酵素に作用するので，間接的にはグルコースの取り込みを促進する．

* β細胞とα細胞　☞80頁

2） グルカゴン

グルカゴンは膵臓のランゲルハンス島α細胞*においてつくられるペプチドホルモンで，低血糖によって分泌が促進され，肝臓におけるグリコーゲンホスホリラーゼをアドレナリンと同様に活性化してグリコーゲン分解を促進する．グルカゴンはアドレナリンとは異なり，筋グリコーゲンホスホリラーゼには作用しないが，アミノ酸や乳酸からの糖新生を増加させる．グルカゴンはグリコーゲン分解と糖新生を促進するために，過血糖を生じることがある．内在性のグルカゴンは大部分が循環血液から肝臓において除去される．

3） ACTHと成長ホルモン

これら2つのホルモンは下垂体前葉から分泌されるホルモンで，血糖を上昇させ，インスリン作用と拮抗する．成長ホルモンの分泌は低血糖によって促進され，筋肉などへのグルコースの取り込みを減少させる．成長ホルモンを長期にわたって投与すると，過血糖を生じるためにインスリン分泌が促進されてβ細胞が消耗し，糖尿病になる．

4） グルココルチコイド

グルココルチコイドは副腎皮質から分泌され，糖新生を増加させる．結果的に，インスリンと拮抗的に作用する．グルココルチコイドはステロイドホルモンであり組織タンパク質の分解を盛んにして肝臓におけるアミノ酸の取り込みを増加させ，肝臓におけるトランスアミナーゼやその他の糖新生に関係する酵素活性を増加させる．さらに，肝外組織におけるグルコースの利用を阻害する．

5） アドレナリン

恐怖，興奮，出血，低血糖などのストレスによってアドレナリンが副腎髄質から分泌され，肝および筋などのグリコーゲンホスホリラーゼ活性を高め，グリコーゲン分解を促進する．筋肉ではグルコース-6-ホスファターゼが欠損しているために，グリコーゲン分解が起こると乳酸が生成される．これに対し，肝臓ではグルコース-6-ホスファターゼが存在するために最終産物であるグルコースが増加する．

6） 甲状腺ホルモン

甲状腺ホルモンは血糖調節に関連したホルモンの1つで，肝臓のグリコー

ゲンの合成を強く抑制する．そのため甲状腺機能亢進動物の肝臓にはグリコーゲンがまったく存在しない．また，飢餓時の血糖値は甲状腺機能亢進症の患者で高く，機能低下症の患者で低い．さらに，機能亢進症の患者ではグルコースの利用は正常あるいは増加しているのに対して，機能低下患者ではインスリン感受性が低く，グルコース利用能力が低下している．

C エネルギー源としての糖質の意義 ————·—·—

エネルギー源となる栄養素は糖質のほかに脂質とタンパク質があるが，運動負荷時のエネルギー源となる栄養素は運動強度，運動時間，運動種目・様式，個人のトレーニング状態，運動前の食事などによって変化する．運動の開始直後は，骨格筋への酸素供給が不十分なためにエネルギー源としてグルコースが利用される．短距離競走などの瞬発力を必要とする運動においても酸素供給が伴わないのでグルコースがエネルギー源となる．また，運動開始直後は，細胞内に存在する ATP がまず使われ，続いて細胞内に貯蔵されているクレアチンリン酸(CP)が ATP の再合成に使われる．細胞内に存在する ATP およびクレアチンリン酸量はわずかなため数秒から十数秒間程度の運動しか対応できない．この間に解糖系によるエネルギー産生が開始され，グリコーゲンの分解と乳酸の生成が行われる．運動が持続して酸素供給が定常状態になると，脂肪がエネルギー源として利用されるようになり，アセチル CoA はミトコンドリアにおける TCA 回路で完全に酸化されて効率よく ATP を産生する（**図 6-8**）．その結果，グリコーゲン消費が抑制されて運動時間を長くすることができる．

運動強度が強くなるに伴ってグリコーゲン動員が急激に高まるので，**最大運動強度**では筋肉中のグリコーゲンは速やかに消失する．運動がどれくらいの時間持続できるかは運動強度と筋肉や肝臓に貯蔵されている**グリコーゲン量**によって異なる．運動時間が長くなればなるほど，あるいは激しくなれば

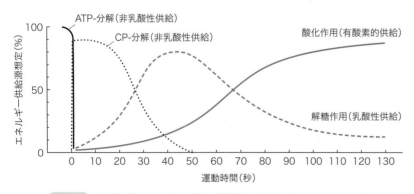

図 6-8　運動負荷時のエネルギー供給源の変化（Keppler & Doll）

ATP-分解：細胞内 ATP の分解によるエネルギー供給．
CP-分解：細胞内クレアチンリン酸(CP)の分解によるエネルギー供給．CP の高エネルギーリン酸結合は ADP から ATP の再合成に使われる．

なるほど体内の貯蔵糖質量が重要になる．競技能力を高めるためにできるだけ筋肉にグリコーゲンを蓄えるようにすることが**グリコーゲンローディング***である．運動によって消失した筋グリコーゲンの回復は高糖質食の方が低糖質食よりも速やかに行われるので，運動選手は糖質に富んだ食品の摂取に心がけることが重要である．

*グリコーゲンローディング
高い競技能力を維持するためには筋肉にできるだけグリコーゲンを貯めておく必要がある．特に，持久力を必要とする競技においてはグリコーゲンの消費が激しいので，グリコーゲン貯蔵量が直接成績に影響をもたらす．トレーニングと高糖質食によって筋肉にグリコーゲンを蓄積することをグリコーゲンローディングという．

D 糖質と他の栄養素との関係 —·—·—·—·—·—·—

1 糖質摂取によるタンパク質節約作用

　摂取したタンパク質はエネルギー源としても利用されるが，本来の機能は生体成分や酵素などのタンパク質合成のための素材として使われなければならない．生体が要求するエネルギー量に比べて摂取エネルギー量が少ないときには，タンパク質はエネルギー源として優先的に使われる．また，摂取エネルギー量に過不足がなくても，その供給源の大部分がタンパク質であれば，タンパク質本来の機能としてよりもエネルギー源として使われる．このとき，糖質が十分に存在すると，糖質がエネルギー源として使われるためにタンパク質はエネルギー源として使われなくてすむ．これが糖質の**タンパク質節約作用**である．

◉タンパク質節約作用

2 過剰糖質から貯蔵脂肪の合成

　日本人の糖質摂取量は1日約260 gである．この量は1日3回に分けて摂取しても，肝臓や筋肉のグリコーゲン貯蔵量を超えている．このため，過剰の糖質は脂肪組織へ取り込まれて脂肪酸に合成され，貯蔵脂肪となる．脂肪1 gは9 kcalのエネルギーを貯蔵することができるので，糖質エネルギーのエネルギー貯蔵形態として好都合である．しかし，脂肪酸から再びグルコースが合成されることはない．また，リノール酸，α-リノレン酸などの必須脂肪酸は糖質から合成できない．

3 糖質摂取とビタミン B_1 消費量増加

　白米のみを大量に食べるとビタミン B_1 欠乏である脚気（かっけ）になることは古くから知られている．白米には糖質が多く，その代謝過程で必要なビタミン B_1 の含量が少ないからである．グルコースが解糖系を経て TCA 回路に入り完全に酸化される過程で，ビタミン B_1 が補酵素として作用する2種類の酵素がある（**図6-9**）．1つはピルビン酸からアセチル CoA へ転換する**ピルビン酸脱水素酵素**（①）であり，もう1つは2-オキソ（α-ケト）グルタル酸をスクシニル CoA へ転換する**2-オキソグルタル酸脱水素酵素**（②）である．このほか，ビタミン B_1 はペントースリン酸回路の**トランスケトラーゼの補酵素**（③）としても作用する．すなわち，1分子のグルコースが代謝されてエネル

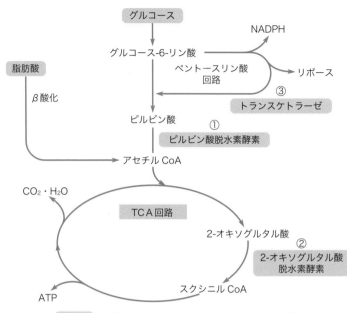

図6-9　糖質代謝におけるビタミン B₁ の作用酵素

ギーを産生する過程で4分子のビタミン B_1 が関与し，ペントースリン酸回路の非酸化的段階*で1分子のビタミン B_1 が関与している.

　一方，脂肪酸が$β$酸化をしてアセチル CoA に転換される過程では，ビタミン B_1 が補酵素として作用する酵素は存在しない. 1分子のアセチル CoA が TCA 回路に入って完全に酸化される過程では，1分子のビタミン B_1 が関与している. すなわち，脂質がエネルギー源として利用されるときは，糖質がエネルギー源として利用されるときに比べてビタミン B_1 の消費量は少なくてすむので，脚気になりにくいのである. 糖質に富んだ食事をする場合はビタミン B_1 を上積みして摂取する必要がある.

E　難消化性糖質の生理効果

　難消化性糖質（難消化性オリゴ糖*，糖アルコール*）は，消化性のスクロース（ショ糖）やグルコースとは異なった特殊な生理作用をもっていることが次第に明らかになってきた. それらの機能は以下のようなものである.

1　エネルギー摂取軽減効果

　難消化性糖質は発酵・吸収によって代謝されるため，見かけ上の消化吸収率は消化吸収性の糖質と差異がない. しかし，代謝過程で炭酸ガス（二酸化炭素）やメタンガスなどを生じたり，菌体成分として取り込まれるのでエネルギー損失が伴う. 有効エネルギー量は消化・吸収されるスクロース（ショ糖）などが 4 kcal/g であるのに対して，発酵・吸収によって利用される糖質は

*ペントースリン酸回路の非酸化的段階　細胞がペントースリン酸よりもNADPHを要求するとき，非酸化的段階の酵素群は，ペントースリン酸を解糖系中間体のフルクトース-6-リン酸とグリセルアルデヒド-3-リン酸に変換する.

*難消化性オリゴ糖　消化吸収されない，あるいは消化されにくいオリゴ糖をいう. 代表的なものはフラクトオリゴ糖，乳果オリゴ糖，ガラクトオリゴ糖などで，スクロース（ショ糖），ラクトース（乳糖），デンプン分解物などを原料にして酵素作用によってつくられる. 天然の食品に存在するために，人工的につくられても人工甘味料とはいわない.

*糖アルコール　単糖またはオリゴ糖に水素添加して還元したものをいう. 糖アルコールはすべて非還元糖で，対応する糖と糖アルコールは以下の通りである. グルコース↔ソルビトール，キシロース↔キシリトール，マルトース↔マルチトール，ラクトース↔ラクチトール. 糖アルコールにすると原材料の糖質よりも甘味度が高くなるが，消化・吸収されにくくなる.

約2kcal/g程度である．砂糖の代わりに難消化性糖質を使用すれば，それだけエネルギー摂取の抑制が期待できる．

　食品の生理的エネルギー量は物理的燃焼値に見かけの消化吸収率を乗じて算出しているが，これには腸内細菌による損失分が考慮されていない．たとえば，デンプンの大部分は消化吸収されているが，その一部は未消化の状態で大腸に送り込まれ，腸内細菌による発酵を受けている．つまり，デンプンの有効エネルギー量は過大評価されていることになる．また，水溶性食物繊維は腸内細菌によって発酵を受け部分的に利用されるので，消化されなくてもエネルギーは0kcalではない．すなわち，過小評価されている．

② インスリン節約効果

　糖尿病はインスリンの絶対的あるいは相対的不足によって生じる代謝性疾患である．このため，糖尿病患者にとっては甘味を満たし，なおかつその代謝過程にインスリンを要求しない甘味料，あるいは砂糖に比べてインスリン分泌刺激の少ない甘味料は食事を楽しみ，生活の質（quality of life）を向上させる面からも好都合である．

　難消化性オリゴ糖や糖アルコールは消化酵素によって単糖へ消化されないので，これを摂取しても血糖は上昇しない．また，それらの糖質が発酵されるときに生成される短鎖脂肪酸はインスリン分泌を刺激しない（図6-10）．したがって，血中インスリン濃度もまったく影響を受けない．糖尿病患者においても一定のエネルギーが必要であるので，むしろこの発酵・吸収経路によるエネルギー供給は好都合である．ただし，オリゴ糖の甘味度はスクロースに比べて低いので，同一の甘さを必要とすれば多く使用する必要がある．

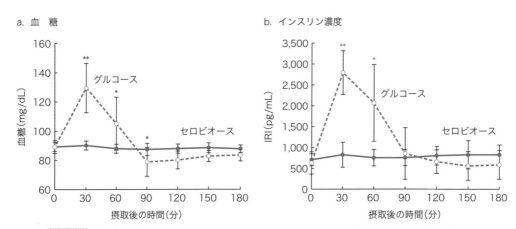

a. 血　糖　　　　　　　　　　　　　　b. インスリン濃度

図6-10　難消化性二糖であるセロビオース摂取時の血糖ならびにインスリン濃度の変化

*, **：25gのセロビオースを経口摂取した群（健康女性）と同量のグルコースを同様に摂取した群（健康女性）間では血糖値に有意差が認められた（$p < 0.05$, $p < 0.01$）．
*, **：25gのセロビオースを経口摂取した群（健康女性）と同量のグルコースを同様に摂取した群（健康女性）間で血清中のインスリン濃度に有意差が認められた（$p < 0.05$, $p < 0.01$）．
IRI : immunoreactive insulin

③ う蝕軽減効果

　う蝕（虫歯）が発生するためには虫歯菌（ミュータンス連鎖球菌）がスクロースを基質にして粘着性の強い不溶性グルカンを生成することが前提にある．これが歯垢となって歯面に付着するために，歯面と不溶性グルカン皮膜の間へ唾液が進入できなくなって産生された酸に対する中和作用が阻害され，pH が 5.7 以下に低下するとエナメル質表層に脱灰が起こる．これがう蝕のはじまりである（図6-11）．したがって，ミュータンス連鎖球菌に利用されない甘味糖質がスクロースの代わりに使用されると，不溶性グルカンが生成されず，歯垢も形成されないのでう蝕発生のリスクは低くなる．

　非う蝕原性の甘味糖質はスクロースと同程度のエネルギーをもったカップリングシュガー，パラチノース，トレハロースなどと，スクロースに比べてエネルギーの少ない難消化性のフラクトオリゴ糖，マルチトール，エリスリトールなどがある．

④ 腸内環境の改善効果

　難消化性糖質は大腸に到達し，腸内細菌によって発酵されて短鎖脂肪酸が生成されるために腸管腔内は酸性に傾く．ビフィズス菌や乳酸菌は酸性環境に比較的強いために増殖できるが，酸性に弱い腐敗菌や病原菌などは増殖が抑制され，結果的に有用菌が増加して有害菌が減少する．難消化性オリゴ糖などの摂取は，有用菌を増殖して有害菌が少ない状態にして好都合な影響を生体にもたらす．有用菌増殖効果をもたらすオリゴ糖などを**プレバイオティクス**（prebiotics）という．

●プレバイオティクス

　発酵によって生成される短鎖脂肪酸は大腸の蠕動運動を促進して排便を促し，有害菌の減少は発がん物質や老化促進物質などの有害物質の生成を抑制する．また，ビフィズス菌などの勢力が優勢な腸管腔内環境では，便性や便秘の改善をはじめ病原菌の増殖が抑制され，疾病の発症が抑えられる．さら

6

炭水化物の栄養

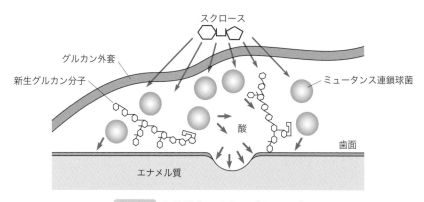

図 6-11　う蝕発生のメカニズムのモデル
［浜田茂幸：歯の健康と食生活．ヘルシスト 106：44-47, 1994 より引用］

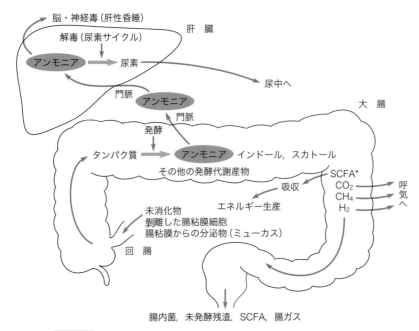

図6-12 大腸内発酵によるアンモニアの生成と肝臓における解毒

* SCFA：酢酸，プロピオン酸，*n*-酪酸などの短鎖脂肪酸
［奥　恒行：新しい糖質・オリゴ糖の機能性. Health Digest 5（4）：1-8，1990 より引用］

に，有用菌の増大は消化管免疫機能などを向上させ，生体防御に寄与する．腐敗菌などの有害菌の減少は腐敗物の産生を減じるので，糞便やオナラの悪臭が改善される．また，アンモニアの減少は肝臓の解毒負担を軽減して肝機能低下による肝性昏睡などの症状改善を図る（**図6-12**）．

5 難消化性糖質のその他の機能

難消化性糖質を大量にラットに摂取させると盲腸や結腸が肥大するが，適当量の摂取は腸粘膜の発達を促し，消化吸収機能を向上させる．同様な現象は食物繊維によっても生じる．また，難消化性糖質の発酵分解によって生じた*n*-酪酸は大腸粘膜吸収上皮細胞のエネルギー源として優先的に利用される．さらに，難消化性糖質の摂取量に対応して便量も増大するので食物の消化管滞留時間（transit time）が短縮され，排便促進効果が期待できる．しかし，食物繊維ほどの効果は期待できない．

一方，マルチトールなどの糖アルコールは小腸からのカルシウム吸収を促進し，難消化性オリゴ糖は大腸からのカルシウムや鉄など金属イオンの吸収を促進する．この機序は十分に解明されていないが，大腸の腸管腔内が酸性に傾くことによってミネラルが可溶化して吸収が促進すると考えられている．

F 食物繊維の生理効果 ----------

1 消化管における食物繊維の挙動とはたらき

a 口腔における挙動とはたらき

　食物繊維*の多い食品は噛みごたえがあるために，咀嚼（そしゃく）に時間がかかり，しっかり噛んで食べる必要がある．したがって，食物繊維を含んだ食事は咀嚼力の向上が期待できる．さらに，食物を摂取してから嚥下（えんげ）するまでに時間がかかるために，食事に要する時間が長くなる．この間に，小腸から吸収された食物成分が満腹中枢の刺激と摂食中枢の抑制をもたらし，結果として食べすぎを抑制する．

*食物繊維　☞23頁

b 胃における挙動とはたらき

　胃に移行した食物繊維は唾液や胃液を吸収して膨潤するために「カサ」(容量)を増大する．胃内容物の容量が増大すると空腹感が満たされるので食べすぎを抑制する．その結果，エネルギー摂取が抑制されるので肥満の予防あるいは解消が期待できる．

　また，胃へ移行した食物繊維は，分子量の小さいスクロースやグルコースなどの胃から小腸への移行を遅延させるために，これらの糖質の小腸における消化や吸収がゆっくり行われ，急激な血糖上昇を抑制する．血糖上昇が抑制されるとインスリン分泌刺激が弱くなるために糖尿病の予防が期待できる．

c 小腸における挙動とはたらき

　食物繊維は水分を吸収して膨潤しゲルを形成し，小腸内容物の容量を増大する．小腸内容物が増大すると，それに取り込まれている糖質や脂質が希釈されて消化や吸収が遅延あるいは抑制される．結果として，血糖上昇が抑制されるために糖尿病の予防が期待できる．また，コレステロールやナトリウム(Na)などの物質も吸収が阻害されて，血清コレステロールやナトリウム濃度の上昇が抑制される．このはたらきによって，脂質異常症，動脈硬化症，高血圧症などの予防が期待できる．さらに，カドミウム(Cd)，色素，添加物などの有害物質の吸収を阻害して毒性の発現を阻止することが期待できる．

d 大腸における挙動とはたらき

　食物繊維は消化酵素で消化されないので，小腸を通過して大腸に到達する．大腸に流入した食物繊維は腸内細菌によって発酵分解を受け，短鎖脂肪酸のほか，炭酸ガス，水素ガス，メタンガスなどに代謝される．さらに，一部は腸内細菌の増殖に利用される．食物繊維の分解時に生成される酢酸，プロピオン酸，n-酪酸などの短鎖脂肪酸はエネルギー源として利用されるほか，特殊な機能を発現し，大腸がんや高コレステロール血症などさまざまな病気の予防に寄与している．また，食物繊維はビフィズス菌などの有用菌を増殖

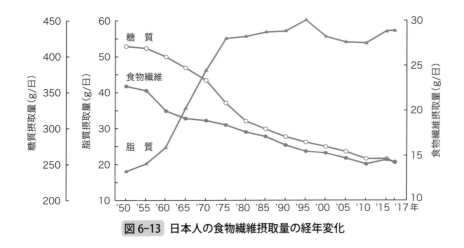

図 6-13 日本人の食物繊維摂取量の経年変化

させ，ウェルシュ菌などの有害菌を減少させるなどして腸内細菌叢（腸内フローラともいう）を改善し，大腸内環境を良好な状態に維持する．その結果，発がん物質や腐敗物質などの有害物質の生成が抑制され，生体の負担が軽減されたり，免疫機能が向上したりして生体防御機構が強化される．この腸内細菌による分解は水溶性食物繊維の方が不溶性のものより速やかに行われる．

2 日本人の食物繊維摂取状況と疾病構造の変化

a 食物繊維摂取状況の年次変化

　日本人の食物繊維摂取量は昭和 20 年代（1945 年〜）の食生活の貧しい時代では 1 日 25 g 以上あった．しかし，食生活が豊かになるに伴って減少し，現在では国民 1 人あたり 1 日摂取量は 15 g 前後である（**図 6-13**）．また，東京都内の女子大学生を対象とした調査によると，1 日平均食物繊維摂取量は 14 g を切っている．これは，日本人の食事内容が穀類主体から動物性食品主体に切り替わっていることを強く反映している．さらに，若い女性ではダイエットを意識して食物の摂取量が全体的に少ないことにも起因している．事実，国民 1 人あたりの炭水化物摂取量は 1950 年には 1 日 420 g もあったものが現在では 260 g 以下まで減少し，逆に脂質摂取量は 20 g を大きく下回っていたものが，食生活が豊かになるに伴って 60 g 近くまで増加している．現代人の食事内容は総じて低食物繊維・適正脂肪食になっている．この食事内容の変化が生活環境の変化と相まって，生活習慣病の発生に深くかかわっている．

b 大腸がん死亡率の年次変化とその要因

　わが国における胃がんの死亡率は，集団検診による早期発見・早期治療などの重症化予防（二次予防）によって減少しているが，大腸がんは徐々に確実に増加している．わが国の大腸がん死亡率は欧米先進国に比べるとまだ低いが，食事内容の欧米化に伴ってさらに増加するものと予想される．同じ遺伝

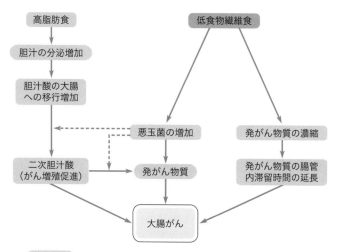

図 6-14　低食物繊維・高脂肪食による大腸がん発生機序

素因をもつ日系ハワイ人の大腸がん発生率が，日本人よりも同じ生活環境に住むハワイ人に近いことを考えても，食事要因が大腸がん発生に深くかかわっていることが理解できる．

　欧米人の食事内容は低食物繊維・高脂肪食で脂質摂取量が 1 日 100 g 以上，エネルギー比は 40％を超えている．これに対して，日本人の脂質摂取量は生活の豊かさに伴って増加したといっても 1 日 60 g 前後で，エネルギー比ではおよそ 25％で適正な量である．食物繊維摂取量はアメリカ人が 1 日 11 〜 13 g であるのに対して，日本人は 15 g 前後である．しかしながら，今後，日本人の食事内容の低食物繊維・高脂肪食化が進むと，大腸がんは確実に増加すると予想される．

　低食物繊維・高脂肪食と大腸がんとのかかわりは次のように説明できる（図6-14）．すなわち，脂質摂取量の増加に伴って，ミセル形成に必要な胆汁酸分泌が増加する．十二指腸に分泌された胆汁酸は脂肪酸や 2-モノグリセリドとミセルを形成して脂肪酸と 2-モノグリセリドの吸収を高めた後，小腸下部の回腸から大部分が再吸収されるが，一部は吸収されずに大腸に移行して腸内細菌により二次胆汁酸に代謝される．このとき，胆汁酸の一部は発がん物質（initiator）や細胞増殖因子（promotor）に転換される．脂質摂取量が多くなれば胆汁酸分泌量も多くなり，大腸に移行する量も多くなる．結果的に，大腸内における発がん物質や細胞増殖因子の生成量が多くなり，発がんのリスクはそれだけ高くなる．

　一方，食物繊維が少ない食事を摂取すると，未消化物が少ないために排便までの時間が長くなる．すなわち，便秘を起こしやすくなる．摂取する食品には発がん物質が多少なりとも含まれているので，排便までの時間が長くなるほど，発がん物質の大腸粘膜への接触時間が長くなって大腸がんリスクは高くなる．また，食物繊維の少ない食事は，発がん物質や細胞増殖因子を生成する有害菌を増殖させると同時に，大腸内滞留時間が長くなるためにそれ

らの生成量が多くなり，大腸がんリスクを高める．

　大腸がんはいくつかの要因が重なって発生すると考えられるが，低食物繊維・高脂肪食は大腸がんのリスクを高めると結論づけられる．排便がスムーズに行われるのは腸内環境が良好な状態にあることを示し，さまざまな生活習慣病の誘発を抑制する効果をもたらしていると考えられる．

●グリセミック・インデックス（GI）

コラム　グリセミック・インデックス

　グリセミック・インデックス（glycemic index, GI）とは，基準となる糖質を摂取したときの，血糖上昇に対する検査食品の血糖上昇の度合いを数値で示したものをいう．すなわち，基準糖質（グルコース 50 g）摂取時の 2 時間までの血糖曲線下面積に対する，炭水化物 50 g を含む検査食品の 2 時間までの血糖曲線下面積の比率である（図）．当初，基準糖質にグルコースが用いられていたが，現在は白パンが用いられている．GI は糖尿病の食事療法において，食事の量的な配慮だけでなく質的配慮も必要であることから出てきた概念である．

　GI の例（白パン基準）：ご飯 98，ようかん 70，もち 92，グルコース 137，フルクトース（果糖）18.

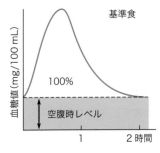

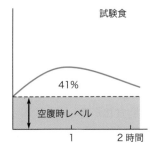

③ 食物繊維の目標摂取量

　排便が 1 日 1 回あるような身体状況を維持することが，生活習慣病予防の観点からも必要であると考えられている．これらを配慮して，日本人の食事摂取基準（2020 年版）では食物繊維の目標量*（tentative dietary goal for preventing life-style related diseases, DG）を成人で 1 日 20 g 程度としている．1 日 20 g 程度はあくまで 1 つの目標で，これ以上摂取してはいけないということではない．むしろ，もっと摂取量が多くなるような食事内容にすることが現代人には必要である．食物繊維を 1 日 40 〜 50 g 摂取することはきわめて困難であるが，仮にそれだけ摂取しても過剰障害の心配はない．

　排便が 1 日 1 回あるような状態を維持するためには，便量が約 150 g 必要であるとされている．食物繊維を 1 日 20 〜 25 g 摂取すると，便量約 150 g が確保できるので，1 日 1 回排便するためには食物繊維を少なくとも 1 日 20

＊目標量（DG）　生活習慣病の発症・重症化予防を目的として，特定の集団において，その疾患のリスクやその代理となる生体指標の数値が小さくなると考えられる栄養状態を達成する量である．すなわち，生活習慣病の発症・重症化予防のために現在の日本人が当面目標とすべき摂取量（または，その範囲）である．この範囲に摂取量がある場合には生活習慣病のリスクが低いという考え方に基づいたものである．これは，疫学研究による知見を中心とし，実験栄養学による知見を加味して策定される．食事摂取基準の指標の 1 つ．

〜25g摂取するように心がけることである．また，大腸がんあるいは憩室症の患者とそうでない患者の食物繊維摂取量を比較すると，大腸がんあるいは憩室症患者の食物繊維摂取量は20g以下で，そうでない患者は20g以上を摂取していたという報告もある．疾病予防の観点からも目標量の食物繊維摂取は重要である．

練習問題

以下の問題について，正しいものには○，誤っているものには×をつけなさい．

(1) グルコースを唯一のエネルギー源とする組織は，脳・神経組織，赤血球，心臓，酸素不足の骨格筋などである．

(2) 日本人の糖質摂取量は1日約260g前後で，エネルギー比率は約40%である．

(3) グリコーゲンがもっとも高濃度に貯蔵されるのは骨格筋である．

(4) 脳重量は体重の2%程度にすぎないが，1日に必要なエネルギーの約20%を消費する．

(5) 肝臓ならびに筋肉のグリコーゲン分解によって生成されたグルコースは血糖維持に使われる．

(6) 筋肉グリコーゲンが血糖維持に使われないのは，筋肉にグルコース-6-ホスファターゼが存在しないからである．

(7) 肝臓のグリコーゲン貯蔵量は，グルコースを唯一のエネルギー源とする組織の消費量に不足するので，1日数回食事をする必要がある．

(8) 乳酸，ピルビン酸，クエン酸などから糖新生経路でグルコースが生成されるが，アミノ酸からはグルコースは生成されない．

(9) 赤血球や筋肉で生じた乳酸は肝臓へ運ばれて，糖新生経路でグルコースへ再合成され再び血流に乗って筋肉や赤血球へ戻っていく．

(10) 飢餓時にタンパク質が分解して生じたアラニンは血流に乗って肝臓に運ばれ，ピルビン酸を経てグルコースに合成される．これをコリ回路という．

(11) 赤血球はミトコンドリアをもっていないので，TCA回路(クエン酸回路)でエネルギーを産生できない．このため，解糖系でエネルギーを産生している．

(12) 乳糖不耐症はマルターゼが先天的に欠損あるいは活性が低いために，牛乳などを摂取すると高浸透圧性の下痢をする疾患である．

(13) 腎性糖尿は腎臓のグルコース再吸収に対する閾値が低いために，糖質に富んだ食事をすると尿糖を起こす先天的な疾患をいう．

(14) 血糖とは血液中に含まれるグルコース，ガラクトース，フルクトースなどの単糖を指す．

(15) 血糖値は，糖負荷30〜60分後に最大値を示し，120分後には空腹時のレベルに戻る．

(16) 空腹時でも，血糖値が70〜80mg/dLに維持されているのは，緊急時の筋肉活動のエネルギーを供給するためである．

(17) 血糖の供給は，食事，肝グリコーゲンの分解，肝における糖新生によってもたらされる．

(18) グルカゴンは肝グリコーゲン合成を促進して血糖値を低下させるように作用するが，インスリンは血糖値を上げるように作用する．

(19) 交感神経の刺激はグリコーゲン分解を促進して血糖を上昇させるが，副交感神経の刺激はグリコーゲン合成を促進して血糖を低下させる．

(20) 肝臓や筋肉にグリコーゲンができるだけたくさん貯蔵されているほど，競技能力は持続する．

(21) エネルギー源として糖質が利用されると，脂質が利用されるときに比べてビタミンB_1消費量は少なくてすむ．

(22) プレバイオティクスとは腸管腔内の有用菌増殖効果をもたらすオリゴ糖などである．

(23) 日本人の平均食物繊維摂取量は1日約14gで，1日の目標量30〜40gを大きく下回っている．

(24) 低食物繊維・高脂肪食は胆汁酸分泌量を増大させたり，腐敗菌などを増殖させるために，大腸がんリスクを高める．

7 脂質の栄養

学習目標

1. 食事から摂取した脂質の体内での運命について説明できる.
2. 脂肪の燃焼メカニズムについて説明できる.
3. 絶食時における体内の脂質の臓器間分配について説明できる.
4. 貯蔵エネルギーとしての脂肪の持ち出しについて説明できる.
5. コレステロールの体内動態について説明できる.
6. 脂質摂取量の決定根拠について説明できる.
7. 脂質代謝と他の栄養素との関係を説明できる.

A 脂質の体内代謝

1 食後，食間期の脂質代謝

食事由来の脂肪の大部分は小腸で吸収され，腸細胞内で**トリグリセリド(ト リアシルグリセロール)**に再合成される．トリグリセリドはリン脂質やアポ リポタンパク質(アポタンパク質)とともに安定で大きな球状のリポタンパク 質(☞B**1**, 140頁)である**キロミクロン**の形でリンパ管(乳び管)に分泌され， 胸管を経て，頸静脈に入る(**図7-1**). 骨格筋，心臓，乳腺や脂肪組織などの 毛細血管をめぐる過程でキロミクロン中のトリグリセリドの約半分はリポタ ンパク質リパーゼにより加水分解され，生じた脂肪酸はこれらの組織に取り 込まれる．食後に上昇するインスリンは脂肪組織の**リポタンパク質リパーゼ** を活性化させることによって，脂肪組織への脂肪酸の取り込みを促進する． リポタンパク質リパーゼの作用を受けたキロミクロンは，トリグリセリドが 少なく，相対的にコレステロールを多く含むのでキロミクロンレムナント(レ ムナントは残りかすという意味)と呼ばれる．キロミクロンレムナントは血 中でアポリポタンパク質(アポ)Eを獲得し，肝臓にあるアポEを認識する 受容体に結合して肝臓に取り込まれる．肝性リパーゼはキロミクロンレムナ ントに含まれるトリグリセリドの分解を亢進することによって，レムナント の取り込みを助ける．

食事および内因性脂肪酸を構成成分として肝臓で合成されたトリグリセリ ドは，**超低密度リポタンパク質(VLDL)**の形態で食後活発に血液中に分泌さ れ，キロミクロンと類似の機構によって代謝される(**図7-2**)．リポタンパク 質リパーゼの作用で生じたVLDLレムナントは，中間密度リポタンパク質

● トリグリセリド(トリアシル グリセロール)

● アポリポタンパク質

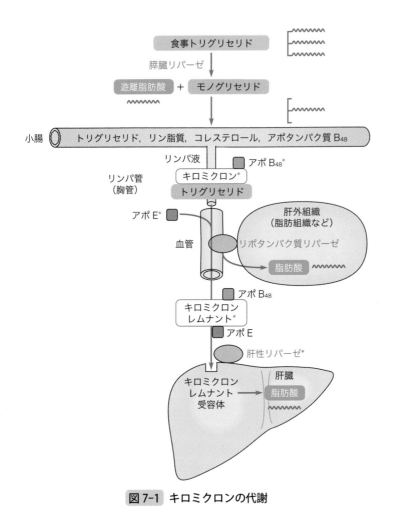

図 7-1　キロミクロンの代謝

＊キロミクロン　小腸で吸収された食事脂質をリンパ系で運ぶためのリポタンパク質．トリグリセリドが多く含まれるので比重が小さい．

＊キロミクロンレムナント　肝外組織のリポタンパク質リパーゼで，キロミクロンのトリグリセリドが分解されて比重が大きくなったもの．

＊アポB_{48}　アポB_{48}は小腸で合成されるアポタンパク質の一種で，アポB_{100}の遺伝子を転写してmRNAの段階でアポB_{48}に「編集」される．その酵素はエディティング酵素と呼ばれる．ヒトは肝臓ではこの酵素が発現しておらず，アポB_{100}を合成している．

＊アポE　アポEは肝臓，マクロファージ，脳などでつくられる．VLDL，VLDLレムナントの主要なアポタンパク質である．LDLレセプター等リポタンパク質受容体のリガンドとなり，細胞へのリポタンパク質の取り込みを媒介している．

＊肝性リパーゼ　肝細胞でつくられ，肝臓の血管内皮に存在する．キロミクロンなどに含まれるトリグリセリドを分解する．分解した脂肪酸とグリセロールは肝細胞に取り込まれる．

(IDL)と称される．IDL からコレステロールに富む**低密度リポタンパク質**(**LDL**)が生成される．食後の脂肪組織ではキロミクロンや VLDL 中のトリグリセリドに由来する脂肪酸が大量に取り込まれ，中性脂肪として貯蔵される．なお，食後に分泌されるインスリンは，脂肪の分解を抑制することによって脂肪蓄積を促進する．

2 脂質代謝の臓器差

　肝臓は脂質の代謝および輸送において中心的役割を担っている．肝臓はコレステロールから合成した**胆汁酸**を十二指腸へ分泌し，脂肪吸収を助ける(**図7-2**)．肝臓で合成されたトリグリセリドやコレステロールは VLDL や LDL などのリポタンパク質として筋肉，脂肪組織やその他の臓器に輸送され，エネルギー源や細胞膜の構成成分として利用されている．絶食時では，脂肪組織から血中への脂肪酸放出が盛んとなる．肝臓に取り込まれた脂肪酸は β 酸化系でエネルギー源として利用されるとともにケトン体に変換され血液を介

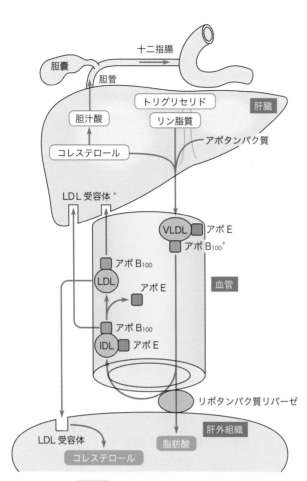

図7-2 VLDL および LDL の代謝
LDL：低密度リポタンパク質，VLDL：超低密度リポタンパク質，IDL：中間密度リポタンパク質

*LDL受容体　肝臓等に発現して，アポE，アポB₁₀₀が存在するリポタンパク質を血液中から取り込んでいる.

*アポB₁₀₀　LDLを構成するアポタンパク質. 分子量549 kDaの巨大タンパク質である.

して筋肉や脳へ輸送され，そこでエネルギー源として利用される. 副腎皮質，精巣や卵巣ではコレステロールから，それぞれグルココルチコイド，テストステロンやエストラジオールなどを生成する（☞ D **3**, 148 頁）. 皮膚ではコレステロールの代謝産物である 7-デヒドロコレステロールからプレビタミン D_3 が生成される. プレビタミン D_3 は体熱によって徐々に熱異性化し，ビタミン D_3 となる（☞第 5 章 E **4** a2），95 頁）.

3 β 酸化系と TCA 回路

次に示す経路は，ミトコンドリア内に存在する.

$$C_{16}H_{32}O_2（パルミチン酸）+23 O_2 \rightarrow 16 CO_2 + 16 H_2O + 131 ATP$$

細胞質内で，脂肪酸と CoA が結合したアシル CoA はそのままでは，ミトコンドリアの内膜を通過できないので，アシルカルニチンという形で通過す

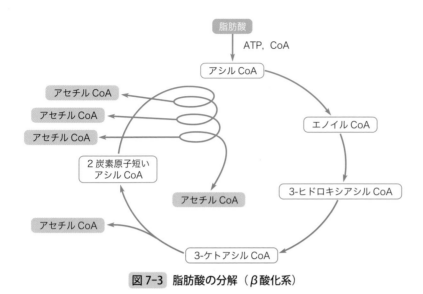

図7-3 脂肪酸の分解（β酸化系）

る（なお，カルニチン*はリシンから体内で合成される）．そして，ミトコンドリア内部で再度アシル CoA となり，代謝を受け，アセチル CoA が生成する．

$$1\,\text{mol のパルミチン酸分子} \rightarrow 8\,\text{mol のアセチル CoA}$$
$$+ 7\,\text{mol の NADH} + 7\,\text{mol の FADH}_2$$

　β酸化は，**図7-3**に示すように，脂肪酸の分子から炭素原子を 2 個ずつ分解する酵素系の作用（アセチル CoA が生成する）で進む．分解は酸化的なものであり，酵素は脂肪酸の分子中の水素を 2 種類の補酵素に渡す．補酵素の 1 つは NAD^+ で，他は FAD である．その結果，NADH と $FADH_2$ が生成する．これらは電子伝達系に入り ATP を産生する．パルミチン酸が完全に二酸化炭素と水に酸化されると，1 mol あたり，約 2,400 kcal のエネルギーを生じることがわかっている．7 mol の NADH と 7 mol の $FADH_2$ から，$(7 \times 3) + (7 \times 2) = 35$ mol の ATP をつくることができる．1 mol の ATP は約 7.3 kcal の自由エネルギーを生じるので，35 mol の ATP は約 250 kcal の自由エネルギーを生むことになる．この時点におけるエネルギー効率は$(250/2,400) \times 100 = 10\%$ 程度にすぎない．

　β酸化系で生成したアセチル CoA は，**図7-4**に示したように，糖質の呼吸経路と同じように TCA 回路で代謝される．**表3-1**(☞ 52 頁)のグルコース 1 mol から生じるアセチル CoA は 2 mol である．TCA 回路で 1 mol のアセチル CoA より 12 mol の ATP が生じるので，総計で（パルミチン酸からでは 8 mol のアセチル CoA ができるので）$8 \times 12 = 96$ mol の ATP が生じる．

　総計では，1 mol のパルミチン酸がこれらの経路で完全に利用されると，131 mol$(35 + 96)$の ATP が産生する（エネルギー的には約 960 kcal）．したがって，エネルギー効率は 40% 程度となる$(960/2,400 = 0.4)$．これは，グルコースのエネルギー効率とほぼ同じである．しかし，エネルギーの実際量は大き

*カルニチン　4-トリメチルアミノ-3-ヒドロキシ酪酸のこと．細胞内では長鎖脂肪酸と結合して，ミトコンドリアへ運搬する役割を果たす．

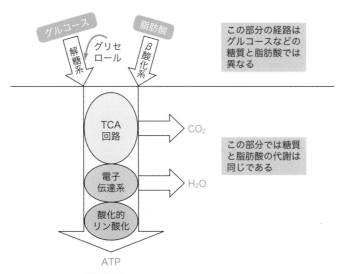

図 7-4 糖質と脂肪酸代謝の概念図

く異なる．グルコース 1 mol あたりの利用できる全自由エネルギーは，約690 kcal である．炭素 1 原子あたりの利用できる全自由エネルギーは，690/6 ＝115 kcal，115 kcal の 40% は，46 kcal である．一方，パルミチン酸 1 mol あたりの利用できる全自由エネルギーは，約 2,400 kcal である．炭素 1 原子あたりの利用できる全自由エネルギーは，2,400/16＝150 kcal．150 kcal の40% は，60 kcal である．これは，脂肪酸〔$(CH_2)_nO_2$〕が糖質〔CH_2O〕よりさらに還元された形であるためである．つまり，

①炭素化合物が還元された形であれば，それだけ利用できるエネルギーは大きい

②炭素化合物が酸化された形であれば，それだけ利用できるエネルギーは小さい

③CO_2 はもっとも C が酸化された形であるため，利用できるエネルギーはまったくない

　したがって，脂肪はエネルギーを貯える上で，糖質よりも少なくてすむ．糖質 1 kg は約 33 mol の〔CH_2O〕を含んでおり，全自由エネルギーは約3,800 kcal である．脂肪 1 kg は約 71 mol の〔CH_2〕を含んでおり，全自由エネルギーは約 10,600 kcal である．これは，糖質の 3 倍近くにあたる．

4 ケトン体

　絶食によって，エネルギー供給源であるグルコースが不足すると，グルカゴンが分泌されて肝臓で糖新生が活発になるとともに，脂肪組織由来の遊離脂肪酸が大量に肝臓に取り込まれる．遊離脂肪酸はミトコンドリアで β 酸化を受けアセチル CoA に変換され，TCA 回路（クエン酸回路）に入り ATP の生産に利用される．しかし，過剰のアセチル CoA は TCA 回路で処理でき

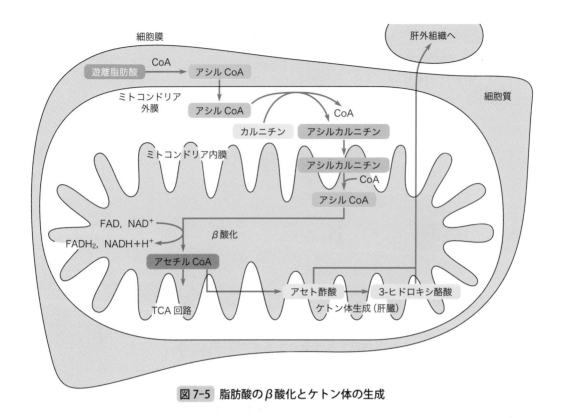

図 7-5　脂肪酸の β 酸化とケトン体の生成

ないため，アセチル CoA は肝臓ミトコンドリアに存在する酵素によりアセト酢酸，3-ヒドロキシ酪酸やアセトンなどのケトン体＊へと代謝される（図7-5）．肝臓はケトン体を処理する酵素がないためケトン体は脳や肝外組織に輸送され TCA 回路に入ってエネルギー源として利用される．

　ケトン体の生成を亢進する因子として［インスリン］/［グルカゴン］比があげられている．この値が低いとき，つまり絶食時や糖尿病（低インスリン血症，主に 1 型糖尿病）などのときにケトン体の生成は増加する．治療を受けていない糖尿病患者では，ケトーシス＊を起こす血中ケトン体濃度の上昇［ケトン血症＊（ケトン症）］，尿への多量のケトン体排出（ケトン尿症＊），母乳中へのケトン体排出（ケトン乳症＊）がみられる．これらでは，体液が酸性化する（ケトアシドーシス）．

B　脂質の臓器間輸送

1　リポタンパク質

　水に溶けない脂質は血液中でどのように輸送されているのだろうか．トリグリセリドやコレステロールエステル＊などの非極性の脂質はその表層にリン脂質やコレステロールなどの両親媒性の脂質やアポタンパク質を配置した脂質－タンパク質複合体（リポタンパク質）構造をとることによって血液中で

＊ケトン体　アセト酢酸，3-ヒドロキシ酪酸およびアセトンの総称．健康な成人では血液中濃度が 3 mg/dL 以下である．重い糖尿病では 90 mg/dL にも達する．

＊ケトーシス　ケトン血症，ケトン尿症，ケトン乳症の総称．ケトン体（アセト酢酸，3-ヒドロキシ酪酸）が体液中に異常に蓄積されている状態．糖尿病や飢餓のときに生じる．

＊コレステロールエステル　コレステロールの 3 位の水酸基に脂肪酸のカルボキシル基がエステル結合したもの．血清中には遊離コレステロールとこのコレステロールエステルが存在し，臨床上ではあわせて総コレステロールと称する．

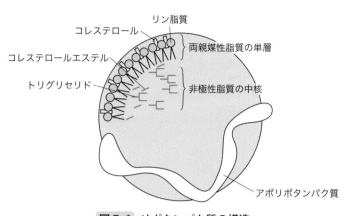

図 7-6　リポタンパク質の構造

表 7-1　ヒト血清リポタンパク質の物理化学的特徴

リポタンパク質	密度	直径	トリグリセリド	リン脂質	コレステロール	タンパク質	主なアポタンパク質
	g/mL	nm	粒子あたりの重量%				
キロミクロン	＜0.95	＞70	83	7	8	2	A-I, A-IV, B$_{48}$, C
VLDL	0.95〜1.006	30〜90	50	20	22	7	B$_{100}$, E, C
LDL	1.019〜1.063	22〜28	10	22	48	20	B$_{100}$
HDL	1.063〜1.210	5〜12	8	22	20	50	A-I, A-II, C

分散できる（**図 7-6**）.

リポタンパク質はその密度と粒子径によって4種類に分類される（**表 7-1**）.

① **キロミクロン**：食事脂肪を輸送する（**図 7-1**）. トリグリセリドに富み, 粒子径が大きく密度が小さいリポタンパク質である. アポ B$_{48}$ が主要なタンパク質である. ◉キロミクロン

② **VLDL**：肝臓から主としてトリグリセリドを搬出するリポタンパク質である. 主要アポタンパク質はアポ B$_{100}$ である. ◉VLDL

③ **LDL**：VLDL が血液中で異化される過程で生成する（**図 7-2**）. 主としてコレステロールを輸送し, アポ B$_{100}$ が主要タンパク質である. ◉LDL

④ **HDL**：タンパク質の占める割合が多く, 密度がもっとも大きいリポタンパク質で, 血液中で生成する（**図 7-7**）. HDL は肝外組織からコレステロールを運び出し, 肝臓へ輸送する役割を担っている. 主要タンパク質はアポ A-I と A-II である. ◉HDL

それぞれのリポタンパク質に結合しているアポタンパク質は, リポタンパク質の構造の維持（アポ A-I, A-II, B$_{48}$, B$_{100}$）, 血清に存在する脂質代謝酵素であるリポタンパク質リパーゼ（補助因子はアポ C-II）やレシチン-コレステロールアシル基転移酵素（LCAT*, 補助因子はアポ A-I）の賦活化および組織のリポタンパク質受容体に対するリガンド（アポ B$_{100}$, E）などの多様な役割を担っている.

*LCAT　主にHDL粒子表面にあるコレステロールの3位の水酸基に, 同じく表面にあるリン脂質（レシチン, つまりホスファチジルコリン）の2位に結合している脂肪酸を転移する酵素である. 肝臓でつくられ, 血液中に分泌される. 血液中のコレステロールエステルのほとんどは, LCATによりつくられたものである.

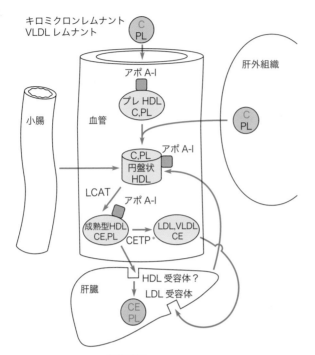

キロミクロンレムナント
VLDL レムナント

肝外組織

小腸

血管

アポ A-I

プレ HDL
C,PL

C,PL
円盤状
HDL

アポ A-I

LCAT

アポ A-I

成熟型HDL
CE,PL

LDL,VLDL
CE

CETP*

HDL 受容体？

LDL 受容体

肝臓

CE
PL

図7-7 HDL の代謝

HDL：高密度リポタンパク質，VLDL：超低密度リポタンパク質，C：コレステロール，
CE：コレステロールエステル，LCAT：レシチン-コレステロールアシル基転移酵素，
PL：リン脂質，CETP：コレステロールエステル転送タンパク質

＊CETP 成熟型HDLからコレステロールエステルをLDLおよびVLDL粒子に引き渡すタンパク質.

② 遊離脂肪酸

◉遊離脂肪酸

　脂肪組織から放出された遊離脂肪酸（FFA）は血液中ではアルブミンとの複合体（1 mol のアルブミンは 6 mol の脂肪酸と結合できる）として輸送され，肝臓や筋肉で脂肪酸結合タンパク質に引き渡され，エネルギー源として利用される．遊離脂肪酸は肝臓ではトリグリセリドに再合成され，VLDL として分泌され各臓器でエネルギー源として利用される経路もある．絶食状態では血液中での遊離脂肪酸濃度は高い．なお，食事に由来する中鎖脂肪酸（炭素数が 8 と 10）や長鎖脂肪酸の一部は胃から門脈血へと放出され，アルブミンと結合して循環する．

③ ホルモン感受性リパーゼ

◉ホルモン感受性リパーゼ

　脂肪組織では，脂肪細胞内にあるホルモン感受性リパーゼによってトリグリセリドが加水分解されて，遊離脂肪酸とグリセロールが生成する（図7-8）．この過程は脂肪組織から血中へ遊離脂肪酸が動員される律速段階である．トリグリセリドから遊離したグリセロールは血液を介して肝臓へ輸送され，糖新生およびトリグリセリド合成に利用される．インスリンはリパーゼホスファターゼを活性化し，ホルモン感受性リパーゼの脱リン酸化*を促

＊タンパク質のリン酸化，脱リン酸化 多くの細胞機能の調節はこのタンパク質のリン酸化，脱リン酸化によって行われている．タンパク質中のアミノ酸残基（セリン，トレオニン，チロシン）の水酸基にATPのリン酸基が転移する反応である.

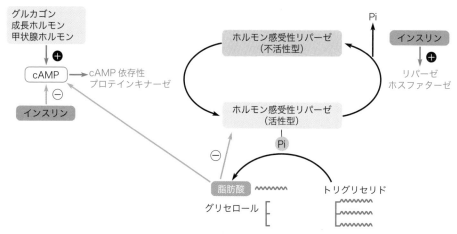

図7-8 脂肪組織におけるホルモン感受性リパーゼの制御
Pi：無機リン酸，⊕：促進，⊖：抑制，⟹：制御，⌒：反応

進することによって，ホルモン感受性リパーゼの作用を抑制する．その結果，脂肪組織から放出される遊離脂肪酸およびグリセロール量が減少する．一方，グルカゴン，成長ホルモンや甲状腺ホルモンは cAMP の合成促進とそれに依存性のリン酸化酵素（プロテインキナーゼ）を活性化することによってホルモン感受性リパーゼを活性化する．なお，インスリンは cAMP の生成を抑制する．

C 貯蔵エネルギーとしての作用

1 トリグリセリドの合成

　肝臓や脂肪組織の脂肪酸は CoA とアシル CoA 合成酵素によって活性化後，アシルトランスフェラーゼの作用で**グリセロール-3-リン酸**へ段階的にエステル化され，トリグリセリドが生成する（**図7-9**）．グリセロール-3-リン酸は，リン酸化酵素がグリセロールをリン酸化する過程とグルコースが解糖系で代謝される過程で生成する．1, 2-ジグリセリド-3-リン酸（ホスファチジン酸）から 1, 2-ジグリセリドへの脱リン酸化反応を触媒する酵素であるホスファチジン酸ホスホヒドラーゼはトリグリセリド合成過程の律速酵素であるとみなされている．1, 2-ジグリセリドはトリグリセリドとコリンやエタノールアミンを含むリン脂質合成との分岐点である．

　小腸は肝臓や脂肪組織と異なり，脂肪の消化過程で生じた **2-モノグリセリド**を出発物質として，これに 2 段階の脂肪酸エステル化が起こりトリグリセリドが生成する．

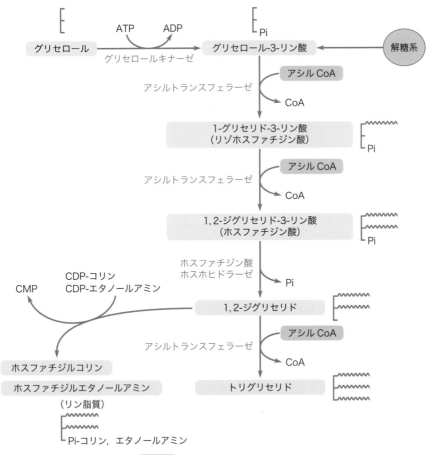

図7-9　トリグリセリドの合成

Pi：無機リン酸，CMP：シチジン一リン酸，CDP：シチジン二リン酸

コラム　脂肪組織での脂肪蓄積の巧妙さ

　脂肪組織においてホルモン感受性リパーゼの作用で，トリグリセリドより生じたグリセロールは脂肪組織におけるトリグリセリドの再合成に利用できない．肝臓に輸送されたグリセロールはトリグリセリドの合成に利用できる．脂肪組織でのトリグリセリドの合成はグリセロール-3-リン酸から行われるが，これは解糖系でグルコースが代謝される過程で生じる．したがって，脂肪組織は血液中のトリグリセリドや遊離脂肪酸だけではなく，血液中のグルコースもトリグリセリドの形で蓄積することとなる．その制御のしかたは，インスリンとグルカゴンが握っている．

② 脂肪細胞の役割

　白色脂肪組織は主として脂肪細胞から構成され，体脂肪の貯蔵場所である．脂肪細胞は脂肪を貯える能力がきわめて大きい．脂肪組織は胎児期にも存在する．体重3.5 kgの新生児は約560 gの体脂肪をもつ．健康な成人男性で体重の約20%は脂肪組織で，その85%程度はトリグリセリドである．健康な成人女性では体重の約25%が脂肪組織である．脂肪組織重量は，非常にやせた人では約1 kgまで低下するが，極端な肥満者では100 kgを超えることがある．

　脂肪組織におけるトリグリセリドからの脂肪酸の切り出しはホルモン感受性リパーゼによって行われる（図7-8）．成人では脂肪酸の代謝回転は遅く，必須脂肪酸であるリノール酸の半分が新しいリノール酸で置き換わるためには350 ～ 750日を要する．そのため，脂肪組織の脂肪酸組成を調べることによって，過去にどのような脂肪酸を摂取したかがわかるため，疾病と脂肪酸摂取との関係追求を対象としている疫学研究で利用されている．

　生体は脂肪酸をミトコンドリアで酸化することによって多くのエネルギーを獲得している．血中のインスリン濃度が低下すると脂肪組織のリポタンパク質リパーゼ活性は低下し，脂肪組織からの脂肪動員が活発になるようにホルモン感受性リパーゼが活性化される．なお，運動や絶食などによってホルモン感受性リパーゼは活性化される．

　また，脂肪組織は以上のようにエネルギー貯蔵臓器と考えられてきたが，アディポサイトカイン*と総称される内分泌因子を分泌する内分泌臓器としての役割がある．代表的なアディポサイトカインとして抗動脈硬化作用をもつアディポネクチン*，摂食抑制作用をもつレプチン*，インスリン抵抗性を高めるレジスチン*などがある．

◉白色脂肪組織

＊アディポサイトカイン　脂肪組織から分泌される内分泌因子の総称．これらの因子が肥満，糖尿病および動脈硬化の発症にかかわっていることが指摘されている．

＊アディポネクチン　脂肪組織から分泌されるアディポサイトカインの1つ．アディポネクチンの血中濃度は肥満者や男性において低く，減量によって増加する．また，肥満状態が同じでも，動脈硬化性疾患および2型糖尿病で低下する．したがって，抗動脈硬化作用およびインスリン抵抗性の改善などの作用が報告されている．

＊レプチン　☞65頁

＊レジスチン　脂肪組織から分泌されるアディポサイトカインの1つ．インスリン抵抗性惹起物質である．したがって，血中レジスチン濃度が高いと，インスリンの作用を阻害し，血糖の低下が抑制される．

7

脂質の栄養

コラム　脂肪組織の種類

　脂肪組織には，形態から分類されている2種類がある．1つは白色脂肪組織で，他方は褐色脂肪組織である．褐色脂肪組織はミトコンドリアを細胞内に多く含んでいるので褐色にみえる．これら脂肪組織はエネルギー代謝上で多くの違いがある．褐色脂肪組織は冬眠中の動物や新生児に多くみられるが，肥満の人にはほとんどみられない．褐色脂肪組織は脱共役タンパク質（uncoupling protein，UCP）をミトコンドリア中に大量に含む．電子伝達系をプロトンが移動するときに通常ならATPが合成（共役）されるが，UCPがあるとATPは合成されずに代わりに熱が発生する．なお，この遺伝子の発現はアドレナリンによって制御されていると考えられている．

　UCPには遺伝的な変異がいくつか見つかっている．これらの変異はUCPの機能に影響する．たとえばUCP-1といわれるタンパク質のアミノ酸が1つ違っているだけで基礎代謝量が1日に200 kcal少なくてすむ．このような遺伝子変

異群を「節約(倹約)遺伝子」と呼んでいる(☞第13章 A❷C, 273頁). 節約遺伝子をもつヒトでは, エネルギー摂取の多いときには肥満になる可能性があるが, 飢餓状態が続くようなときには生存に有利となる.

D コレステロール代謝の調節

❶ コレステロールの合成・輸送・蓄積

コレステロールは主として動物細胞によって合成される. 植物にはごくわずかコレステロールが存在するが, 植物ステロールと総称される異なった構造のステロールが圧倒的に多い. 体内のコレステロールは食事由来と体内での合成に起因する. 1日あたりのコレステロール摂取量は200〜500 mg, 体内での合成量は1日に体重50 kgの人で600〜650 mgとされている. ヒトでは肝臓と小腸が重要な合成組織とみなされている. 高コレステロール血症は心疾患の有力な危険因子の1つである.

●コレステロール

コレステロール合成の出発物質はアセチルCoAである. アセチルCoAからメバロン酸を生成する過程はコレステロール合成の律速段階であり, 3-ヒドロキシ-3-メチルグルタリルCoA還元酵素(HMG-CoA レダクターゼ)が触媒する反応である(図7-10). ファルネシルピロリン酸などを経てコレステロールを生成する. コレステロールは3位の水酸基に脂肪酸がエステル化され, コレステロールエステルに変換されると両親媒性を失い極性が低くなる.

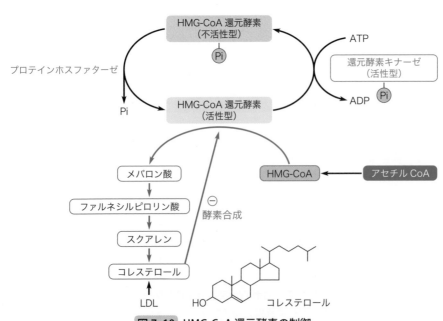

図7-10 HMG-CoA還元酵素の制御
HMG-CoA：3-ヒドロキシ-3-メチルグルタリルCoA, Pi：無機リン酸, ⊖：抑制

コラム　LDL コレステロールが悪玉と呼ばれるのはなぜか？

　LDL が血液中で代謝される速度はトリグリセリドに富む VLDL やキロミクロンに比べて遅い．これは，肝臓の LDL 受容体に対するリガンドである LDL に含まれるアポ B の親和性が，VLDL やキロミクロンのレムナントに含まれるアポ E の親和性より低いからである．また，コレステロールエステル転送タンパク質の作用によって，HDL のコレステロールエステルは LDL に転送されてくるので，LDL はますますコレステロールの多い粒子になる．さらに，LDL の速やかな異化に障害がある場合には LDL の酸化変性が起こり，マクロファージによって貪食されることとなり，その結果，脂質が動脈に沈着し，動脈硬化症の発症の一因となる．したがって，LDL コレステロール濃度が高い場合は動脈硬化の発症の危険性が高いとされ，LDL コレステロールは「悪玉」と呼ばれるのである．

　一方，HDL コレステロールは「善玉」と呼ばれている．HDL コレステロール濃度が高い場合は，組織，たとえば血管壁から引き抜いたコレステロールが多いということである．このコレステロールは最終的には肝臓に取り込まれる．したがって，血清 HDL 濃度が高いことは，血管壁の健全性を表すこととなり，そのために HDL コレステロールは「善玉」と呼ばれるのである．

　肝臓で合成されたコレステロールは LDL によって血中に輸送され，肝臓や肝外組織の **LDL 受容体**を介してこれらの組織に取り込まれる（**図 7-2**）．なお，コレステロールは細胞膜の構成成分として利用されるが，過剰のコレステロールは細胞毒であるために，3 位の水酸基に脂肪酸がエステル化されたコレステロールエステルとして蓄積される．

　末梢組織のコレステロールやリン脂質は循環血中の**円盤状 HDL** によって引き抜かれる（**図 7-7**）．次いで，ホスファチジルコリンの 2 位の水酸基に結合している脂肪酸をコレステロールに転移させるレシチン-コレステロールアシル基転移酵素（LCAT）の作用によって血中でコレステロールエステルを生成する．このようにして生成した**成熟型 HDL** は，末梢組織のコレステロールを肝臓へ輸送し，胆汁酸に変換することで体外へ排出する機能がある．この過程は HDL による**コレステロールの逆転送**と呼ばれる．このように，HDL はコレステロールの逆転送機能があることから，HDL コレステロール対 LDL コレステロール比の増加は心疾患にとって恩恵的である．動脈壁のマクロファージや平滑筋細胞が過剰のコレステロールを LDL から取り込み，HDL へのコレステロールの逆転送が破綻したとき，細胞は泡沫化し，さらには動脈硬化症が発症する．

2 フィードバック調節[*]

　コレステロール合成の律速酵素である HMG-CoA 還元酵素は最終生産物であるコレステロールによって**フィードバック阻害**される（**図 7-10**）．食事

[*]フィードバック調節　代謝産物がその生産にかかわる酵素の活性（酵素量）を阻害して，産物の過剰生産を防ぐしくみ．

7

脂質の栄養

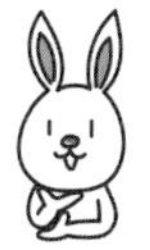

コラム　動物のコレステロール代謝

　ヒトは血清コレステロールの半分以上を LDL コレステロールエステルとして輸送しているが，これは動物全般でそのようになっているわけではない．実験動物としてよく用いられるマウスやラットは血清コレステロールエステルの大部分は HDL として輸送されている．このような動物を HDL 動物と呼び，ヒトは LDL 動物と呼ばれている．LDL 動物には霊長類のほかにハムスターやウサギがいる．これらの違いには本文中に説明したコレステロールエステル輸送タンパク質（CETP）が関与していると考えられる．HDL 動物は CETP 活性がないか，あるいはきわめて低いため，レシチン-コレステロールアシル基転移酵素（LCAT）の作用で HDL 上で産生したコレステロールエステルを HDL から LDL へ輸送できないため，HDL にコレステロールエステルが蓄積する．

コレステロールを運ぶキロミクロンや内因性のコレステロールを運ぶ LDL 中のコレステロールは肝臓での本酵素の遺伝子発現を抑制する．HMG-CoA 還元酵素には活性型と不活性型の両者が存在する．活性型は還元酵素キナーゼによりリン酸化され不活性型に変わる．HMG-CoA 還元酵素はインスリンによって活性型，グルカゴンによって不活性型にそれぞれ変換される．この調節は，ホルモンに応答した素早い反応であるので**短期的制御**といわれている．

3 ステロイドホルモン

　ステロイドホルモンは副腎皮質と生殖腺［睾丸(精巣)，卵巣，胎盤］で合成される．これら器官のステロイドホルモン産生細胞は LDL 受容体および HDL と結合する部位をもつので，合成に必要なコレステロールのほとんどを血液中から得ている．コレステロールはこれら細胞内のミトコンドリアに運ばれ，一連の水酸化酵素により側鎖が切断され，**プレグネノロン**に変換される（図 7-11）．その後，脱水素酵素，異性化酵素および開裂酵素により修飾を受けステロイドホルモンが生成する．ステロイドホルモンの合成は脳下垂体から分泌される副腎皮質刺激ホルモンや性腺刺激ホルモンなどによって調節されている．それぞれのホルモンの合成はその需要に対応するように調

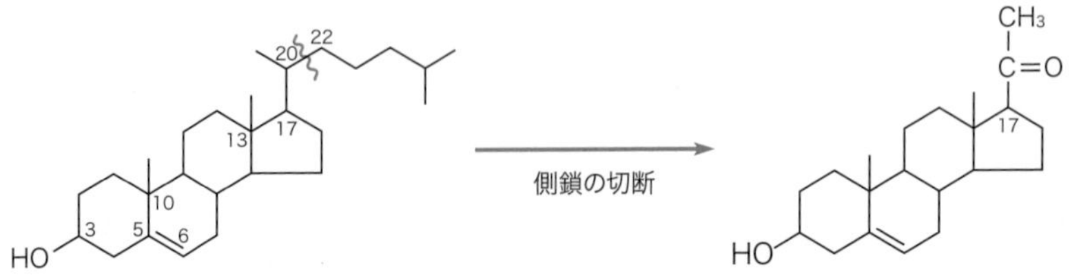

側鎖の切断

コレステロール　　　　　　プレグネノロン

図 7-11　コレステロールからプレグネノロンの合成

節されており，合成されるとすぐに血液中に放出される．

4 胆汁酸の腸肝循環

　胆汁酸は小腸上部で脂肪酸，モノグリセリド，リゾ型リン脂質やコレステ
ロールなどを胆汁酸ミセル*に溶解し，これらの腸細胞への取り込みを促進
するのに必要である．胆汁酸の合成はコレステロールを出発物質として肝臓
で行われる．肝臓で生産されたコール酸およびケノデオキシコール酸はグリ
シンおよびタウリンと抱合して，胆汁中に分泌される（**図 7-12**）．これらの
胆汁酸は一次胆汁酸と呼ばれる．大腸で腸内細菌により一次胆汁酸が脱水酸
化修飾を受けて生成したデオキシコール酸やリソコール（リトコール）酸は二
次胆汁酸と呼ばれる．一次胆汁酸の合成の律速段階はコレステロールの 7 位
がコレステロール 7α-ヒドロキシラーゼによって水酸化される過程である．
この酵素の活性は胆汁酸によってフィードバック阻害される．
　肝臓から分泌された胆汁酸は一度，胆囊で濃縮されてから十二指腸に分泌

●胆汁酸

＊ミセル　界面活性剤で表面を
おおわれた球状のコロイド構造
体．生体ではリン脂質や胆汁酸
が界面活性剤の役割を果たしこ
の構造をとる．

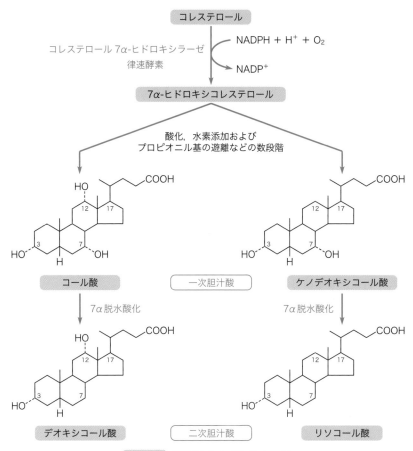

図 7-12 胆汁酸の合成とその構造
一次胆汁酸は側鎖（17 番目の炭素）のカルボキシル基にタウリンやグリシンが抱合した抱合体として存在し
ている．

コラム ステロール調節配列結合タンパク質（SREBP）

　細胞内のコレステロール量を感知するタンパク質が存在するのではないかと示唆されてきた．1993年，コレステロール代謝に重要な役割を果たすLDL受容体やHMG-CoA還元酵素などの遺伝子の発現を制御するタンパク質が発見された．それがステロール調節配列結合タンパク質（SREBP）である．HMG-CoA還元酵素などの調節には本文中で述べた短期的調節以外に，長期的調節があり，このタンパク質が関与する調節が長期的調節に相当すると考えられる．SREBPは小胞体の中に埋め込まれている形で存在し，小胞体中のコレステロール量が低下すると，切り出されて細胞核内に入り，コレステロール代謝に重要な役割を果たすLDL受容体やHMG-CoA還元酵素などのタンパク質の発現のスイッチを「on」にする．

される．胆汁酸は回腸に存在するトランスポーターを介して吸収され，門脈を経て肝臓に再び取り込まれることから，この過程は腸肝循環と呼ばれている．コレステロールの体外排出は，胆汁中にあるコレステロールとこの胆汁酸が回腸での吸収を逃れ糞便中に排泄される過程のみである．再吸収を逃れた一次胆汁酸は主として二次胆汁酸に変換され糞便として排出される．なお，抗菌薬を服用している場合は腸内細菌の活性が低下しているため，糞便には一次胆汁酸が多い．また，胆汁酸との親和性が高いイオン交換樹脂の一種であるコレスチラミンは胆汁酸の再吸収を抑制する．そのため，肝臓におけるコレステロールから胆汁酸への変換が促進され，さらには血清コレステロールの肝臓への取り込み亢進が起こり，血清コレステロール濃度が減少する．

E　摂取する脂質の量と質の評価 ————

1 脂肪エネルギー比率

　脂質摂取量に関する調査研究の多くは脂質の摂取量をエネルギー摂取量の比率で表している．現代日本人の脂質摂取量は男性62g程度，女性53g程度で，エネルギー比率は男性27%程度，女性28%程度である（平成28年国民健康・栄養調査報告により）．平均的な食事をしている日本人では，脂肪エネルギー比率の最低量は，必須脂肪酸であるリノール酸の最低必要量をエネルギー比率3%であるとして計算するとおよそ13%と見積られる．しかし，疫学的調査により脂肪エネルギー比率が15%を下回ると，脳出血の増加および短命になるという報告がある．さらに，脂肪エネルギー比率が20%以下であると相対的に炭水化物の摂取増加により食塩の摂取が増え，逆にカルシウム不足をもたらす可能性がある．このため，通常の生活活動の成人について日本人の食事摂取基準（2020年版）では，目標量＊の下限を20%としている．上限についての1つの考え方として，脂肪エネルギー比率が30%を

＊目標量（DG）　☞132頁

表 7-2 脂質の食事摂取基準

年　齢	脂肪エネルギー比率(%)
0〜5(月)	50(目安量)
6〜11(月)	40(目安量)
1以上(歳)	20〜30(目標量[1])
妊婦・授乳婦	20〜30(目標量[1])

[1] 範囲に関しては，おおむねの値を示したものである.
[日本人の食事摂取基準(2020 年版)より引用]

超えている欧米では心疾患の死亡率が高いという報告があげられている.

　また，米国での日系移民の調査により，脂肪エネルギー比率が 30％ 以上になると耐糖能異常や脂質異常症が増加し，動脈硬化の危険性が高くなることが報告されている. さらに，日本人の脂肪エネルギー比率は 26％ であり，肥満の増加とともに，耐糖能異常や高コレステロール血症などが漸増している. しかし，肥満の増加は脂質摂取の上昇だけでは説明できないので，エネルギー源である炭水化物摂取とのかね合いを考えるようにしてある. 実際は，年齢やライフステージおよび生活活動強度によって決められている(**表 7-2**).

② 必須脂肪酸

●必須脂肪酸

　哺乳類はリノール酸($18:2$ n-6)とα-リノレン酸($18:3$ n-3)を体内で産生できないので，これらを摂取しなくてはならない. これらの脂肪酸が欠乏すると主に皮膚や神経系に関する疾病に罹ることが報告されている. 動物体内で見出される長鎖多価不飽和脂肪酸であるアラキドン酸(ARA，$20:4$ n-6)とエイコサペンタエン酸(EPA，$20:5$ n-3)やドコサヘキサエン酸(DHA，$22:6$ n-3)は，リノール酸あるいはα-リノレン酸が鎖長伸長酵素および不飽和化酵素の作用を受けることによって産生する(**図 7-13**). 長鎖多価不飽和脂肪酸はそれぞれの前駆脂肪酸によって，n-3 系，n-6 系とn-9 系に分けられる. リノール酸が不足するとオレイン酸($18:1$ n-9)から生成するエイコサトリエン酸($20:3$ n-9)が血清で増加する. 通常，このトリエン酸/テトラエン酸(アラキドン酸)比率が 0.2 以上であると必須脂肪酸欠乏が考えられる. なおリノール酸欠乏症状はアラキドン酸摂取で改善される. α-リノレン酸の特別な機能(視覚，脳および神経に対する)は主として EPA や DHA を介して発揮される. n-6 系脂肪酸の欠乏症状の発現を予防できるリノール酸摂取量はエネルギー比率で 2.4％ 程度と報告されている. また，エネルギー摂取量の 0.5 〜 1.0％ でα-リノレン酸欠乏症状を予防できるとされている. EPA や DHA の最小必要量は決められていないが，日本人でこれらの摂取量はエネルギー比率で 0.5％ 程度である.

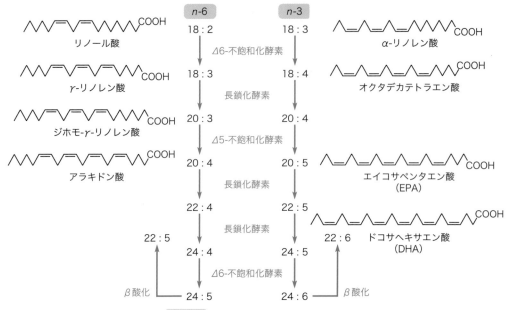

図7-13 脂肪酸の長鎖不飽和化反応

3 飽和脂肪酸，一価不飽和脂肪酸および多価不飽和脂肪酸の摂取

　脂肪酸にはパルミチン酸などの飽和脂肪酸，オレイン酸などの一価不飽和脂肪酸（MUFA）やリノール酸などの多価不飽和脂肪酸（PUFA）がある．飽和脂肪酸の摂取は多価不飽和脂肪酸の摂取と比較して血清コレステロール濃度を上昇させる．オレイン酸は飽和脂肪酸と比較して，血清コレステロール濃度の上昇を抑制する作用がある．そこで脂質摂取に際してこれらの脂肪酸のバランスをとることが大切である．

　日本人の食事摂取基準（2020年版）では飽和脂肪酸の目標量として7％エネルギー以下（18歳以上）が設定されている．多価不飽和脂肪酸については，次項の 4 で述べる．

　また，飽和脂肪酸および多価不飽和脂肪酸，これに一価不飽和脂肪酸を加えて，飽和脂肪酸：一価不飽和脂肪酸：多価不飽和脂肪酸の比を計算して，その摂取比率を目安とする考え方もある．

　日本人における脂肪酸摂取の現状と欧米人における報告などを考慮して，飽和脂肪酸，一価不飽和脂肪酸と多価不飽和脂肪酸の望ましい摂取比率は3：4：3程度であると考えられる．

4 n-6 系および n-3 系不飽和脂肪酸の摂取量

　日本人の食事摂取基準（2020年版）では n-6 系と n-3 系の不飽和脂肪酸の目安量*が策定されている（**表7-3**）．これは n-6 系脂肪酸であるリノール酸と n-3 系脂肪酸である α-リノレン酸が必須脂肪酸であるためである．

表7-3　*n*-6 および *n*-3 系不飽和脂肪酸の摂取の目安量

年　齢	*n*-6		*n*-3	
	男性	女性	男性	女性
	(g/日)		(g/日)	
0〜5(月)	4		0.9	
6〜11(月)	4		0.8	
1〜2(歳)	4		0.7	0.8
3〜5(歳)	6		1.1	1.0
6〜7(歳)	8	7	1.5	1.3
8〜9(歳)	8	7	1.5	1.3
10〜11(歳)	10	8	1.6	1.6
12〜14(歳)	11	9	1.9	1.6
15〜17(歳)	13	9	2.1	1.6
18〜29(歳)	11	8	2.0	1.6
30〜49(歳)	10	8	2.0	1.6
50〜64(歳)	10	8	2.2	1.9
65〜74(歳)	9	8	2.2	2.0
75歳以上	8	7	2.1	1.8
妊婦	—	9	—	1.6
授乳婦	—	10	—	1.8

[日本人の食事摂取基準(2020 年版)より引用]

また，*n*-6 および *n*-3 系の不飽和脂肪酸の摂取基準には，その比，*n*-6/*n*-3 比の値を目安とする場合もある.

現在の日本人の通常の食生活では，この比は 4.2 程度であり，健康な人は 4 程度を目安とするとよいと思われる．欧米では *n*-6/*n*-3 比として，4 〜 10 程度が推奨されている．*n*-6/*n*-3 比を下げる方が望ましいという報告もあるが，この *n*-6/*n*-3 比を決定するヒトでの証明は不十分である.

5 脂肪酸由来の生理活性物質（プロスタグランジン，ロイコトリエン，トロンボキサン）

n-6 系脂肪酸であるリノール酸から生成するアラキドン酸(20:4 *n*-6)は，2 種類の酵素の作用によって生理活性の強い一連の化合物に変換される（図7-14）．シクロオキシゲナーゼの作用でプロスタグランジン(PG)，プロスタサイクリン(PGI_2)とトロンボキサン(TX)が生成する．リポキシゲナーゼの作用でロイコトリエン(LT)が生成する．これらは炭素数 20 のジホモ-γ-リノレン酸(20:3 *n*-6)や EPA(20:5 *n*-3)にも由来するので，エイコサノイドと呼ばれる．アラキドン酸に由来する PG，PGI_2 や TX は 2 シリーズ，LT は 4 シリーズと称される（表7-4）．ジホモ-γ-リノレン酸や EPA からはそれぞれ異なったシリーズのエイコサノイドが産生する.

●プロスタグランジン(PG)

PG は平滑筋を収縮あるいは弛緩させる脂溶性の物質として精液から発見された．その後見出された，アラキドン酸に由来する PGI_2 と TX はまったく異なった作用を示す（表7-4）．前者は動脈壁で産生され血小板凝集阻害作用，動脈壁弛緩作用や血圧低下作用がある．後者は血小板で合成され，血小

7

脂質の栄養

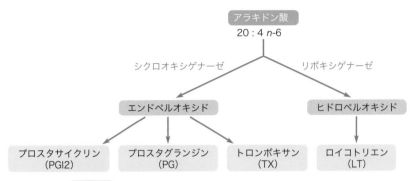

図 7-14 アラキドン酸からのエイコサノイドの産生経路

表 7-4 エイコサノイドの機能

	n-6			*n*-3		
血小板凝集	20:3	PGE$_1$	－	20:5	PGE$_3$	－
		PGD$_1$	－		PGD$_3$	－－
	20:4	PGE$_2$	＋		TXA$_3$	＋
		PGD$_2$	－－		PGI$_3$	－－
		TXA$_2$	＋＋＋			
		PGI$_2$	－－－			
免疫系, 炎症	20:3	PGE$_1$	＋	20:5	PGE$_3$	＋
					LTB$_5$	＋
	20:4	PGE$_2$	＋＋＋			
		LTB$_4$	＋＋＋			

PG：プロスタグランジン, PGI$_2$：プロスタサイクリン, TX：トロンボキサン, LT：ロイコトリエン
＋：促進作用（＋の数は強弱を表す）, －：阻害作用（－の数は強弱を表す）

板凝集促進作用, 動脈壁収縮作用や血圧上昇作用などがある. なお, アラキドン酸由来のエイコサノイドの産生は *n*-3 系多価不飽和脂肪酸摂取の影響を強く受けることが示唆されている. 実際, EPA に富む海獣を摂取するイヌイットは血小板凝集能が低く, 血栓が形成されにくいとされている. これは, EPA から産生するエイコサノイドの産生のバランスによって説明されている. すなわち, EPA はアラキドン酸由来の TXA$_2$ の産生を抑制することに加えて, EPA から産生する TXA$_3$ の血小板凝集活性は TXA$_2$ と比較して弱いからである. 一方, PGI$_3$ は PGI$_2$ と同じ程度に血小板凝集を抑制する作用をもつ.

　好中球やマクロファージにおいてアラキドン酸から産生される LTB$_4$ は, 炎症促進的に作用する. これに対して EPA に由来する LTB$_5$ は, LTB$_4$ よりも弱い炎症作用を有している. さらに食事の *n*-3 系多価不飽和脂肪酸は LTB$_4$ の産生抑制作用を介して, 炎症やアレルギー症状の緩和に貢献すると考えられている.

6 食事性コレステロール

　日本人のコレステロール摂取量は $200 \sim 500\,\text{mg/}$日であり，その $40 \sim 60\%$ が吸収される．食事性コレステロールの過剰な摂取は生活習慣病である虚血性心疾患の罹患率を増大させる．なお，血清総コレステロール値はコレステロール摂取以外に生活習慣要因によっても影響される．

F　他の栄養素との関係 ————————————

1 ビタミン B₁ 節約作用

　ビタミン B_1（チアミン）はチアミン二リン酸の形態で次のように糖代謝に関係する酵素の補酵素として必要である．

　①解糖系で産生されたピルビン酸がピルビン酸脱水素酵素によってアセチル CoA になる反応

　②2-オキソ（α-ケト）グルタル酸が2-オキソグルタル酸脱水素酵素によってスクシニル CoA になる反応

　③チアミン二リン酸がペントースリン酸経路においてトランスケトラーゼの補酵素として関与する反応

　このように，チアミンは糖からエネルギーが産生される代謝過程で必須である．したがって，エネルギー消費が増大する重労働や長時間のスポーツトレーニングの場合にはチアミンの必要量は増加すると考えられている．一方，脂肪酸の β 酸化によってアセチル CoA が産生される過程ではチアミンは必要ないが，TCA 回路でのエネルギー産生には必要である．そのため，エネルギー源として脂肪酸の利用が亢進している場合は糖質に比べてチアミンの必要量は少なくてすむ．

2 エネルギー源としての糖質の節約作用

　脂質（トリグリセリド）の熱量は $1\,\text{g}$ あたり約 $9\,\text{kcal}$ であり，糖質の約2倍である．生体内では1分子のグルコースから40分子または38分子の ATP が産生するが，1分子のパルミチン酸からは131分子の ATP が産生する（計算は☞138頁）．したがって，食事として摂取する脂質や体内のそれがエネルギー源として利用される場合には糖質の消費は少なくてすむ．

3 糖質から脂肪酸の合成

　グルコースが余ると（摂取エネルギーよりも消費エネルギーが少ないと），グルコースから脂肪酸が合成される．脂肪酸は，グルコースからつくられたアセチル CoA の炭素を2個ずつ増すことで脂肪酸合成酵素（FAS-Ⅰ）により合成できる．しかし，これは β 酸化の逆反応ではない（図 7-15）．合成の

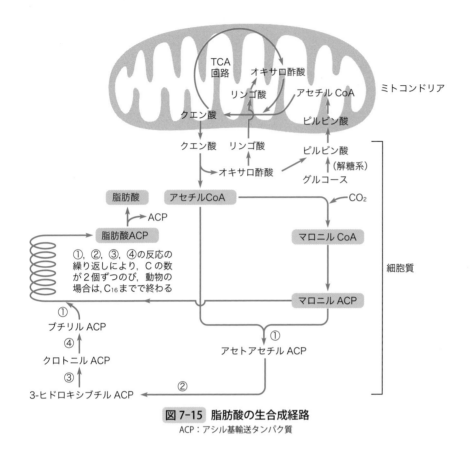

図 7-15　脂肪酸の生合成経路

ACP：アシル基輸送タンパク質

過程は還元的で，補酵素の NADPH が還元力を供給する．NADPH は五炭糖リン酸経路でつくることができる．

　合成単位は C_2 のアセチル CoA ではなく，驚くことに C_3 のマロニル CoA である．マロニル CoA は，

$$アセチル CoA + CO_2 + ATP \rightarrow マロニル CoA + ADP + リン酸$$

という反応によりつくられる．この反応を触媒するアセチル CoA カルボキシラーゼは，B 群ビタミンの 1 つであるビオチンが活性中心に結合している．脂肪酸鎖ができるときに，マロニル CoA の CO_2 部分は，再び CO_2 として放出される．

　脂肪酸の鎖延長にアセチル CoA ではなく，マロニル CoA が使用される理由は，エネルギー状態に関係している．すなわち ATP のエネルギーがマロニル CoA に移されているため，マロニル CoA は高エネルギー化合物である．したがって，合成反応が進むのである．

4　脂質の酸化および生合成とビタミン

　脂質の酸化および生合成の過程には多くの酵素がかかわっている．それら

の酵素が触媒する反応は，補酵素および補欠分子族の構成要素として水溶性ビタミンを必要としている．脂肪酸の酸化系であるβ酸化で特に重要なビタミンはパントテン酸であり，脂肪酸はこのパントテン酸が構成要素となっている補酵素 A（CoA）と結合してアシル CoA になり，それから切られた炭素数 2 のアセチル基が CoA に結合してアセチル CoA になる．ほかにも，ニコチンアミドおよびリボフラビンが構成要素である NAD$^+$ および FAD が β 酸化過程で必要である．一方，脂肪酸およびコレステロールはアセチル CoA が出発物質となって合成される．さらに合成および食事由来の脂肪酸は CoA と結合してアシル CoA になり，トリグリセリドやリン脂質の合成に利用される．さらにこれらの反応には，ニコチンアミドが構成要素である NADP$^+$ も必要である．また，そのほかに脂質生合成系では脂肪酸合成の律速酵素であるアセチル CoA カルボキシラーゼの補酵素にビオチンが必要である．

練習問題

以下の問題について，正しいものには○，誤っているものには×をつけなさい．

(1) 食事由来の脂質（トリグリセリド）は小腸で吸収され，キロミクロンというリポタンパク質の形で輸送される．

(2) キロミクロンは小腸から門脈に分泌され，肝臓へと運搬される．

(3) 食後，インスリンの上昇に伴って，脂肪組織から遊離脂肪酸が血液中に放出される．

(4) 小腸はリポタンパク質の分泌や胆汁酸の生成を行っているので，脂質代謝においてもっとも中心的な役割を果たしている臓器である．

(5) 血清リポタンパク質はそこに含まれているアポリポタンパク質によって分類されている．

(6) 血液中の遊離脂肪酸濃度は絶食時に低くなる．

(7) ホルモン感受性リパーゼはインスリンに応答してその活性が上昇する．

(8) 脂肪組織でのトリグリセリド合成の出発物質はグリセロール-3-リン酸である．

(9) 食品中のコレステロールはほとんどが動物性食品由来である．

(10) コレステロールを合成できる器官は肝臓のみである．

(11) ヒトの場合，血液中にあるコレステロールはエステル化され，主に高密度リポタンパク質（HDL）中にある．

(12) コレステロール合成の律速酵素は HMG-CoA 還元酵素である．

(13) 肝臓はコレステロールからステロイドホルモンを合成し分泌する．

(14) コレステロール 7α-ヒドロキシラーゼはコレステロールから胆汁酸を合成するときの律速酵素である．

(15) 胆汁酸のほとんどは回腸で吸収されずに体外に排出される．

(16) 必須脂肪酸であるリノール酸をエネルギー比で 1% 程度摂取すると必須脂肪酸欠乏にはならない．

(17) オレイン酸は必須脂肪酸である．

(18) プロスタグランジン，ロイコトリエン，トロンボキサンといったエイコサノイドは DHA（22:6 n-3）からもつくられる．

(19) 細胞がエネルギーとして脂肪酸を利用する場合，脂肪酸はミトコンドリアに直接取り込まれ利用される．

(20) グルコース 1 分子から産生されるエネルギーはパルミチン酸 1 分子からのそれよりも大きい．

(21) 脂肪酸が β 酸化によってアセチル CoA に変換されるためには，チアミン二リン酸が必要である．

(22) コレステロールの逆転送とは，低密度リポタンパク質（LDL）が組織からのコレステロールを肝臓に運搬することである．

(23) コレステロールはエネルギー源として最終的にはミトコンドリアで異化されて，排出される．

(24) 脂肪組織はグリセロールをトリグリセリドの合成材料として利用できる．

8 タンパク質の栄養

学習目標

1 タンパク質の合成と分解の機構について説明できる.

2 アミノ酸の代謝の機構とその臓器間輸送について説明できる.

3 タンパク質の栄養価について説明できる.

4 タンパク質・アミノ酸代謝と他の栄養素との関係について説明できる.

5 主なアミノ酸の先天性代謝疾患について説明できる.

A タンパク質の体内代謝

体内では，タンパク質は絶えず代謝されており，タンパク質の合成と分解が繰り返されている．細胞内および体内のタンパク質の貯留もしくは損失は，タンパク質の合成と分解のバランスに依存している．ヒトの成長における組織の増殖では，タンパク質合成が増加すると同時に分解が減少する．一方，運動トレーニングによる筋肥大のような場合にはタンパク質合成と分解が同時に増加するが，分解よりも合成が上回るため筋肉が肥大する結果となる．以下には，これらのタンパク質代謝の機構を中心に解説し，その特徴を明らかにする．

1 タンパク質の合成

細胞内におけるタンパク質の合成は，DNA の情報をメッセンジャー RNA（mRNA）に転写し，mRNA の情報を翻訳することにより達成される．この一連の流れはセントラルドグマ（中心教義）（図 8-1）と呼ばれ，一部の例外を除いて，バクテリアから哺乳動物に至るまで同様な様式で DNA の情報によりタンパク質が合成されている．

細胞内で，実際にタンパク質が合成される部位は，主に細胞核の周辺であり，リボソームと呼ばれる小器官においてタンパク質が合成される．リボソー

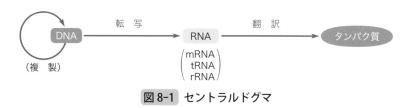

図 8-1 セントラルドグマ

表8-1　mRNA 中のアミノ酸コード(コドン)

第1塩基	第2塩基			
	U	C	A	G
U	UUU ⎫ UUC ⎭ Phe UUA ⎫ UUG ⎭ Leu	UCU ⎫ UCC ⎪ UCA ⎬ Ser UCG ⎭	UAU ⎫ UAC ⎭ Tyr UAA　終結 UAG　終結	UGU ⎫ UGC ⎭ Cys UGA　終結 UGG　Trp
C	CUU ⎫ CUC ⎪ CUA ⎬ Leu CUG ⎭	CCU ⎫ CCC ⎪ CCA ⎬ Pro CCG ⎭	CAU ⎫ CAC ⎭ His CAA ⎫ CAG ⎭ Gln	CGU ⎫ CGC ⎪ CGA ⎬ Arg CGG ⎭
A	AUU ⎫ AUC ⎬ Ile AUA ⎭ AUG　Met(開始)	ACU ⎫ ACC ⎪ ACA ⎬ Thr ACG ⎭	AAU ⎫ AAC ⎭ Asn AAA ⎫ AAG ⎭ Lys	AGU ⎫ AGC ⎭ Ser AGA ⎫ AGG ⎭ Arg
G	GUU ⎫ GUC ⎪ GUA ⎬ Val GUG ⎭	GCU ⎫ GCC ⎪ GCA ⎬ Ala GCG ⎭	GAU ⎫ GAC ⎭ Asp GAA ⎫ GAG ⎭ Glu	GGU ⎫ GGC ⎪ GGA ⎬ Gly GGG ⎭

コドンにより指定されるアミノ酸を3文字標記で示した（☞第2章，表2-8，33頁）.

ムは，小胞体に結合するものと，遊離のものの2種類が存在するが，それぞれ合成されるタンパク質を細胞外に分泌するか，もしくは細胞内で利用するかにより使い分けがされているようである.

　タンパク質合成は，リボソームに mRNA が結合することにより開始される. mRNA の塩基配列は，3つずつの塩基よりなる**コドン**によりアミノ酸を指定している. mRNA は4種類の塩基［アデニン adenine(A)，グアニン guanine(G)，シトシン cytosine(C)，ウラシル uracil(U)］より構成されており，コドンは3つの塩基より構成されているので，4×4×4の64種類のコドンが存在する(**表8-1**). コドンにより指定されるアミノ酸が，トランスファー RNA(tRNA)によりリボソーム-mRNA 複合体に運搬され，そこでアミノ酸が連続的に結合(ペプチド結合)されることによりタンパク質の合成が達成される.

　タンパク質合成はきわめて複雑な過程である. リボソーム，mRNA，tRNA ばかりでなく，多くの**翻訳開始因子***(eukaryotic initiation factor, eIF)や**伸長因子**(eukaryotic elongation factor, eEF)が関与している. また，多くのエネルギーを必要とする反応系である.

　コドンにより指定されるアミノ酸は20種類あるので(☞第2章，表2-8，33頁)，タンパク質合成には20種類のアミノ酸が使用される. タンパク質中には20種類以上のアミノ酸が存在するが，ほとんどの場合はタンパク質が合成された後に構成アミノ酸の残基が修飾されることにより，その種類が増加する.

＊真核生物の翻訳開始因子(eIF)　mRNAの翻訳(タンパク質合成)が開始されるためには，リボソームにmRNAとメチオニルtRNAが適切な箇所に結合した翻訳開始複合体を形成する必要がある. この複合体を形成するために必要なタンパク質性因子がeIFである. eIFには多くの種類があり，リボソームに直接結合するeIF3，mRNAとリボソームの結合を仲介するeIF4A，eIF4E，eIF4G，およびメチオニルtRNAとリボソームの結合を仲介するeIF2などが存在する.

2 タンパク質の分解

　細胞内におけるタンパク質の分解では，種々のタンパク質分解機構により
タンパク質が短いペプチドにまで分解される．ここで作用する酵素は**エンド
ペプチダーゼ**と呼ばれ，ペプチド内部のペプチド結合に作用しペプチドを分
断するタンパク質分解酵素である．生成されたペプチドは，さらに**エキソペ
プチダーゼ**と呼ばれるタンパク質分解酵素により分解され，ペプチドの両末
端から1つずつアミノ酸を遊離する．このエキソペプチダーゼのうち，アミ
ノ末端からの分解を触媒する酵素が**アミノペプチダーゼ**であり，カルボキシ
末端からの分解を触媒する酵素が**カルボキシペプチダーゼ**である．

　タンパク質の分解機構は，依然として不明な部分が多いが，主な分解機構
として，以下の3つの分解系が知られている．

a リソソーム系

　リソソームは，種々の分解酵素を含む細胞内小器官である．タンパク質分
解酵素としては，主に**カテプシン**と呼ばれる酵素が知られており，ATP 非
依存的にタンパク質を分解する．リソソームはエンドサイトーシスにより細
胞に取り込まれたタンパク質の分解やオートファジーによる細胞内小器官の
分解に重要な役割を果たしている．

コラム　**エンドサイトーシスとオートファジー**

　エンドサイトーシスとは，細胞膜の陥入による小胞形成を介して細胞外から
細胞内へ物質を取り込むことをいう．飲食作用ともいう．
　オートファジーとは，細胞内で粗面小胞体の一部が細胞内の成分を取り囲ん
で小胞体(オートファゴソーム)を形成し，この小胞体がリソソームと融合して
小胞体内の成分を消化する機構である．リソソームと融合した小胞体をオート
リソソームという．

b カルパイン系

　カルシウムによって活性化されるタンパク質分解の主要経路である．この
系は，細胞膜やミクロフィラメント構造のタンパク質分解に重要な役割を果
たしていると考えられており，特に筋原線維タンパク質の最初の分解を触媒
しその代謝回転において中心的な役割を果たしている．

c プロテアソーム系

　この系は，組織に広く分布しており，標的とするタンパク質に**ユビキチン**
(76 個のアミノ酸からなる)と呼ばれる低分子タンパク質を ATP 依存的に結
合(ユビキチン化)し，加水分解するタンパク質を決定する．この機構により，

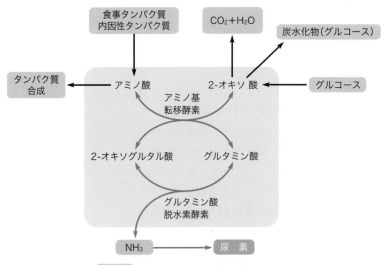

図 8-2 アミノ基転移とタンパク質代謝

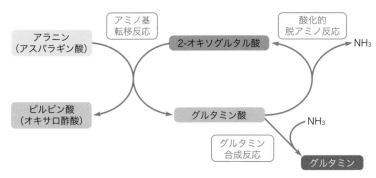

図 8-3 アラニンとアスパラギン酸からのグルタミン酸生成
およびグルタミン酸からのアンモニア生成

アミノ基転移反応は，種々の組織のアラニンアミノトランスフェラーゼ，アスパラギン酸アミノト
ランスフェラーゼ，グルタミン酸アミノトランスフェラーゼにより触媒される．
酸化的脱アミノ反応は，グルタミン酸脱水素酵素により触媒され，グルタミン合成反応は，グルタ
ミン合成酵素により触媒される．

細胞内で不要となったタンパク質の特異的分解や異常タンパク質の非常に速
い代謝回転を可能にしていると考えられている．標的となったタンパク質に
は数個のユビキチンが結合されるが，その結合部位はタンパク質中のリシン
残基の ε −アミノ基である．

③ アミノ酸の代謝

ａ　アミノ酸の窒素の代謝

　人体において，多くのアミノ酸のアミノ基は，アミノ基転移反応により 2−
オキソグルタル酸に転移され，グルタミン酸が生成される（**図 8-2**，**図 8-3**）.　　●アミノ基転移反応

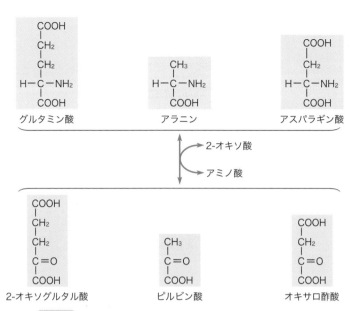

図8-4　アミノ基の転移に重要なアミノ酸と2-オキソ酸

アミノ基転移反応とは，アミノ基転移酵素(transaminaseもしくはamino-transferase)の作用により，アミノ酸から2-オキソ酸へアミノ基が転移される反応であり，アミノ基を受け取った2-オキソ酸は新たなアミノ酸になる(**図8-2**, **図8-3**)．この反応にはアミノ基転移酵素の補酵素として**ピリドキサールリン酸(ビタミンB$_6$)**が必要である．

　アミノ基の転移および輸送において，特に重要なアミノ酸はグルタミン酸(およびグルタミン)，アラニン，アスパラギン酸(およびアスパラギン)であり，それぞれに対応する2-オキソ酸は2-オキソグルタル酸，ピルビン酸，オキサロ酢酸である(**図8-4**)．これらのアミノ基転移反応によってアミノ酸が生成されるが，最終的にはグルタミン酸の生成に集中することが明らかにされている(**図8-3**)．

 コラム　分解過程の最初でアミノ基転移反応を受けないアミノ酸

　一部のアミノ酸(トリプトファン，トレオニン，プロリン，リシンなど)の分解過程では，第1反応はアミノ基転移反応ではなく固有の反応である．

b　尿素生成

　種々の組織でアミノ基転位反応により生成されたグルタミン酸は，さらに**グルタミン合成酵素**の作用によりアンモニアを受け取り，グルタミンとなって組織から放出され，肝臓にアンモニアを輸送する(**図8-3**)．この反応により，毒性の強いアンモニアを無毒化して，肝臓に輸送することができる．

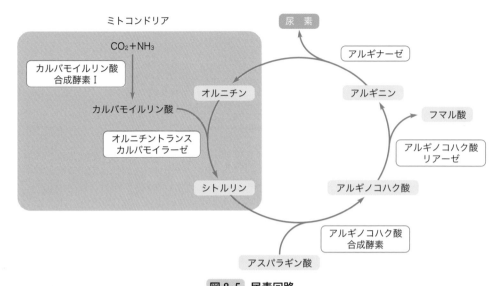

図 8-5　尿素回路
灰色の部分はミトコンドリア内の反応.

　しかし，一部のグルタミン酸は，種々の臓器に存在する**グルタミン酸脱水素酵素**によりアンモニアを遊離し，再度 2-オキソグルタル酸にもなる（**図 8-3**）.

　アンモニアは毒性が強いため，血中のアンモニアは肝細胞内で速やかに毒性のない尿素に変換される. また，グルタミナーゼ（肝ミトコンドリア）の作用によりグルタミンから放出されるアンモニアと，グルタミン酸脱水素酵素（肝ミトコンドリア）の作用によりグルタミン酸から放出されるアンモニアも，肝臓において尿素に変換される. この尿素生成の系が**尿素回路**（**図 8-5**）である.

●尿素回路

　尿素回路では，アンモニアは二酸化炭素と結合してカルバモイルリン酸となり，カルバモイルリン酸はこの回路で生成されるオルニチンと結合して，シトルリンを生成する. 次いで，アルギノコハク酸，アルギニンを経て尿素が生成される. 尿素回路の反応のうち，アンモニアと炭酸ガスからのカルバモイルリン酸の生成反応とカルバモイルリン酸とオルニチンからのシトルリン生成反応は，ミトコンドリア内で行われ，他の反応は細胞質で行われる.

　肝臓で生成された尿素は血液を介して腎臓に運ばれ，尿中に排泄される.

 コラム　血中のアンモニア濃度

　健康な成人の安静空腹時の血中のアンモニア濃度の基準範囲は 12 〜 66 μg/dL であるが，運動や肝臓の疾患などによりその濃度は著しく上昇することがある.

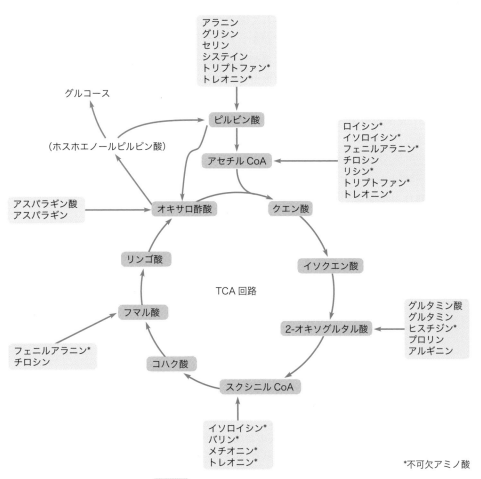

図 8-6 アミノ酸の炭素骨格の代謝

*不可欠アミノ酸

尿中窒素の 80 ～ 90％が尿素窒素である.

C　アミノ酸の炭素骨格の代謝

　アミノ酸の炭素骨格は，直接のエネルギー源になりうる．すべてのアミノ酸は図 8-6 に示すようにピルビン酸，アセチル CoA もしくは TCA 回路（クエン酸回路）の中間体に変換され代謝されるので，アミノ酸は最終的に TCA 回路で分解されると考えられる.

　しかし，後述（☞B**2**, 169頁）するようにアミノ酸代謝は臓器により異なり，多くのアミノ酸の炭素骨格が肝臓で代謝されるのに対して，分枝アミノ酸*[分岐鎖アミノ酸（BCAA）：ロイシン，イソロイシン，バリン]の炭素骨格は主に筋肉で代謝されると考えられている.

4 窒素出納

　体内の組織を構成するタンパク質は絶えず合成と分解が繰り返されてお

*分枝アミノ酸　分岐鎖アミノ酸またはBCAAとも呼ばれる．それぞれBranched-Chain Amino Acidsの日本語訳または省略表記である.

●ロイシン

●イソロイシン

●バリン

8

タンパク質の栄養

り，そこで生成されたアミノ酸の一部はさらに分解されて窒素（アンモニア）を放出することになる．ヒトの体内の窒素はほとんどがタンパク質由来である．また，食事から摂取したタンパク質やアミノ酸も過剰なものは分解されて窒素を放出する．したがって，食事による窒素の摂取量と，糞便や尿および汗への窒素の排泄量（大部分の窒素排泄は尿中である）の差を**窒素出納**（nitrogen balance）といい，窒素出納値（摂取 N − 損失 N）が正（プラス）の場合は体内へ窒素が貯留されたことを示し，負（マイナス）の場合は窒素の損失を意味する． ●窒素出納

成長期，妊娠期やスポーツ（トレーニング）による筋肉の増加期には窒素出納は正になり，一方，異化作用を促進する副腎皮質ホルモン（グルココルチコイド）の分泌増加，インスリン分泌の低下，飢餓状態，および強制的安静状態を維持した場合などには窒素出納は負になる．健康な成人の窒素出納はゼロであり，窒素の摂取と損失が等しい状態である．この状態を**窒素平衡**（nitrogen equilibrium）の状態と呼ぶ．健康な成人が過剰なタンパク質を摂取しても，それらは脱アミノされて窒素が排泄されるので，窒素平衡の状態になる． ●窒素平衡

コラム 成人の体タンパク質代謝量

　　成人は，1日に体タンパク質の 1 〜 2％を代謝回転する．タンパク質分解により生成されたアミノ酸の 75 〜 80％は新しいタンパク質の合成に再利用されるが，残りの 20 〜 25％の窒素は尿素に変換されて排泄される．

5 食後，食間期のタンパク質代謝

摂取したタンパク質は腸管内で消化されアミノ酸となって吸収され，血管に輸送される．アミノ酸は門脈を経てまず肝臓に送られ，その後に全身に輸送される．したがって，食後では血漿中のアミノ酸濃度は上昇し，この濃度変化は組織におけるタンパク質の代謝やアミノ酸分解に大きな影響を与える．一般的に，血漿中アミノ酸濃度の上昇は筋肉などの組織でタンパク質合成を促進する．タンパク質合成の調節はきわめて複雑であるため，まだ十分には明らかにされていないが，タンパク質合成においては，ロイシンが強い促進作用をもつことが明らかにされている．

また，高タンパク質食の摂取は，アミノ酸分解を促進する．この現象は，過剰なアミノ酸の分解が促進された結果であると考えられる．たとえば，タンパク質中の含量の高い分枝アミノ酸の場合では，ラットに高タンパク質食（30 〜 50％タンパク質食）を摂取させると，このアミノ酸の分解を律速する分枝 2-オキソ酸脱水素酵素複合体（☞**図 8-10**，178 頁）の活性が高くなることがわかっている．逆に，低タンパク質食では，その酵素活性を著しく低下

させる.

　さらに食後では，食事による糖質(グルコース)の摂取により血糖値が上昇するため，膵臓より**インスリン**分泌が促進されてその血漿中の濃度が上昇する. インスリンは，組織への一部のアミノ酸吸収を促進し，タンパク質合成の促進とタンパク質分解の抑制を引き起こす. したがって，食後では血漿中アミノ酸濃度の上昇とインスリン作用の両者により体タンパク質合成が促進される.

　一方，食後数時間が経過すると，摂食により上昇した血漿中インスリン濃度やアミノ酸濃度はもとに戻り，摂食による影響は消失する. さらに時間が経過すると**絶食**の影響が現れる. 一般的に，1日のうちでもっとも絶食が長いのが朝の起床時で，前夜の夕食からおよそ10時間前後の絶食状態になる. この状態では，血糖値は低下傾向を示し，肝臓において糖新生が促進される. 糖新生が促進される状態では体タンパク質およびアミノ酸の分解が促進され，一部のアミノ酸はエネルギーとして利用されるばかりでなく，糖新生の材料としても利用される. したがって，食間期では絶食時間が長い場合に体タンパク質およびアミノ酸の分解が促進される.

　アミノ酸が分解されて，その炭素骨格の全部もしくは一部はピルビン酸やアセチル CoA，または TCA 回路(クエン酸回路)の中間体に変換される(**図8-6**). この分解によって，ほとんどのアミノ酸(タンパク質合成に必要な20種類のアミノ酸のうちの18種類)は糖代謝(糖新生)経路に合流できるのでグルコースを産生できる. よって，**糖原性アミノ酸**と呼ばれる(**表8-2**). 一方，アセチル CoA を生成するアミノ酸は脂質代謝経路(特にケトン体生成)に合流するので**ケト原性アミノ酸**と呼ばれる(**表8-2**). 特徴としては，ケト原性アミノ酸だけに含まれるアミノ酸は**ロイシン**と**リシン**のみであり，トレオニン，イソロイシン，フェニルアラニン，チロシン，およびトリプトファンは糖原性とケト原性の両方に含まれる.

◉糖原性アミノ酸

◉ケト原性アミノ酸

表8-2 糖原性アミノ酸とケト原性アミノ酸

糖原性アミノ酸		ケト原性アミノ酸
グリシン	アスパラギン	ロイシン
アラニン	グルタミン	リシン
プロリン	バリン	トレオニン*
セリン	イソロイシン*	イソロイシン*
トレオニン*	ヒスチジン	フェニルアラニン*
システイン	アルギニン	チロシン*
メチオニン	フェニルアラニン*	トリプトファン*
アスパラギン酸	チロシン*	
グルタミン酸	トリプトファン*	

* 糖原性アミノ酸とケト原性アミノ酸の両方に含まれる.
上記のアミノ酸のうち，トレオニンについてはケト原性アミノ酸に含まれるかは厳密でない. (アミノ酸の順は第2章，表2-8, 33頁に準じた)

コラム　肝臓と骨格筋のグルコース-アラニン回路

　運動中もしくは絶食中では，肝臓のグリコーゲンが著しく減少する．この場合，血糖維持のために肝臓で活発に糖新生が行われる．糖新生の基質としてはイソロイシンやバリンなどのアミノ酸も考えられるが，アラニンが重要な基質であることが明らかにされている．筋肉でピルビン酸から生成されたアラニンが肝臓でグルコースに変換され，そのグルコースは筋肉で再び利用されるグルコース-アラニン回路（☞第6章，図6-3，114頁）が成り立っている．この回路の中で，分枝アミノ酸はピルビン酸からアラニンを合成するためのアミノ基の主要な供給源である．

⑥ タンパク質代謝の臓器差

　臓器によりタンパク質の代謝回転の速度はかなり異なる．その速度の比較的速い臓器は，血液，肝臓，および消化管であり，その中でも特に消化管の粘膜では，消化液の分泌や管壁粘膜の離脱が起こるので，合成および分解ともに活発であり代謝回転が速い．これらの臓器の平均のタンパク質半減期（タンパク質の半分が入れ替わる時間）は，10日程度であるとされている．これに対して，骨格筋や骨中のタンパク質代謝は遅く，筋肉タンパク質の半減期は平均180日程度で，体全体のタンパク質の半減期は80日程度とされている．

⑦ アルブミン

　アルブミンは，分子量68,000の血漿タンパク質であり，全血漿タンパク質（約7 g/dL）の約60％を占める．肝臓で合成され，血漿中へ放出されるタンパク質であり，血漿中での半減期は2～3週間である．

　アルブミンの主な機能は，血液浸透圧の維持，脂肪酸やビリルビンなどの非水溶性血漿中成分の吸着と運搬，血液のpH緩衝作用，および組織細胞へのアミノ酸の供給である．

　肝硬変などの慢性肝疾患では，肝臓でのアルブミン合成能が低下して，血漿中のアルブミン濃度は減少する．

　血漿アルブミン以外に，卵白アルブミンや乳アルブミンがある．

⑧ 急速代謝回転タンパク質

　血漿中にはかなり代謝回転の速い（半減期が短い）タンパク質（急速代謝回転タンパク質 rapid turnover protein，RTP）が存在する．たとえば，半減期が3～4日のトランスサイレチン（旧称プレアルブミン．基準値22～40 mg/dL），8日のトランスフェリン（基準値190～320 mg/dL），12～16

時間のレチノール結合タンパク質(基準値 2.9 〜 7.9 mg/dL)である．これらの値は，エネルギーやタンパク質の摂取不足，タンパク質栄養の悪化や高度の肝機能の低下による影響を受けやすいために，栄養状態の評価に用いられている．

B アミノ酸の代謝特性と臓器間輸送 —・—・—

1 アミノ酸プール

●アミノ酸プール

　人体全体で考えると，体重 60 kg の成人で，1 日に約 3 g/kg のタンパク質が合成されていると報告されており，この合成量は窒素平衡の状態にあるならばタンパク質分解量と等しいはずである．したがって，その成人では 1 日に 180 g のタンパク質の合成と分解が繰り返されていることになる．体重 60 kg の人では，タンパク質摂取量と排泄量は等しく 1 日約 55 g 程度である．

　このように，組織のタンパク質は絶えず分解と合成が繰り返されている．また，食物として摂取されたタンパク質もアミノ酸として吸収されるため，体内にはある程度の遊離アミノ酸が存在する．この遊離アミノ酸は，一定量が常にプールされていると考えられており(☞第 3 章，図 3-5，48 頁)，アミノ酸の代謝およびタンパク質合成に重要な役割を果たしている．

　骨格筋は 3 〜 5 g/kg の遊離アミノ酸を含むといわれており，この遊離アミノ酸は体内の総遊離アミノ酸プールの 50 ％以上を占めるとされている．

2 アミノ酸代謝の臓器差とアミノ酸の臓器間輸送

●アミノ酸代謝の臓器差

　アミノ酸代謝における主要臓器は，小腸，肝臓，腎臓，および筋肉(図 8-7)であり，これらの臓器間でその代謝はかなり異なっている．すなわち，アミノ酸代謝には臓器特異性が存在する．

　小腸は，グルタミンとグルタミン酸をもっとも多く代謝する臓器である．小腸から吸収されたグルタミンの半分以上とほとんどのグルタミン酸は，腸粘膜組織で代謝され，酸化されるか他のアミノ酸(アラニンなど)の生成に利用される．

　小腸より吸収されたアミノ酸は，門脈を経てまず肝臓に運ばれるので，肝臓はアミノ酸代謝の重要な臓器である．肝臓は分枝アミノ酸(ロイシン，イソロイシン，バリン☞ 165 頁)以外のほとんどのアミノ酸を代謝できる．

　肝臓において分枝アミノ酸の代謝が少ないのは，肝臓では分枝アミノ酸代謝の最初の酵素である分枝アミノ酸アミノ基転移酵素がほとんど発現していないためである(☞図 8-10，178 頁)．小腸においても，分枝アミノ酸代謝の第 2 番目の酵素(分枝 2-オキソ酸脱水素酵素)活性が低いため，分枝アミノ酸はほとんど分解されないので，小腸から吸収された分枝アミノ酸は肝臓を通過し全身の組織に運ばれる．

　分枝アミノ酸を代謝する主要な臓器は筋肉(骨格筋)である．分枝アミノ酸

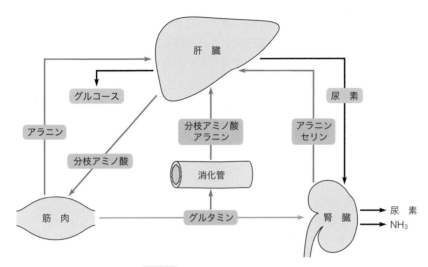

図 8-7　臓器間のアミノ酸輸送
臓器間のアミノ酸輸送(交換)においてアラニンが中心的な役割を演じている.
また, 分枝アミノ酸は筋肉におけるアミノ基の供給源として重要である.

の窒素は, グルタミンやアラニンとして筋肉より放出される(☞コラム「肝臓と骨格筋のグルコース-アラニン回路」, 168頁). 筋肉で代謝できるアミノ酸は, 基本的に3種類の分枝アミノ酸とアラニン, アスパラギン酸, グルタミン酸の6種類であるとされている. このうち分枝アミノ酸は, その他のアミノ酸生成においてアミノ基供与体として作用すると考えられている.

　腎臓は, グルタミナーゼの作用により, グルタミンよりグルタミン酸とアンモニアを生成して, アンモニアを尿中に排泄する. また, このアンモニアは体液の酸塩基平衡の調節にも用いられる. すなわち, 代謝性アシドーシスではこのアンモニアの生成は増加し, 代謝性アルカローシスでは逆に減少する. また, 腎臓はグリシンからセリンを合成して放出する. セリンは肝臓と末梢組織に取り込まれる.

③ 分枝アミノ酸の特徴

　分枝アミノ酸(ロイシン, イソロイシン, バリン)は, 分子内に分枝構造をもつことよりその名称で呼ばれる. いずれも不可欠アミノ酸(☞ C①, 次頁)であり, タンパク質中に含まれる量が多い. たとえば, 筋肉タンパク質の不可欠アミノ酸の約35%を占め, 食物タンパク質では, その不可欠アミノ酸の40〜50%を占めると報告されている.

　血漿中の分枝アミノ酸(BCAA)濃度と芳香族アミノ酸(AAA:フェニルアラニンとチロシンの2つを指し, この場合にはトリプトファンを含めない)濃度の比率(mol比 = BCAA/AAA)は**フィッシャー比**として知られており, 肝硬変などの慢性肝疾患で低下することが知られている.　　　　　　　　　　●フィッシャー比

　分枝アミノ酸は, 不可欠アミノ酸であるにもかかわらず, 筋肉で酸化分解

され多くのエネルギーを発生する．そのため，運動中では骨格筋である程度消費されるようである．運動中のエネルギー代謝に占めるタンパク質の割合は，10%前後とされているが，その中に占める分枝アミノ酸の割合は高いと考えられる．

　分枝アミノ酸は，体タンパク質合成には必須のアミノ酸であるが，このアミノ酸の1つのロイシンは，筋タンパク質の合成を促進し分解を抑制する両方の作用をもっていることが明らかにされている．したがって，分枝アミノ酸は筋肉づくりに有効なアミノ酸であるので，運動との関係で注目されている．そのほかに，ロイシンは，膵臓からのインスリン分泌も刺激するので，この作用からも体タンパク質合成を促進するアミノ酸であるといえる．

C タンパク質の栄養価

1 不可欠アミノ酸

　ヒトが必要とするアミノ酸は，タンパク質合成に必要な20種類のアミノ酸である．このアミノ酸の中で，体内で合成することができないアミノ酸を不可欠（必須）アミノ酸としている．成人の不可欠アミノ酸は，9種類である（☞第2章，表2-8，33頁）．

　不可欠アミノ酸以外の11種類のアミノ酸は，可欠（非必須）アミノ酸と呼ばれ，グルコースや不可欠アミノ酸から体内で合成される．

◉不可欠（必須）アミノ酸

◉可欠（非必須）アミノ酸

2 生物価とタンパク質正味利用率

　タンパク質のアミノ酸組成がヒトの必要とするものに近い場合には，体内に保留される窒素量は高くなるはずであり，そのタンパク質の栄養価は高いと考えられる．この原理を利用したタンパク質栄養価の生物学的判定法の1つに生物価がある．生物価は以下の式で求められる．

◉生物価

$$生物価 = \frac{保留 N 量}{吸収 N 量} \times 100$$

$$= \frac{吸収 N 量 -（尿中 N 量 - 代謝性尿中 N 量）}{摂取 N 量 -（糞中 N 量 - 代謝性糞中 N 量）} \times 100$$

　この中で糞尿中の代謝性窒素（N）量は，無タンパク質食摂取時の糞尿中への内因性 N 排泄より求められる．

　タンパク質正味利用率とは，生物価に消化吸収率も含めたタンパク質の利用率判定法である．すなわち，生物価では計算式の分母が吸収 N 量であるのに対して，この計算式では摂取 N 量が分母となり以下の式で求められる．

$$タンパク質正味利用率 = \frac{保留 N 量}{摂取 N 量} \times 100$$

　　吸収 N 量と摂取 N 量の関係は，生物価の式の中にもあるが以下の式で表される．

$$吸収 N 量 = 摂取 N 量 -（糞中 N 量 - 代謝性糞中 N 量）$$

　　生物価は高いがタンパク質正味利用率が低い場合には，そのタンパク質の消化吸収率が低いことになる．

　　また，生物価もタンパク質正味利用率も食物中のタンパク質含量や摂取するエネルギー量によって影響を受ける．摂取したタンパク質がどの程度エネルギーとして利用されるかは，食物中の他のエネルギー源（主に糖質と脂質）の量に依存するためである．

3 化学的評価法

a アミノ酸価（アミノ酸スコア）

　　タンパク質を食品として摂取する場合に，その成分である不可欠アミノ酸組成がヒトの必要とするアミノ酸バランスに近く，なおかつ十分に消化されるものであれば，栄養価の高い優れたタンパク質であるといえる．

　　このタンパク質の栄養価を評価する化学的評価法の1つとして，アミノ酸価（アミノ酸スコア）がある．この方法は，基準となる不可欠アミノ酸含量のパターン（アミノ酸評点パターン）とそれぞれの食品タンパク質の不可欠アミノ酸パターンを比較して，その食品のタンパク質栄養価を評価する方法である．アミノ酸評点パターンとしてはこれまでに種々のものが報告されたが，1973 年に FAO/WHO（食糧農業機関/世界保健機関）が提示したものと，1985 年に FAO/WHO/UNU（UNU：国連大学）が提示したものがよく知られている（表 8-3）．1985 年の評点パターンでは，年齢もより細かく分けられてそれぞれのパターンを出しているが，各年齢グループのパターンの根拠が乏しいとして，学齢期前 2〜5 歳（就学前年齢）の児童に対するアミノ酸パターンを，乳児を除くすべての年齢グループに対する食品タンパク質の評価に用いるべきとされた．しかしながら，これらの数値の推奨にはさらに研究が必要であることも付け加えられた．

◉アミノ酸価（アミノ酸スコア）

　　以上のように，アミノ酸評点パターンは時代とともに変化してきた．近年では，ヒトのアミノ酸必要量を推定する方法として安定同位元素（^{13}C）で標識したアミノ酸を用いたトレーサー法が用いられるようになり，その測定精度が高まっている．2007 年に FAO/WHO/UNU は，成人および乳児・児童（年代別）の不可欠アミノ酸推定平均必要量から評点パターン（表 8-3）を報告した．この最新の報告で示された評点パターンは，現在，わが国でも使用されている．

　　食品タンパク質の各アミノ酸含量を，それらの評点パターンと比べて，それよりも低い値のアミノ酸を制限アミノ酸と呼ぶ．その比（各不可欠アミノ酸量/評点パターンの当該アミノ酸量）がもっとも小さいものを第 1 制限アミノ酸と呼ぶ．それに次ぐものを順次第 2，第 3 制限アミノ酸と呼ぶ．制限

◉制限アミノ酸

表8-3　1973年FAO/WHOと1985，2007年FAO/WHO/UNUから報告されたアミノ酸評点パターン

アミノ酸	タンパク質あたりの必須（不可欠）アミノ酸 (mg/g タンパク質)													
	1973年 (FAO/WHO)				1985年 (FAO/WHO/UNU)				2007年* (FAO/WHO/UNU)					
	乳児	10学齢〜12期歳	成人	一般用	乳児	2学齢〜5歳期前	10学齢〜12期歳	成人	0.5歳	1〜2歳	3〜10歳	11〜14歳	15〜18歳	成人
ヒスチジン	14	−	−	−	26	19	19	16	20	18	16	16	16	15
イソロイシン	35	37	18	40	46	28	28	13	32	31	31	30	30	30
ロイシン	80	56	25	70	93	66	44	19	66	63	61	60	60	59
リシン	52	75	22	55	66	58	44	16	57	52	48	48	47	45
含硫アミノ酸 （メチオニン+システイン）	29	34	24	35	42	25	22	17	28	26	24	23	23	22
芳香族アミノ酸 （フェニルアラニン+チロシン）	63	34	25	60	72	63	22	19	52	46	41	41	40	38
トレオニン	44	44	13	40	43	34	28	9	31	27	25	25	24	23
トリプトファン	8.5	4.6	6.5	10	17	11	9	5	8.5	7.4	6.6	6.5	6.3	6.0
バリン	47	41	18	50	55	35	25	13	43	42	40	40	40	39

8

タンパク質の栄養

アミノ酸を含むタンパク質は，その不足した不可欠アミノ酸の制限のために栄養価が低くなる．タンパク質のアミノ酸価は第1制限アミノ酸のアミノ酸価の百分率（%）で表される．制限アミノ酸がない場合は100とする．

　一般的に，動物性タンパク質ではアミノ酸価が100（制限アミノ酸を含まない）のものが多いが，植物性タンパク質では制限アミノ酸を含むものが多い．

b 人乳価と卵価

　食品タンパク質の不可欠アミノ酸合計量（total）に対する各種不可欠アミノ酸（AA）の割合（AA/total）を，人乳もしくは鶏卵のその割合（AA/total）と比較し，第1制限アミノ酸の百分率で表すものを人乳価もしくは卵価という．1965年にFAO/WHOにより提唱された．

4 アミノ酸の補足効果

　食品タンパク質に制限アミノ酸がある場合，そのアミノ酸を食品に添加することにより，食品タンパク質の栄養価を改善することができる．これがアミノ酸の補足効果である．実際に，制限アミノ酸を補足することで，そのタンパク質を与えた動物の成長が改善される．

●アミノ酸の補足効果

　制限アミノ酸として知られているものは，穀類におけるリシンであり，特にとうもろこしではリシンのほかにトリプトファンもあげられる．豆類では制限アミノ酸はないが，他のアミノ酸に比べて含硫アミノ酸が少なめである．ヒトの食事では，タンパク質摂取量が少ない場合にこれらの食品を組み合わせて摂取することによりアミノ酸の補足効果が得られる．

　アミノ酸の補足効果は，タンパク質の栄養価を改善する有用な方法であるが，1つの制限アミノ酸のみを補足すると他の制限アミノ酸の要求量を増加させる結果となり，害作用（成長の低下など）が現れることがある．これがアミノ酸インバランスの現象である．この場合，他の制限アミノ酸を同時に補足する必要がある．

●アミノ酸インバランス

コラム　アミノ酸のインバランスとアンバランス

　たとえば，リシンとトリプトファンなどの複数の制限アミノ酸をもつ食餌タンパク質だけ含む餌を動物に与えて飼育した場合，その動物はそのアミノ酸組成に見合った低い成長率を示すが，この餌にトリプトファン以外の制限アミノ酸（リシン）を添加すると，成長率は改善するどころか逆に低下することがある．この現象がアミノ酸インバランスと名づけられた．この理由として，トリプトファンはタンパク質合成のほかにナイアシン合成にも利用されており，リシンの添加はトリプトファンをタンパク質合成に多く利用するようになるため，ナイアシン欠乏を起こすことがあげられている．
　以上のように，アミノ酸インバランスの意味は単にタンパク質のアミノ酸のバランスがわるいということではなく，複数の制限アミノ酸を有するタンパク質の栄養価を改善するために添加されるアミノ酸が，逆によりバランスをわるくする現象を意味する．通常の食事摂取によるタンパク質のアミノ酸バランスがわるいことは，アミノ酸アンバランスと表現される．

コラム　アミノ酸価（アミノ酸スコア）の変遷

　アミノ酸評点パターン（表8–3）が経年に伴い変化したように，食品タンパク質のアミノ酸価も大きく変化した．その変化は制限アミノ酸を含む植物タンパク質について著しい．
　旧来（1973年の基準）では，米タンパク質の制限アミノ酸はリシンとトレオニンであり，大豆タンパク質では含硫アミノ酸であった．ゆえに，これらの食べ合わせはアミノ酸の補足効果の代表的な例として取り上げられた．しかし，1985年の改訂において米タンパク質の制限アミノ酸は依然としてリシンであるが，大豆タンパク質では制限アミノ酸は含まれない（アミノ酸価100％）とされた．現在では，日本食品標準成分表2015年版（七訂）アミノ酸成分表を参照することができる（米タンパク質と大豆タンパク質のアミノ酸価はそれぞれ93％と100％である）．

D 他の栄養素との関係

1 エネルギー代謝とタンパク質

タンパク質・アミノ酸からのエネルギー供給が，ヒトの運動中のエネルギー代謝のどれほどを占めるかは，報告によりかなり異なる．血漿中の尿素濃度および窒素の排泄から計算された値は，3～18％の間にある．特に，運動時間が長いほどタンパク質からのエネルギー供給量は増加するとされている．しかし，血漿中尿素レベルが上昇しないうちにもロイシンの分解は促進されることが知られており，タンパク質がエネルギー代謝に貢献する割合は尿素生成から算出された値よりも高い可能性がある．おそらく平均的には10％前後のエネルギーがタンパク質・アミノ酸から供給されると推察される．

前述のように，アミノ酸の炭素骨格は直接のエネルギー源になるが，ヒトの筋肉において酸化できるアミノ酸は，アラニン，アスパラギン酸，グルタミン酸と3つの分枝アミノ酸の6種類であり，これらの中でも分枝アミノ酸が主要なアミノ酸であることが報告されている．分枝アミノ酸はエネルギー代謝において重要な位置を占めているようである．

2 糖新生とタンパク質代謝

体タンパク質の分解は，運動や絶食などによるエネルギー代謝の亢進により促進されるが，特に，血糖や肝臓と筋肉のグリコーゲンが減少する状態において，その分解は促進されることがわかっている．すなわち，糖新生の材料として一部のアミノ酸(糖原性アミノ酸)が利用されると考えられる．肝臓と骨格筋の間のグルコース-アラニン回路(☞第6章，図6-3，114頁，コラム「肝臓と骨格筋のグルコース-アラニン回路」，168頁)においても，分枝アミノ酸が骨格筋でのアラニン生成のためのアミノ基供給源として作用することも，アミノ酸からの糖新生の重要なメカニズムの1つである．

3 アミノ酸代謝とビタミン (☞第3章C3，50頁)

アミノ酸代謝では，すべてのB群ビタミン(B_1，B_2，B_6，B_{12}，ナイアシン，パントテン酸，ビオチン，葉酸)が補酵素として関与しているが，栄養学的に特に重要な項目だけを以下に記す．

グルコースや脂肪酸の分解(エネルギー代謝)では特に重要なビタミンとしてB_1，B_2，ナイアシン，パントテン酸が補酵素として用いられるのと同様に，これらのビタミンはアミノ酸の代謝においても補酵素として機能している．

さらに，アミノ酸代謝にはビタミンB_6が重要な機能を果たしている．このビタミンは，多くのアミノ酸代謝系の第1反応で作用するアミノ基転移酵素に必須の補酵素であり，タンパク質の摂取量が増加すると必要量も増加する．

　ビタミン B_{12} と葉酸は，メチオニンシンターゼ(合成酵素)の作用(ホモシステインからメチオニンを生成する反応)に必要であり(☞第10章，図10-19，222頁)，さらに，B_{12} はプロピオニル CoA の代謝系のメチルマロニル CoA ムターゼの作用(L-メチルマロニル CoA からスクシニル CoA を生成する反応)に必要である.

　イソロイシン，バリン，メチオニン，トレオニンの分解系ではプロピオニル CoA を経てスクシニル CoA を生成するので(図8-6，図8-9)，ビタミン B_{12} が必要である.

E アミノ酸の代謝系とそれに関連する先天性代謝疾患

　多くのアミノ酸は，独自の代謝系により分解もしくは他のアミノ酸に変換される. しかし，中には代謝経路の一部を共有するものもある. たとえば，分枝アミノ酸の分解系では，最初の2ステップはロイシン，イソロイシン，バリンともに共通の酵素により分解されるが，その後は独自の分解系が存在する. また，イソロイシン，バリン，メチオニン，トレオニンは，いずれも代謝系の終末でプロピオニル CoA を生成するので，それ以降の分解系を共有している.

　すべてのアミノ酸の代謝系については他の生化学のテキストに任せることにして，ここでは先天性代謝疾患と関係の深いアミノ酸の代謝系について解説する.

1 フェニルアラニンとチロシン代謝系 (図8-8)

　フェニルアラニンの代謝系では，チロシンやホモゲンチジン酸を中間代謝物として生成し，最終的にはフマル酸とアセチル CoA が生成される.
　先天性代謝疾患としては，次のものが知られている.

①フェニルアラニン水酸化酵素(第1ステップ)の欠損によるフェニルケトン尿症　●フェニルケトン尿症

②チロシンアミノ基転移酵素の欠損による高チロシン血症Ⅱ

③ρ-ヒドロキシフェニルピルビン酸ジオキシゲナーゼの欠損による高チロシン血症Ⅰ

④ホモゲンチジン酸 1,2-ジオキシゲナーゼの欠損によるアルカプトン尿症

⑤その他：チロシンからのメラニン合成系の酵素であるチロシン-3-モノオキシゲナーゼ(チロシナーゼ)の欠損による色素欠乏症(白子)

2 メチオニン代謝系 (図8-9)

　メチオニンの代謝系では，ホモシステイン，2-オキソ酪酸，プロピオニル CoA を経て最終的にスクシニル CoA が生成される. シスタチオニン β-シ

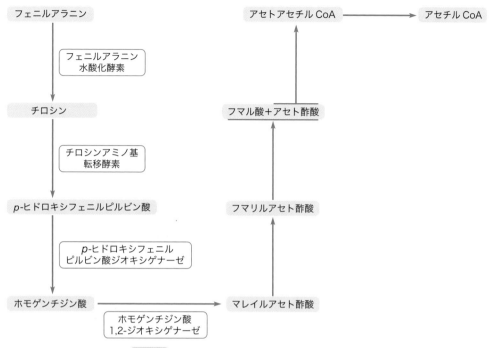

図 8-8 フェニルアラニンとチロシンの代謝系

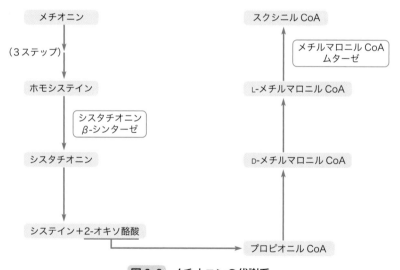

図 8-9 メチオニンの代謝系

ンターゼ（合成酵素）の欠損により，ホモシスチン尿症が発生する．

　また，プロピオニル CoA の代謝異常として，ビタミン B₁₂ を補酵素とするメチルマロニル CoA ムターゼの欠損により，メチルマロン酸尿症が知られている．

③ 分枝アミノ酸代謝系 （図8-10）

　分枝アミノ酸の代謝系はほとんどすべてミトコンドリア内に存在し，その最初の2つのステップは，ロイシン，イソロイシン，バリンに共通である．第1ステップでは，分枝アミノ酸アミノ基転移酵素の作用により，それぞれの分枝アミノ酸から分枝2-オキソ酸が生成される．第2ステップでは，分枝2-オキソ酸脱水素酵素複合体の作用により，分枝2-オキソ酸よりそれぞれのCoA化合物が生成される．これ以降の代謝系では，それぞれのCoA化合物は独自の代謝系により分解され，最終的にロイシンよりアセチルCoAとアセト酢酸，イソロイシンよりアセチルCoAとスクシニルCoA，バリンよりスクシニルCoAが生成される．このスクシニルCoA生成では，プロピオニルCoAを経由している．

　分枝アミノ酸代謝の調節は，第2ステップの酵素である分枝2－オキソ酸脱水素酵素複合体により行われることが知られている．この酵素の欠損による先天性代謝疾患として，**カエデ糖尿症（分枝2-オキソ酸尿症）**が知られている．

④ 尿素回路と先天性代謝疾患

　尿素回路（☞**図8-5**，164頁）に関係する先天性代謝疾患として次のものがある．

　①アルギナーゼの欠損による，**アルギニン血症**．

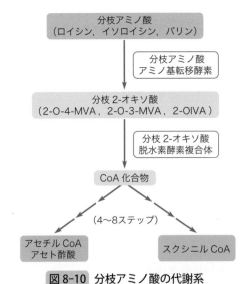

図8-10 分枝アミノ酸の代謝系

2-O-4-MVA：2-オキソ-4-メチル吉草酸（KIC：α-ケトイソカプロン酸）
2-O-3-MVA：2-オキソ-3-メチル吉草酸（KMV：α-ケト-β-メチルバレリン酸）
2-OIVA：2-オキソイソ吉草酸（KIV：α-ケトイソバレリン酸）
CoA化合物以降はそれぞれの代謝系で分解され，最終的にロイシンからはアセチルCoAとアセト酢酸，イソロイシンからはアセチルCoAとスクシニルCoA，バリンからはスクシニルCoAが生成される．

②アルギノコハク酸リアーゼの欠損による，**アルギノコハク酸血症**.

③カルバモイルリン酸合成酵素Ⅰの欠損による，**カルバモイルリン酸合成酵素Ⅰ欠損症**.

 コラム カルバモイルリン酸合成酵素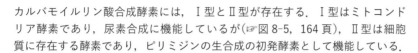

カルバモイルリン酸合成酵素には，Ⅰ型とⅡ型が存在する．Ⅰ型はミトコンドリア酵素であり，尿素合成に機能しているが(☞図8-5，164頁)，Ⅱ型は細胞質に存在する酵素であり，ピリミジンの生合成の初発酵素として機能している．

アミノ酸の代謝と関連した先天性代謝疾患は，多くの場合精神発達の障害（遅滞）もしくは早期死亡をもたらす．**フェニルケトン尿症**がもっとも頻度の高いアミノ酸代謝の先天性代謝疾患であり，この症状が幼児のごく早い時期に確認できれば，きびしい**食事制限**により精神的遅滞をかなり防ぐことができる．この食事制限では，体内のタンパク質合成に必要なだけのフェニルアラニンを与えることにより，毒性を示すフェニルピルビン酸などの生成量をかなり低下させることができる．他のアミノ酸に関する先天性代謝疾患でも同様な治療法がとられている．

8

タンパク質の栄養

練習問題

以下の問題について，正しいものには○，誤っているものには×をつけなさい.

(1) タンパク質の摂取量を増加すると尿中への尿素の排泄量が増加する.

(2) 生物価は，保留窒素量を吸収窒素量で割ることにより求められる.

(3) インスリンは血糖値を低下させるホルモンであるが，体タンパク質の合成を促進する作用もある.

(4) 糖原性アミノ酸とは体内で糖質に変換されやすいアミノ酸であり，ロイシンがその代表である.

(5) 長期的な肝臓の疾患では，血漿タンパク質であるアルブミンの濃度が低下する.

(6) ヒスチジンは可欠アミノ酸とされている.

(7) ロイシン，イソロイシン，リシンは分枝アミノ酸と呼ばれる.

(8) タンパク質正味利用率は，生物価に消化吸収率を乗じて算出される.

(9) オルニチンは可欠アミノ酸であるが，タンパク質を構成する重要なアミノ酸である.

(10) 健康な人において，タンパク質摂取が過剰になると尿中へのアミノ酸排泄が増加する.

(11) 体タンパク質の分解で生成された遊離アミノ酸は，体タンパク質の合成には再利用されない.

(12) 細胞内で小胞体に結合したリソソームでタンパク質が合成される.

(13) タンパク質合成において，塩基2個からなるコドンによりアミノ酸が指定される.

(14) アミノ酸の分解により生成されるアンモニアは，有毒であるので腎臓で尿素に変換されて排泄される.

(15) DNA に書き込まれているタンパク質の一次構造の情報は，メッセンジャー RNA に転写された後，タンパク質合成に利用される.

(16) プロテアソームによるタンパク質分解では，標的となるタンパク質がユビキノン化されることが必要である.

(17) グルタミン酸よりアンモニアを遊離する酵素は，グルタミン酸脱水素酵素である.

(18) グルタミンは，末梢組織から肝臓へアンモニアを輸送するのに機能している.

(19) 不可欠アミノ酸は，動物のタンパク質合成には欠かせないアミノ酸であるので，摂取不足になれば体内で合成されて供給される.

(20) 肝臓はアミノ酸代謝の中心的臓器であり，すべてのアミノ酸を分解することが可能である.

(21) 尿素回路において，アルギノコハク酸リアーゼの作用によりアルギニンから尿素が合成される.

(22) アルギニンは，尿素回路の重要な成分であるが，タンパク質合成にも必要である.

(23) 以下のアミノ酸の先天性代謝異常とアミノ酸の組み合わせについて誤っているのはどれか.

　　a) フェニルケトン尿症：フェニルアラニン

　　b) アルカプトン尿症：トリプトファン

　　c) カエデ糖尿症：ロイシン

　　d) ホモシスチン尿症：メチオニン

(24) アスパラギン酸のアミノ基転移によりピルビン酸が生成される.

(25) 食事による窒素の摂取量と，糞便や尿および汗への窒素の排泄量が等しい状態を窒素出納という.

9 エネルギー代謝

A エネルギー代謝の概念

食事などによって摂取されたエネルギー源となる栄養素である糖質, 脂質, タンパク質の体内での酸化分解によって供給されるエネルギーを, ①各種身体活動に必要な機械エネルギーとして消費したり, ②細胞内分子の合成を含む化学的仕事を行うために化学エネルギーとして消費したり, ③神経の刺激伝達を行うための電気エネルギーとして消費したり, ④体温の保持を行うために熱エネルギーとして消費したりする過程をエネルギー代謝という. エネルギー消費量は静かに横になっていたり, いすに座っていたりする状態では低く, さまざまな日常生活活動やスポーツを行っているときには高くなる.

1 物理的燃焼値

エネルギー源となる栄養素(エネルギー産生栄養素)が燃焼して発生するエネルギーの単位として cal(カロリー)が用いられている. 1 cal とは水 1 g の温度を 1℃上げるのに要するエネルギー量であるので, 1 kg の水の温度を 1℃上げるエネルギー量が 1 kcal である. 栄養素の有するエネルギーを測定するには, ボンベカロリーメーター(ボンベ熱量計, Bomb calorimeter)を用いる. この原理は栄養素を完全に酸化燃焼し, その際に発生する熱が一定量の水の温度をどれだけ上げるかを計測し, 燃焼値を計算式を用いて算出する. このように試験管内でエネルギー産生栄養素が燃焼した場合には, 1 g あたりで糖質は 4.1 kcal, 脂質は 9.5 kcal, タンパク質は 5.7 kcal のエネルギーを発生する.

2 生理的燃焼値(生体利用エネルギー量)

しかし, 体内では栄養素の消化吸収率がそれぞれ異なっているために, 糖質, 脂質, タンパク質の 1 g あたりのエネルギー生成量はそれぞれ 4, 9, 4 kcal とした係数が, 一般に, ヒトのエネルギー計算に用いられている. これらの数値はアトウォーター(Atwater)の係数と呼ばれている. 食品成分表

に記載されている各食品のエネルギーは可食部 100 g あたりのそれぞれのエネルギー源となる栄養素の**エネルギー換算係数**を乗じて算出されている．食品成分表では個別食品ごとのエネルギー換算係数が適用されているが，適用すべきエネルギー換算係数が明らかでない食品についてはアトウォーターの係数が用いられている．

B　エネルギー消費量

1　基礎代謝量

　生体のエネルギー代謝は外気の温度や食物摂取状態，あるいは仕事やスポーツによる身体活動状態などさまざまな環境条件，生活状態によって変動するものであるが，これらの外的諸条件による影響を除いた，安静時のエネルギー代謝量を**基礎代謝**（basal metabolism，BM）と定義している．基礎代謝の測定は，前日の夕食後 12 ～ 16 時間経過し，食物が完全に消化・吸収された状態になっている早朝空腹時に，排便・排尿後，快適な温度条件下（寒くも暑くもない状態：通常 20 ～ 25℃）において，睡眠におちいることなく，静かに仰臥している状態で行われる．基礎代謝は，性，年齢，体格，栄養状態，日常の身体活動状態によって異なる．

●基礎代謝（BM）

a　体格・身体組成の影響

　基礎代謝が体格（体の大きさ）に比例することは**図 9-1** からも明らかである．体格の指標として体表面積を用いる考え方があるが，この考え方の根拠は，体温は体表面から放散されるのであるから，体温維持に密接な関係にある基礎体温が体表面積に比例するということである．

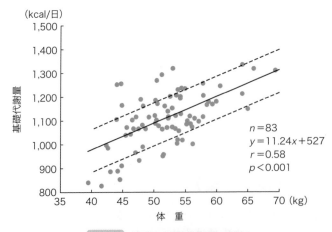

図 9-1　体重と基礎代謝量の関係

被験者各個人の基礎代謝量（絶対値：kcal/日）と体重（kg）を散布図にプロットした．また，全被験者（83 名）に関する基礎代謝量（basal metabolic rate, BMR）と体重の間の回帰直線（実線）と平均値±推定標準誤差（点線）を加えた．

　基礎代謝を求める際の体格の指標として体重を用いる考え方は，エネルギー代謝は体組織の量に比例するという考え方に基づいている．しかし，エネルギー代謝からみて活動性の高い組織とそうでない組織がある．活動性が高い体組織は一般に**活性組織**と呼ばれている．今日では骨格筋，内臓諸器官，骨などを含む脂肪組織を除いた部分の重量を**除脂肪体重**(lean body mass, LBM，あるいは fat free mass, FFM)といい，脂肪組織と区別している．体脂肪がエネルギー代謝に及ぼす影響は LBM よりも少ないので，**図 9-2** に示すように基礎代謝は体重よりも LBM との相関関係が高くなっている．したがって，各人の LBM を高い精度で見積もることができれば，基礎代謝量(BMR)を高い精度で推定することができる．

◉除脂肪体重(LBM, FFM)

b　加齢の影響

　表 9-1 は性・年齢階層別基礎代謝基準値と基礎代謝量を示している．この表からもわかるように，体重あたりの基礎代謝は年齢とともに低下する．体重あたりの基礎代謝は出生後 1 ～ 2 年頃がもっとも高く，以後発育が進むにつれて低下し，18 歳頃に成人の値になる．中年期には主として体脂肪量の増加による体重増加がみられるのでやや低下する傾向があり，50 歳以上では成人の基礎代謝よりおよそ 10% 低い水準になる．小児期の体重あたりの基礎代謝が成人の値に比べて高いのは，小児期には体脂肪率が低く，LBM の比率が高いためであり，また LBM そのものの活性が高いためであると考えられている．

　1 日の基礎代謝量は乳児期には 700 kcal/日前後であり，乳児期から幼児期前半において著しく上昇する．**表 9-1** からもわかるように，さらに思春期に入ると急激な上昇を示し，男性では 15 ～ 17 歳，女性では 12 ～ 14 歳でピークになり，以後加齢とともに徐々に低下していく．ピーク時点の 1 日の基礎

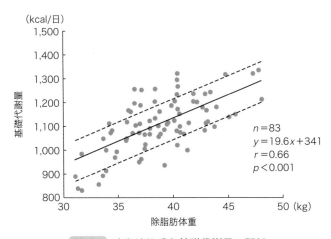

図 9-2　除脂肪体重と基礎代謝量の関係
被験者各個人の基礎代謝量(絶対値：kcal/日)と除脂肪体重(kg)を散布図にプロットした．また，全被験者(83 名)に関する基礎代謝量(BMR)と除脂肪体重の間の回帰直線(実線)と平均値±推定標準誤差(点線)を加えた．

9
エネルギー代謝

表 9-1　基礎代謝量と基礎代謝基準値

性　別	男　性			女　性		
年齢(歳)	基礎代謝基準値 (kcal/kg 体重/日)	参照体重 (kg)	基礎代謝量 (kcal/日)	基礎代謝基準値 (kcal/kg 体重/日)	参照体重 (kg)	基礎代謝量 (kcal/日)
1〜2	61.0	11.5	700	59.7	11.0	660
3〜5	54.8	16.5	900	52.2	16.1	840
6〜7	44.3	22.2	980	41.9	21.9	920
8〜9	40.8	28.0	1,140	38.3	27.4	1,050
10〜11	37.4	35.6	1,330	34.8	36.3	1,260
12〜14	31.0	49.0	1,520	29.6	47.5	1,410
15〜17	27.0	59.7	1,610	25.3	51.9	1,310
18〜29	23.7	64.5	1,530	22.1	50.3	1,110
30〜49	22.5	68.1	1,530	21.9	53.0	1,160
50〜64	21.8	68.0	1,480	20.7	53.8	1,110
65〜74	21.6	65.0	1,400	20.7	52.1	1,080
75 以上	21.5	59.6	1,280	20.7	48.8	1,010

[日本人の食事摂取基準(2020 年版)より引用]

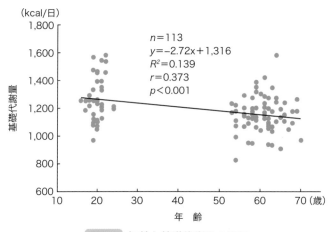

図 9-3　加齢と基礎代謝量の関係

被験者各個人の基礎代謝量(絶対値：kcal/日)と年齢(歳)を散布図にプロットした．また，全被験者(113 名)に関する基礎代謝量と年齢の間の回帰直線を加えた．

[Usui C et al：Relationship between blood adipocytokines and resting energy expenditure in young and elderly women．J Nutr Sci Vitaminol 53(6)：529-535, 2007 より引用]

代謝量は男性で 1,610 kcal/日，女性では 1,410 kcal/日である．

　図 9-3 は体重と BMI がほぼ同じである 20 歳前後の女性と 60 歳前後の中高年女性の基礎代謝量を示している．両年齢グループ間には明らかな体脂肪率の差が認められ，中高年女性は体脂肪量が多く LBM が少なくなっていた．そして，基礎代謝量も 12% 低くなっていたことから，中高年女性の基礎代謝量の低下は加齢に伴う LBM の減少が影響していることが示唆される．

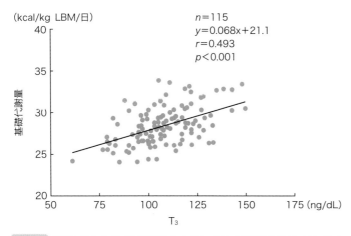

図9-4 若年成人女性の甲状腺ホルモン(T$_3$)と除脂肪体重あたりの基礎代謝量の関係

被験者各個人の基礎代謝量(LBM あたり：kcal/kg LBM/ 日)と甲状腺ホルモン(ng/dL)を散布図にプロットした．また，全被験者(115 名)に関する基礎代謝量と T$_3$ の間の回帰直線を加えた．

c 性差の影響

　女性の基礎代謝量(kcal/日)は男性の値よりも低いのが一般的である．女性が男性よりも基礎代謝が低いのは，女性の方が男性よりも体格が小さく体脂肪率が高いためである．そのため，LBM あたりでみた基礎代謝には顕著な男女差は認められないことが知られている．

　成人女性にみられる月経と基礎代謝の関係については，基礎体温が低い卵胞期には基礎代謝も低く，排卵後の黄体期には基礎代謝が高くなる傾向が認められる．しかし，女性の月経周期内における基礎代謝の変動は 2 ～ 5% 程度であると考えられている．

d 身体活動レベルの影響

　筋肉労働者や多くのスポーツ選手のように筋肉組織が発達している人の基礎代謝は，特に運動をしていない一般人よりも高く，肥満者は体重あたり，あるいは体表面積あたりの基礎代謝が低いことが知られている．しかし，各種筋肉労働者やスポーツ選手の基礎代謝量も LBM あたりでみると一般人の基準値と比べてほぼ同レベルである．

e ホルモンの影響

　エネルギー代謝ともっとも関係が深いホルモンは，体内の酸化作用を調節している甲状腺ホルモンである．**図9-4** に示すように，健康な若年成人女性の血中甲状腺ホルモン濃度と LBM あたりの基礎代謝量とは正の相関関係がある．甲状腺機能が低下すると基礎代謝は著しく低下し，逆に甲状腺機能が亢進すると，基礎代謝ばかりでなく，運動中のエネルギー代謝も健康な人と比べて高くなることが知られている．また，若年成人女性では，血中の女性ホルモン(エストラジオール)濃度も LBM あたりの基礎代謝量と正の相関

関係がある.

　このほかに下垂体から分泌される成長ホルモン，甲状腺刺激ホルモン，そして副腎髄質ホルモンであるアドレナリンなども基礎代謝に影響を及ぼしていることが知られている.

② 安静時代謝量

　安静時代謝量は，座位で，静かに休息している状態で消費されるエネルギー量のことである.　食後数時間経過した座位の姿勢では基礎代謝よりも骨格筋の緊張が高く，消化吸収の影響もあるので，エネルギー消費量は基礎代謝よりもおよそ10%高くなる.　日常生活は，基礎代謝を測定したときのように，完全に食物が消化・吸収された状態で行われることはきわめて少なく，通常は食事と食事の間に営まれるので，多かれ少なかれ食事による**食事誘発性熱産生（DIT）**の影響を受ける（☞第5章H，107頁）.

　通常の環境下においては，人体は絶えず熱放射を行って生命を維持している.　生体は**低温環境**においては，筋肉を緊張させて**代謝機能を高める**が，さらに低い気温においては悪寒，戦慄によっても熱生産を高める.　しかし，室内での保温条件がよい場合には，ある程度の低温環境にあっても安静時代謝に与える影響は少ないことが知られている.　一方，**高温環境**においては，筋肉は弛緩して代謝機能を低下させ，**熱生産を低める**.

●安静時代謝量

③ 睡眠時代謝量

　理論的には，基礎代謝は覚醒しているときの生理的最小のエネルギー代謝量である.　一方，副交感神経が緊張状態にあり，心拍数が低く，骨格筋が弛緩しており，体が動かないで静かに睡眠をとっているときのエネルギー代謝は基礎代謝レベルよりもやや低いエネルギー代謝水準であるが，ヒューマンカロリーメーター（☞ D①c，191頁）内に居住して測定した睡眠中のエネルギー消費量は基礎代謝レベルであることが明らかになっている.　すなわち，睡眠中の平均エネルギー代謝量は**基礎代謝とほぼ等しい**.　WHOでも睡眠中のエネルギー代謝は基礎代謝と同じとしている.

④ 活動代謝

　仕事や家事，あるいは余暇でのスポーツ活動など日常生活におけるさまざまな身体活動によって亢進するエネルギー代謝を**活動代謝**という.　活動代謝量を知ることは，労働や運動・スポーツの強度の判定，各人が1日に必要とするエネルギーとエネルギー代謝に関連する微量栄養素の摂取量の決定に必要である.　活動時の強度と身体活動レベルは以下に示すような指標が用いられている.

表 9-2　身体活動の分類例

身体活動の分類 (メッツ値*の範囲)	身体活動の例
睡眠(0.9)	睡眠
座位または立位の静的な活動(1.0～1.9)	テレビ・読書・電話・会話など(座位または立位)，食事，運転，デスクワーク，縫物，入浴(座位)，動物の世話(座位，軽度)
ゆっくりした歩行や家事など低強度の活動(2.0～2.9)	ゆっくりした歩行，身支度，炊事，洗濯，料理や食材の準備，片づけ(歩行)，植物への水やり，軽い掃除，コピー，ストレッチング，ヨガ，キャッチボール，ギター・ピアノなどの楽器演奏
長時間持続可能な運動・労働など中強度の活動(普通歩行を含む)(3.0～5.9)	ふつう歩行～速歩，床掃除，荷造り，自転車(ふつうの速さ)，大工仕事，車の荷物の積み下ろし，苗木の植栽，階段を下りる，子どもと遊ぶ，動物の世話(歩く/走る，ややきつい)，ギター：ロック(立位)，体操，バレーボール，ボーリング，バドミントン
頻繁に休みが必要な運動・労働など高強度の活動(6.0以上)	家財道具の移動・運搬，雪かき，階段を上る，山登り，エアロビクス，ランニング，テニス，サッカー，水泳，縄跳び，スキー，スケート，柔道，空手

*メッツ値(metabolic equivalent，MET：単数形，METs：複数形)は，Ainsworth BE et al：Compendium of physical activities：an update of activity codes and MET intensities．Med Sci Sports Exerc 32(Suppl)：S498-516，2000 より引用．いずれの身体活動でも活動実施中における平均値に基づき，休憩・中断中は除く．

[a] メッツ値(METs)

　身体活動の強度を示す指標には，メッツ値がある．メッツ値は各種の身体運動時の全エネルギー代謝量を座位安静時のエネルギー代謝量の倍数として示す単位である．METs とは，metabolic equivalent(代謝当量)から名づけられたもので，安静状態を維持するための O_2 必要量 3.5 mL/kg/分を 1 単位としたものである．表 9-2 は身体活動の分類例(メッツ値の範囲)を示している．身体活動の量はメッツ・時で表される．具体的には，身体活動量が 1 メッツ・時になるよう運動を行う場合には，強度が 6 メッツであれば 10 分間でよく，強度が 3 メッツに相当する歩行であれば 20 分間行う必要がある．

◉メッツ値(METs)

[b] 身体活動レベル(PAL)

　成人の身体活動レベル(physical activity level，PAL)は，健康な日本人の成人で測定したエネルギー消費量と基礎代謝量から求められる．1 日あたりの推定エネルギー必要量は以下に示すように，1 日の基礎代謝量に対する PAL の倍数で表される．

◉身体活動レベル(PAL)

$$推定エネルギー必要量(kcal/日) ＝ 1 日の基礎代謝量(kcal/日) × PAL$$

　日本人の食事摂取基準(2020 年版)では，成人におけるそれぞれの身体活動レベルを "低い(Ⅰ)" [PAL：代表値 1.50(およその範囲 1.40～1.60)]，"ふつう(Ⅱ)" [PAL：1.75(1.60～1.90)]，"高い(Ⅲ)" [PAL：2.00(1.90～2.20)] の 3 段階で示しており，各人のエネルギー消費量とエネルギー必要量を概算するときはそれらが目安となる．

[5] 食事誘発性熱産生

　食物を摂取した後にはエネルギー代謝が亢進するが，この代謝亢進は摂取

9

エネルギー代謝

した食物中に含まれている糖質，脂質，タンパク質のエネルギー源栄養素の
比率によって異なっている．この食物摂取による代謝亢進を**食事誘発性熱産**
生(diet induced thermogenesis，DIT)，あるいは食事産熱効果(thermic ef-
fect of food，TEF)，または**特異動的作用**(specific dynamic action，
SDA)という．

　この DIT はタンパク質のみを単独に摂取した場合にもっとも高く，摂取
エネルギーの約 30% にも達する．糖質のみの場合は約 6%，脂質のみの場合
は約 4% といわれている．また，混合食の場合には 5 ～ 15% であることが
報告されている．タンパク質の DIT が高いのは，その合成・分解にエネルギー
を多く使用するためである．また，脂質が脂肪組織に貯えられる際には，食
事に含まれる脂質のエネルギー含量のわずか 3% しかその反応に必要でな
い．糖質の場合はグルコースが直接酸化されると，グルコース中の全エネル
ギーが体内の反応に利用されるが，肝臓や骨格筋に蓄えられているグリコー
ゲンでは，エネルギー含量の 7% が DIT として失われる．DIT により発生
するエネルギーは運動のエネルギーには利用できないものであるが，熱エネ
ルギーとして寒冷環境下では体温の保持に役立つものである．

● 食事誘発性熱産生(DIT)

C 臓器別エネルギー代謝

　表 9-3 は安静時における主な体内臓器・組織のエネルギー代謝量を示し
ている．

　運動時には，骨格筋が活発に収縮を繰り返すので，そのエネルギー代謝が
亢進し，安静時に比べて数倍になる．また，必要な酸素運搬のため循環器系
の中心である心臓も活発に活動するので，そのエネルギー代謝も高くなるが，
そのほかの内臓のエネルギー代謝は，逆に低いレベルに抑えられることが知
られている．

表 9-3 全身，および主な臓器・組織のエネルギー代謝

臓器・組織	重量 (kg)	エネルギー代謝量		比率 (%)
		(kcal/kg/日)	(kcal/日)	
全身	70	24	1,700	100
骨格筋	28.0	13	370	22
脂肪組織	15.0	4.5	70	4
肝臓	1.8	200	360	21
脳	1.4	240	340	20
心臓	0.33	440	145	9
腎臓	0.31	440	137	8
その他	23.16	12	277	16

体重 70 kg で，体脂肪率が約 20% の男性を想定．
[Gallagher D et al：Organ-tissue mass measurement allows modeling of REE and
metabolically active tissue mass．Am J Physiol 275：249-258，1998 を参考に作成]

1 骨格筋と心筋

　骨格筋は体重の 40% 前後を占めるので，安静状態においてもエネルギー代謝量（kcal/日）がもっとも高くなっているが，単位重量あたり（kcal/kg/日）でみると他の臓器と比べて低く，全体の比率でみると 22% である．また，心臓は安静時においても常に収縮を繰り返しており，単位重量あたりでは非常に高く，そのエネルギー代謝量は全体の 9% に相当する．

2 脂肪組織

　脂肪組織は単位重量あたりでのエネルギー代謝レベルが非常に低いが，身体に占める体脂肪量は骨格筋に次いで多いので，全体のエネルギー代謝では 4% を占めるまでになっている．

3 肝臓と腎臓

　肝臓，腎臓など生命維持にとって基本的な機能を担っている内臓器官のエネルギー代謝は全体の比率でみると，それぞれ 21% と 8% であるが，単位重量あたりでみると肝臓が 200 kcal/kg/日，腎臓は 440 kcal/kg/日 にもなり，非常に活性が高い臓器であることがわかる．

4 脳

　身体機能全体を統括する脳のエネルギー代謝も重量あたりで非常に高く，全体の比率でみてもそのエネルギー代謝は 20% にもなっている．

D エネルギー代謝の測定法

1 直接法と間接法

a 代謝チャンバーによる直接法

　外気と熱の交流を遮断した部屋（代謝チャンバー）の中に人が入り，身体から発散する熱量を室内に循環する水に吸収させて，その温度の上昇から発散した熱量を直接測定する方法がある．このチャンバーは被験者が自由に動くことができるほどの大きさで，睡眠，食事，軽い運動など，普通の日常生活ができる大きさをもっており，24 時間以上にわたってエネルギー消費量を正確に測定することができるものである．

◉代謝チャンバー

b ダグラスバッグへの呼気採取による間接法

　一方，エネルギー代謝を間接的に測定する方法では，一定時間内に消費した酸素の量と発生した二酸化炭素の量，および尿中に排泄された窒素量から，

◉ダグラスバッグ

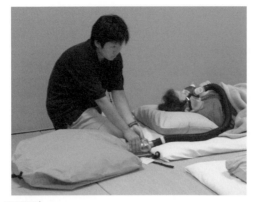

図 9-5 ダグラスバッグ法による基礎代謝量の測定

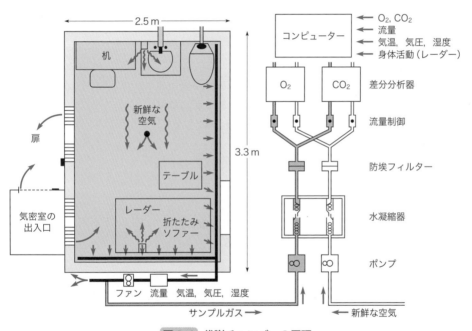

図 9-6 代謝チャンバーの原理

体内で燃焼した糖質，脂質，タンパク質の量を計算し，さらにこの値から発生した熱量を求める．**図9-5**は実験室における基礎代謝量の測定風景である．安静状態や運動中に消費した酸素と発生した二酸化炭素の量はマスクを装着し，ダグラスバッグに採集した呼気中の酸素と二酸化炭素の濃度をガス分析器によって測定するとともに，呼気の容量をガスメーターによって計測して求めることができる．生体内で糖質，脂質，およびタンパク質などエネルギー源となる栄養素が酸化されて生じるエネルギー量は，消費した酸素と体外に排出された二酸化炭素の量，および尿中の窒素量から計算することができる．

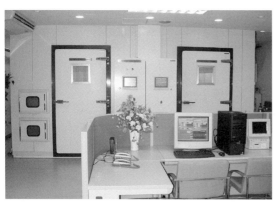
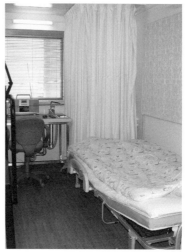

図 9-7 代謝チャンバーの外観(上)と内部(右)

c 開回路呼吸チャンバーを用いた間接法

　マスクを装着した状態では，日常生活や運動が制限され，長時間にわたる
エネルギー代謝の測定が困難である．そこで，激しい身体活動を除いた日常
生活におけるエネルギー消費量を間接的に測定する方法として，開回路によ
る代謝チャンバー(**ヒューマンカロリーメーター**)が開発されている．代謝
チャンバーでは，人の入った室内の酸素と二酸化炭素濃度，および室内から
のガスサンプルの流量を経時的に計測することによって，快適な状態で長時
間にわたってさまざまな生活活動や運動中のエネルギー代謝を測定すること
ができる．**図 9-6** は代謝チャンバーの原理を模式的に示している．

　チャンバー内での1日の生活における各種身体活動による酸素と二酸化炭
素の濃度の変化を迅速に計測することによって，エネルギー消費量を測定す
ることができる．また，チャンバー内での活動状況はレーダーによって観測
することができるようになっている．**図 9-7** は医薬基盤・健康・栄養研究
所に設置されている代謝チャンバーの外観と内部を示している．**図 9-8** に
示すように，この装置を用いることによって，睡眠代謝，基礎代謝，食事に
よる DIT，そして室内におけるさまざまな自発的な身体活動のエネルギー
消費量を測定することができる．

●ヒューマンカロリーメーター

d 二重標識水法

　自然界に存在する水の大部分は $^1H_2{}^{16}O$ で表されるが，酸素の安定同位体
である ^{18}O と水素の安定同位体である ^2H(重水素)で二重にラベルした**二重
標識水**($^2H_2{}^{18}O$)を用いると，数週間にわたって普通の生活をしている人々の
エネルギー消費量を高い精度で測定できる．**図 9-9** は二重標識水によるエ
ネルギー消費量測定の原理を示している．二重標識水法(doubly labeled wa-
ter method, **DLW 法**)では二重標識水を経口投与することによって，体内の
安定同位体の存在比を高い状態にした後，尿中に排出されるそれぞれの安定

●二重標識水法(DLW法)

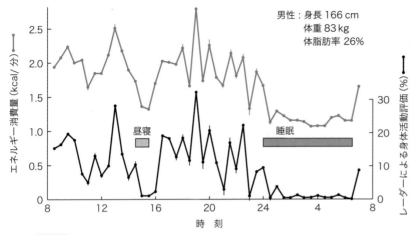

図9-8 代謝チャンバー内における1日の身体活動とエネルギー消費量

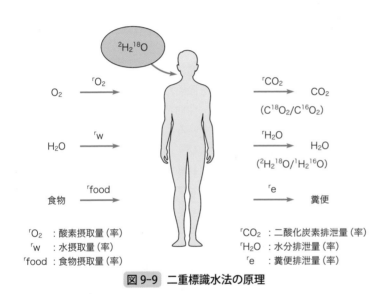

$^rO_2$ ：酸素摂取量（率）
^rw ：水摂取量（率）
^rfood ：食物摂取量（率）

$^rCO_2$ ：二酸化炭素排泄量（率）
^rH_2O ：水分排泄量（率）
^re ：糞便排泄量（率）

図9-9 二重標識水法の原理

同位体を測定する．体内で同位体比（$^2H/^1H$ と $^{18}O/^{16}O$）が平衡状態に達した後，体外に水分（$^2H_2^{18}O$）と二酸化炭素（$C^{18}O_2$）として排出されるので，それぞれの同位体比は経時的に減少し，体内の同位体比は再び自然の存在比に戻る．このとき，^2H は水分としてのみ排出され，^{18}O は水分および CO_2 として排出されるので，安定同位体の減少速度の違いによって，一定期間内に体外に排出された CO_2 の量を査定することができる．身体活動レベルが高ければ CO_2 の排出量が高くなることから，間接的にエネルギー消費量を知ることができる．

　この方法は二重標識水が高価であり，非放射性の同位体比を測定するために質量分析装置が必要なため，手軽に利用できる方法ではないが，通常の生活を送っている人々を対象として，より長期間研究を行うことができる点で，近年注目されているエネルギー代謝測定法である．

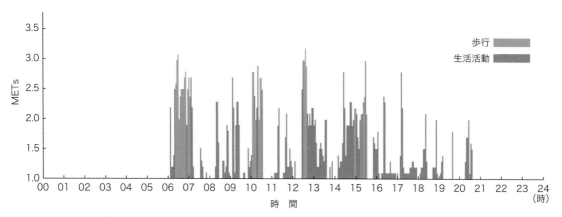

図 9-10　三次元加速度計によって計測した1日の身体活動(82歳, 男性)

e　心拍数記録法

　歩行, あるいは走行の速度を高め, 負荷強度を上げるにしたがって心拍数が上昇する. 心拍数と酸素摂取量(% $\dot{V}_{O_2}$ max)との間には正の相関関係が認められるので, 24時間の心拍数を記録すれば, 1日のエネルギー消費量を推定することが可能である. 近年, 24時間にわたって心電図を記録する軽量・簡便な装置が開発されている.

f　加速度計法

　加速度計は, 身体活動の強度と継続時間を客観的に評価でき, エネルギー消費量の計算も可能であり, 日常身体活動量の客観的評価手法としての有用性が期待され, 広く活用されている. 加速度計は, 加速度センサーが内蔵されており, 身体の移動に伴って生じる鉛直方向への振動と頻度から身体活動を強度別に分類し, 記録することが可能である. 加速度計によって評価された活動強度と, 間接カロリメトリーによる実測メッツ値は非常に高い相関関係がある. しかし, 加速度計は, 自転車こぎや筋力トレーニング, ボートこぎのような歩行・走行以外の運動については, 鉛直方向への振動がおおむね認められないことから, その身体活動強度を適切に検出できないという難点がある.

　図 9-10は三次元加速度計によって得られた高齢者の1日の活動を, 歩行と生活活動に分けて示している. 3メッツ以下の身体活動がほとんどで, 3メッツを超える強度の活動がほとんどないことがわかる.

g　身体活動調査票

　身体活動の相対的強度であるメッツ値を用いて, 身体活動の内容と時間の記録からエネルギー消費量を評価することが可能である. しかし, 身体活動調査票は記入が面倒であること, 評価するためには十分な知識をもった人でなければ精度が低くなること, 評価に時間を要するなどの難点がある.

　表 9-4は身体活動評価票を用い, 身体活動強度(メッツ値)と活動時間に

表 9-4 身体活動評価票を用いた推定エネルギー消費量の算出例

氏名	○○ ○○		性別	男 ⓦ	年齢	21 歳	職業	学生
身長	158 cm	体重	51 kg	調査年月日		○年○月○日		

身体活動の分類		身体活動強度（メッツ値）	時間(h)	メッツ・時	
睡眠		0.9	7	0.9 × 7	= 6.3
座位または立位の静的な活動	テレビ・音楽鑑賞	1.0	2	1.0 × 2	= 2
	講義	1.3	6	1.3 × 6	= 7.8
	食事	1.5	1.75	1.5 × 1.75	= 2.6
	入浴(座位)	1.5	0.5	1.5 × 0.5	= 0.75
	通学(電車，バス)	1.5	0.5	1.5 × 0.5	= 0.75
	座位での会話	1.5	1	1.5 × 1	= 1.5
	電話	1.5	0.1	1.5 × 0.1	= 0.15
小　計					15.6
ゆっくりした歩行や家事など低強度の活動	身の回り	2.0	1.5	2.0 × 1.5	= 3
	料理や食材の準備(立位)	2.0	1	2.0 × 1	= 2
	掃除(電気掃除機)	2.2	0.25	2.2 × 0.25	= 0.55
	皿洗い(立位)	2.5	0.25	2.5 × 0.25	= 0.63
	ストレッチング	2.5	0.25	2.5 × 0.25	= 0.63
小　計					6.8
長時間持続可能な運動・労働など中強度の活動(普通歩行を含む)	通学(普通歩行)	3.0	0.5	3.0 × 0.5	= 1.5
	買物(自転車)	4.0	0.4	4.0 × 0.4	= 1.6
	移動(速歩)	4.0	0.2	4.0 × 0.2	= 0.8
小　計					3.9
頻繁に休みが必要な運動・労働など高強度の活動	ジョギング	6.0	0.3	6.0 × 0.3	= 1.8
	テニス	7.0	0.5	7.0 × 0.5	= 3.5
小　計					5.3
1 日合計			24.0		37.9

37.9（メッツ・時）× 51（kg）× 1.05 ＝ 2,030（kcal/日）

より，推定エネルギー消費量を求めている．

　最近の日本人の生活活動で消費されるエネルギー量は次第に低下している．生活活動に要するエネルギーは，健康の維持のために基礎代謝の 1/2 以上が望ましいとされており，望ましい食事を摂り各種栄養素の適正な摂取を維持するためにも，日常の身体活動レベルが低いから，それに合わせて食事からのエネルギーの摂取量を低くすればよいということにはならない．**表 9-5** は身体活動レベル別の推定エネルギー必要量を性・年齢別に示している．

　表 9-6 は身体活動レベルにみた活動内容と活動時間の代表例を示している．身体活動レベルがふつう（Ⅱ）は，現在，国民の大部分が該当するものである．身体活動レベルが高い（Ⅲ）は，国民が健康人として望ましいエネルギー消費をして，活発な生活行動をしている場合であり，国民の目標とするものである．

② 呼吸商と非タンパク質呼吸商

　尿中に排泄された窒素 1 g は体内で 6.25 g のタンパク質が燃焼したことを

表 9-5　身体活動レベル別の推定エネルギー必要量（kcal/日）

性　別	男　性			女　性		
身体活動レベル[1]	Ⅰ	Ⅱ	Ⅲ	Ⅰ	Ⅱ	Ⅲ
0～5（月）	−	550	−	−	500	−
6～8（月）	−	650	−	−	600	−
9～11（月）	−	700	−	−	650	−
1～2（歳）	−	950	−	−	900	−
3～5（歳）	−	1,300	−	−	1,250	−
6～7（歳）	1,350	1,550	1,750	1,250	1,450	1,650
8～9（歳）	1,600	1,850	2,100	1,500	1,700	1,900
10～11（歳）	1,950	2,250	2,500	1,850	2,100	2,350
12～14（歳）	2,300	2,600	2,900	2,150	2,400	2,700
15～17（歳）	2,500	2,800	3,150	2,050	2,300	2,550
18～29（歳）	2,300	2,650	3,050	1,700	2,000	2,300
30～49（歳）	2,300	2,700	3,050	1,750	2,050	2,350
50～64（歳）	2,200	2,600	2,950	1,650	1,950	2,250
65～74（歳）	2,050	2,400	2,750	1,550	1,850	2,100
75 以上（歳）[2]	1,800	2,100	−	1,400	1,650	−
妊婦（付加量）[3]　初期				+ 50	+ 50	+ 50
中期				+ 250	+ 250	+ 250
後期				+ 450	+ 450	+ 450
授乳婦（付加量）				+ 350	+ 350	+ 350

[1] 身体活動レベルは，低い，ふつう，高いの3つのレベルとして，それぞれⅠ，Ⅱ，Ⅲで示した．
[2] レベルⅡは自立している者，レベルⅠは自宅にいてほとんど外出しない者に相当する．レベルⅠは高齢者施設で自立に近い状態で過ごしている者にも適用できる値である．
[3] 妊婦個々の体格や妊娠中の体重増加量，胎児の発育状況の評価を行うことが必要である．
注1：活用にあたっては，食事摂取状況のアセスメント，体重および BMI の把握を行い，エネルギーの過不足は，体重の変化または BMI を用いて評価すること．
注2：身体活動レベルⅠの場合，少ないエネルギー消費量に見合った少ないエネルギー摂取量を維持することになるため，健康の保持・増進の観点からは，身体活動量を増加させる必要があること．
［日本人の食事摂取基準（2020 年版）より引用］

表 9-6　身体活動レベル別にみた活動内容と活動時間の代表例

身体活動レベル[1]	低い（Ⅰ）	ふつう（Ⅱ）	高い（Ⅲ）
	1.50 （1.40～1.60）	1.75 （1.60～1.90）	2.00 （1.90～2.20）
日常生活の内容[2]	生活の大部分が座位で，静的な活動が中心の場合	座位中心の仕事だが，職場内での移動や立位での作業・接客等，あるいは通勤・買物での歩行，家事，軽いスポーツ，のいずれかを含む場合	移動や立位の多い仕事への従事者，あるいは，スポーツ等余暇における活発な運動習慣をもっている場合
中程度の強度（3.0～5.9 メッツ）の身体活動の1日あたりの合計時間（時間/日）[3]	1.65	2.06	2.53
仕事での1日あたりの合計歩行時間（時間/日）[3]	0.25	0.54	1.00

[1] 代表値．（　）内はおよその範囲．
[2] Black ら（1996），Ishikawa-Takata ら（2008）を参考に，身体活動レベル（PAL）に及ぼす職業の影響が大きいことを考慮して作成．
[3] Ishikawa-Takata ら（2011）による．
［日本人の食事摂取基準（2020 年版）より引用］

9
エネルギー代謝

表 9-7 糖質・脂質混合酸化燃焼における非タンパク質呼吸商，発生熱量

非タンパク質呼吸商	分解割合(%)		1 Lの酸素に対する発生熱量 (kcal)	非タンパク質呼吸商	分解割合(%)		1 Lの酸素に対する発生熱量 (kcal)
	糖質	脂質			糖質	脂質	
0.707	0	100	4.686	0.85	50.7	49.3	4.862
0.71	1.10	98.9	4.690	0.86	54.1	45.9	4.875
0.72	4.76	95.2	4.702	0.87	57.5	42.5	4.887
0.73	8.40	91.6	4.714	0.88	60.8	39.2	4.899
0.74	12.0	88.0	4.727	0.89	64.2	35.8	4.911
0.75	15.6	84.4	4.739	0.90	67.5	32.5	4.924
0.76	19.2	80.8	4.751	0.91	70.8	29.2	4.936
0.77	22.8	77.2	4.764	0.92	74.1	25.9	4.948
0.78	26.3	73.7	4.776	0.93	77.4	22.6	4.961
0.79	29.9	70.1	4.788	0.94	80.7	19.3	4.973
0.80	33.4	66.6	4.801	0.95	84.0	16.0	4.985
0.81	36.9	63.1	4.813	0.96	87.2	12.8	4.998
0.82	40.3	59.7	4.825	0.97	90.4	9.58	5.010
0.83	43.8	56.2	4.838	0.98	93.6	6.37	5.022
0.84	47.2	52.8	4.850	0.99	96.8	3.18	5.035
				1.00	100.0	0	5.047

[Lusk G：Animal calorimetry. Analysis of the oxidation of mixtures of carbohydrate and fat. A correction, J Biol Chem 59：41-42, 1924 を参考に作成]

示しており，このとき酸素は 5.92 L 消費され，二酸化炭素は 4.75 L 排泄されることがわかっているので，一定時間内に排泄された尿中窒素量(Ng)から，タンパク質燃焼量(N×6.25 g)，タンパク質の燃焼に消費された酸素の量(N×5.92 L)，および排出された二酸化炭素の量(N×4.75 L)を計算することができる．

体内でエネルギー源となる栄養素が燃焼するときに排出された二酸化炭素の量と，消費された酸素の量の体積比を**呼吸商**(respiratory quotient, RQ)という．RQ は燃焼するエネルギー源栄養素により一定した値になる．グルコース 1 分子が燃焼する場合には，6 分子の酸素を消費して 6 分子の二酸化炭素が排出されるので，RQ は 1 となる．脂肪トリステアリン 1 分子が燃焼する場合には，81.5 分子の酸素を消費して，57 分子の二酸化炭素が排出されるので，RQ は 0.7 となる．タンパク質の場合には，上述のように窒素 1 g について酸素 5.92 L が消費され，二酸化炭素 4.75 L が排出されるので，RQ は 0.8 となる．

◉呼吸商(RQ)

糖質と脂質の燃焼によって排出された二酸化炭素の量と消費された酸素の量の比を**非タンパク質呼吸商**(non protein respiratory quotient, NPRQ)という．NPRQ は以下の式によって計算される．

◉非タンパク質呼吸商(NPRQ)

$$NPRQ = \frac{全排出二酸化炭素量 - (N \times 4.75)}{全消費酸素量 - (N \times 5.92)}$$

この式によって得られた値から，**表 9-7** を用いて，体内で消費した糖質と脂質の燃焼割合と酸素 1 L に対する発生熱量を求めることができる．

3 呼気分析

　日常のさまざまな活動におけるエネルギー消費量は，酸素消費量を測定して間接的に求めることができる．通常の食事を摂っている人では1Lの酸素摂取量($\dot{V}_{O_2}$：ブイドットオーツーと読む)はおよそ5 kcal のエネルギー消費量に相当する．

　安静状態や各種運動中の酸素摂取量はマスクを装着し，一定時間ダグラスバッグに呼気を採集してガスメーターにて呼気容量を求めるとともに，その中の酸素と二酸化炭素をガス分析器で測定することによって求められる．酸素摂取量は気圧，温度，湿度などによって補正した標準状態［温度0℃，気圧1013ヘクトパスカル(hPa)(760 mmHg)，湿度0%］の値を用いる．ヒューマンカロリーメーターによるエネルギー消費量測定も，呼気をガス分析器で測定するので原理は同じである．

　トレッドミルや自転車エルゴメーターなどの運動負荷装置を用いて，軽い負荷から次第に強い負荷へと強度を上げていく漸増負荷法による運動負荷テストを行うと，各負荷段階における酸素摂取量と心拍数の関係がわかる．運動負荷テスト中に，これ以上運動を継続できなくなる負荷での酸素摂取量を最大酸素摂取量($\dot{V}_{O_2}$ max)という．$\dot{V}_{O_2}$ max は最大努力での体内への酸素摂取の上限であり，呼吸循環器系機能の指標として広く使われている．

練習問題

以下の問題について，正しいものには○，誤っているものには×をつけなさい．

(1) 食物のもつ化学的エネルギーは，体内で熱エネルギー（体温維持）や筋作業などの機械エネルギーに変換される他，成長等に伴う体組織の合成にも利用される．

(2) ボンベカロリーメーターで計測した脂質の物理的燃焼値に比べ，生理的燃焼値は低値を示し，約 4 kcal/g である．

(3) 糖質の代表としてグルコースを燃焼させると，その呼吸商は 0.7 となる．これに対し，脂質の場合には 1.0 である．

(4) グルコースを燃焼させた場合に生じる代謝水は，脂質の場合の代謝水とほぼ同じである．

(5) DIT とは，食事の摂取に伴って，不可避的に起こるエネルギーの消費である．

(6) 脂質の呼吸商は糖質の呼吸商より大きい．

(7) 非タンパク質呼吸商から糖質と脂質の燃焼比率を求めることはできない．

(8) タンパク質の燃焼量は呼吸商から求めることはできない．

(9) 尿中窒素量はエネルギー代謝測定には用いられない．

(10) 基礎代謝量（kcal/日）は体格の影響を大きく受けるので，一般的に女性は男性よりも低くなっている．

(11) 体重あたりで示した基礎代謝量（kcal/kg 体重/日）には男女差はみられない．

(12) 正常月経を有する女性では基礎代謝が性周期によって変動し，卵胞期には高く，黄体期には低くなる．

(13) 基礎代謝は甲状腺ホルモンやアドレナリンなどさまざまなホルモンが関与している．

(14) 高齢者の基礎代謝量（kcal/kg 体重/日）は若年成人よりも低いが，それには除脂肪体重（LBM）の減少のみが影響している．

(15) 睡眠時のエネルギー代謝は基礎代謝よりも著しく低くなっている．

(16) 酸素 1 L の摂取はエネルギーにしてほぼ 5 kcal に相当する．

(17) ある運動の強度が 5 METs（メッツ）とは，その運動が基礎代謝の 5 倍に相当することを意味している．

(18) メッツという単位は身体活動の強度を表す指標であり，メッツ・時という単位は身体活動の量を表している．

(19) エネルギー代謝に影響を及ぼす組織は LBM であり，脂肪組織の量はそれにはまったく影響がない．

(20) 基礎代謝に占める脳のエネルギー消費量はわずか 5% である．

(21) 二重標識水を用いたエネルギー消費量測定法から，糖質と脂質の消費割合がわかる．

(22) 安静時においては，骨格筋の単位重量あたりエネルギー消費量は内臓諸器官に比べて低くなっている．

(23) 心拍数をモニターすることによって，エネルギー消費量を正確に推定することができる．

10 ビタミンの栄養

学習目標

1. ビタミンの代謝・生理機能の調節作用について説明できる.
2. 脂溶性および水溶性ビタミンの化学構造式を理解し, 個々の特徴を説明できる.
3. ビタミン過剰症や欠乏症の発症メカニズムについて説明できる.

A ビタミンの構造と機能

1 脂溶性ビタミン

脂溶性ビタミンとして, ビタミン A, D, E および K がある. これらのビタミンは, 生体の機能を維持するためにはたらいており, 水溶性ビタミンである B 群ビタミンおよびビタミン C と比べ, 次のような特徴をもっている.

①酸性で不安定であるが, アルカリ性で安定なものが多い.
②熱に対して安定であるため, 調理による損耗が少ない.
③消化管での吸収は, 食事中の脂質の量に依存している.
④必要量以上に摂取すると, 肝臓に貯蔵される. このため欠乏症*にはなりにくいが, 副作用や過剰症*が起こりやすい.

◉脂溶性ビタミン

*欠乏症 ☞2頁
*過剰症 ☞3頁

a ビタミンA

ビタミン A (レチノール retinol) は, 狭義にはアルコール型 (レチノール retinol) を指すが, 生体内においては, アルコール型が酸化されたアルデヒド型 (レチナール retinal) やカルボン酸型 (レチノイン酸 retinoic acid) に変化した化合物がある (図 10-1). ビタミン A およびこれらの類縁化合物は, レチノイドと総称されている.

◉ビタミンA

ビタミン A の主要な活性体はレチノイン酸であり, レチノイン酸がステロイドホルモンと同じようなはたらきをしている. レチノイン酸は, 細胞内レチノイン酸結合タンパク質 (CRABP) と結合して核内に取り込まれる. 核内で特異的なレチノイン酸受容体であるレチノイン酸レセプター (RAR) は 9-シス-レチノイン酸レセプター (RXR) と二量体をつくる. これらの複合体が特定遺伝子の転写を調節している. 細胞分裂や分化の制御に対するレチノイド受容体の役割がよく知られている. RAR を介する情報伝達によって細胞の増殖が低下し, アポトーシス*apoptosis が起こる. たとえば, 胚発育においては四肢の形成を制御している (図 10-2).

*アポトーシス 多細胞生物の発生過程において, 予定された細胞の自然死で「プログラム細胞死」とも呼ばれている. たとえば, 手足の指が形成されるためには, 胚の肢芽の指間領域における細胞死が不可欠であり, 重要な役割を果たしている. アポトーシスを起こした細胞では, カスパーゼと呼ばれる一連の酵素のはたらきによるDNAの断片化や核の凝縮などが特徴的である.

コラム ビタミンのホルモン様作用

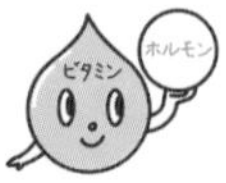

　ビタミンの中には，例外的な特徴をもっているものがある．たとえば，植物や細菌はビタミンを合成する能力をもっている．また，一般にヒト以外の動物もビタミンを合成できないが，動物でもある種のビタミンは，アミノ酸や前駆物質（precursor）から合成ができることや核内レセプターと反応すること，などである．

　ホルモン（hormone）とは，一般に内分泌腺でつくられ，組織や臓器の形態や機能に影響を与える有機化合物である．ホルモンの作用機序としては，細胞膜に作用するもの，細胞内酵素系に作用するもの，タンパク質合成に作用するものに大別することができる．このうちタンパク質合成に対する作用としては，細胞内における特殊なタンパク質（レセプター receptor，受容体）と結合し，核内に侵入して，遺伝子に作用してタンパク質の合成を調整するステロイドホルモンなどがある．ある種のビタミンについて，核内に取り込まれ，遺伝子の発現を調整し，mRNA の発現やタンパク質合成に影響していることがわかってきた．つまり，ビタミンにホルモン作用のあることが明らかにされている（**図10-2**）．

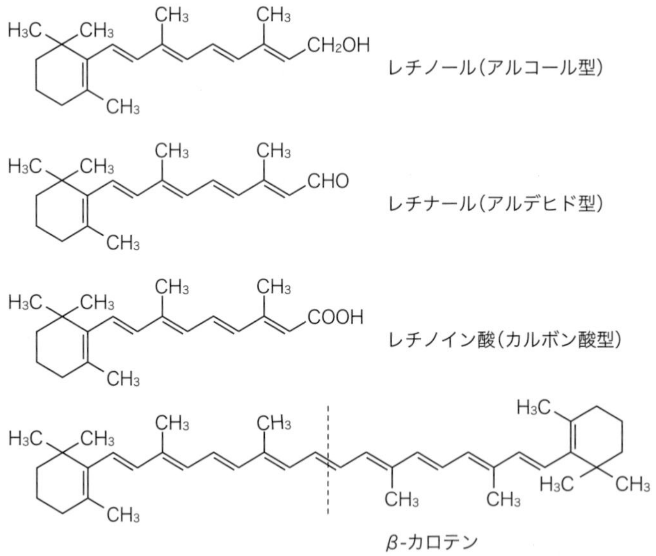

レチノール（アルコール型）

レチナール（アルデヒド型）

レチノイン酸（カルボン酸型）

β-カロテン

図 10-1　ビタミンA誘導体とβ-カロテンの化学構造

　ビタミン A の生理作用は，**表 10-1** に示した通りである．レチノールやレチナールとレチノイン酸では生理作用が異なっている．レチナールは，ロドプシン（視紅_{しこう}）の構成成分として視覚作用とかかわっており，欠乏すると夜盲症になる．粘膜や上皮細胞の機能の維持に関与しているのはレチノイン酸である．レチノイン酸には発がん抑制作用やがん細胞の分化誘導作用があることや，胚発生における形態形成作用があることなども明らかにされている．

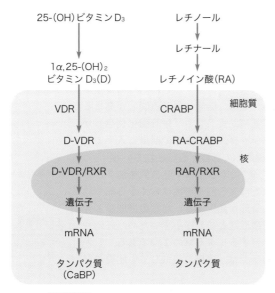

図10-2　ビタミンのホルモン様作用
VDR：ビタミンD₃レセプター，CRABP：細胞内レチノイン酸結合タンパク質，RXR：レチノイドXレセプター，CaBP：カルシウム結合タンパク質，RA：レチノイン酸

表10-1　レチナールとレチノイン酸の生理作用の比較

生理作用		レチナール・レチノール	レチノイン酸
上皮組織	機能維持	○	◎
	治療効果	△	◎
発がん抑制作用			◎
生合成能	糖タンパク質	◎	○
	糖脂質	◎	○
成長作用		◎	◎
生殖作用		◎	△
視覚作用		◎	×
聴覚作用		◎	×
味覚作用		◎	◎

◎：効果大，○，△：効果あり，×：効果なし

これらは，レチノイン酸が核内レセプターを介して遺伝子の発現を調節していることによるものである.

　ビタミンAは，ビタミンA欠乏症を示さない肝臓の貯蔵量を維持するために，9.3μgRAE/kg体重/日の摂取が必要とされている. この推定平均必要量*（estimated average requirement，EAR）をもとに，参照体重と推奨量換算係数を勘案すると，ビタミンAの推奨量*（recommended dietary allowance，RDA）は，成人（18〜29歳）では男性および女性で，それぞれ1日あたり850μgRAE，650μgRAEとなる. なお，ビタミンA活性を示す単位としてレチノール活性当量（retinol activity equivalents，RAE）が用いられている. 食品由来の場合，1μgRAEは1μgレチノールおよび12μgβ-カロテンなどと換算できる. 精製β-カロテンを油に溶かしたβ-カロテンをサ

＊**推定平均必要量（EAR）**　特定の集団を対象として測定された必要量から，性・年齢階級別に日本人の必要量の平均を推定したもの. 当該性・年齢階級別の属する人々の50%が必要量を満たすと推定される1日の摂取量である. 食事摂取基準の指標の1つ.

＊**推奨量（RDA）**　ある性・年齢階級の属する人々のほとんど（97〜98%）が1日の必要量を満たすと推定される1日の摂取量である. 原則として「推定平均必要量＋標準偏差の2倍（2SD）」としている. 食事摂取基準の指標の1つ.

10
ビタミンの栄養

コラム　ビタミンA過剰症

　ビタミンは外来性の物質であるため，摂取量が増えすぎると体内での蓄積が過剰となり，健康障害を起こすことがある．近年，健康に対する関心が高まるにつれ，ビタミンサプリメントなどの「栄養補助食品」や「栄養強化食品」が急速に普及している．またビタミン剤がドラッグストアなどで簡単に入手できるようになり，ビタミンの過剰摂取による健康への影響が心配されている．

　ビタミンA過剰症としては，頭蓋内圧亢進*による頭痛や吐き気を催すことが知られている．妊婦についてみると，欠乏による催奇形性は古くから知られているが，過剰になった場合にも，胎児に奇形が発生する．通常の摂取量と発達遅延（骨や神経系の発達障害）が発生する摂取量との差が小さいため，妊婦や妊娠可能な女性においてはもっとも注意を要するビタミンの1つである．しかし，ビタミンAの前駆物質*であるβ-カロテンは，過剰に摂取しても胎児の発育に影響はみられていない．

*頭蓋内圧亢進　頭蓋内の圧力が上がること．頭痛と嘔吐が主な症状．

*前駆物質　生体物質の生合成反応において，その物質の素材となる化合物である．β-カロテンは，ビタミンAの前駆物質になっており，プロビタミンAと呼ばれている．

プリメントとして摂取する場合は，食品と異なり，生体利用率が50％であるので2μg β-カロテンが1μgレチノールに相当する．

　ビタミンAの過剰摂取による臨床症状では，頭痛，皮膚の落屑などが特徴である．成人（18歳以上）では，ビタミンAの過剰蓄積による肝臓障害を指標として，耐容上限量*（tolerable upper intake level，UL）は2,700μg/日である［ただし，日本人の食事摂取基準（2020年版）では，μgRAE/日と表記されている］．なお，β-カロテンの過剰摂取によるプロビタミンAとしての過剰障害は知られていないので，耐容上限量の算出にはカロテノイドは含めない．

*耐容上限量（UL）　ある性・年齢階級に属するほとんどの人々が，過剰摂取による健康障害を起こすことのない習慣的な栄養摂取量の上限である．この値を超えて摂取すると潜在的な健康障害のリスクが高まるとする考え方に基づいたものである．食事摂取基準の指標の1つ．

b　カロテノイド

　カロテノイド（carotenoid）は，多くの共役二重結合をもち，共役する二重結合の数により，黄色から紅色を呈する（**図10-1**）．カロテノイドは多くの植物性食品に含まれるが，動物性食品には見出されない．植物や菌類には，β-カロテン，リコピン，ルテインなど400〜600種類のカロテノイドの誘導体が見出されている．カロテノイドのうちα-，β-，γ-カロテンなどは生体内でレチノールに転換できるので，プロビタミンAと呼ばれている．しかし，リコピン，ルテインやゼアキサンチンなどはレチノールにはならず，そのまま体内に蓄積し，抗酸化作用や免疫賦活作用を示す．β-カロテンは，酵素によって分解され，2分子のレチノールとなる．β-カロテンは食品中での含有量がもっとも多く，生物作用がもっとも高い．最近，カロテノイドには抗酸化作用や抗発がん作用のあることも明らかにされている．なお，カロテノイドについては，現時点では欠乏症が明らかでない．このため，食事摂取基準は策定されていない．また，カロテノイドを多く含むみかんなどを過食すると皮膚が黄色になることがある（柑皮症），安全性については今後の

研究が必要である.

C　ビタミンD

◉ビタミンD

　ビタミン D 活性を示す化合物として，植物起源のビタミン D_2（エルゴカルシフェロール）と動物起源のビタミン D_3（コレカルシフェロール）（☞第2章，表2-9，35頁）とがある．なお，抗くる病因子として最初に結晶化された化学物質をビタミン D_1 と名づけたが，この物質はビタミン D_2 とルミステロール（lumisterol）との付加化合物であることが判明するに至り，ビタミン D_1 という名称は廃棄された．ビタミン D_3 は，動物の表皮に存在するプロビタミン D_3（7-デヒドロコレステロール）に紫外線が当たると，中間体であるプレビタミン D_3 となり，さらに熱異性化によりつくられる．ビタミン D_2 は，ビタミン D_3 の同族体で，ほぼ同等の生理活性がある．

　ビタミン D_3 はそのままの形で生理作用を示すのではなく，肝臓において炭素25位が水酸化され，25-(OH)ビタミン D_3［25-ヒドロキシビタミン D_3］となる．さらに腎臓において，炭素1位が水酸化され，活性型の $1\alpha,25$-$(OH)_2$ ビタミン D_3（$1\alpha,25$-ジヒドロキシビタミン D_3）に代謝され（図10-3），十二指腸でカルシウム結合タンパク質を生成し，カルシウムの吸収を促進する．この機序としては，$1\alpha,25$-$(OH)_2$ ビタミン D_3 は，小腸絨毛の細胞に取り込まれ，$1\alpha,25$-$(OH)_2$ ビタミン D_3 受容体（VDR）と複合体をつくる．VDR は核のホルモン応答エレメントと結合することから，遺伝子の転写を活発にして特異的な mRNA を発現する．その1つとして，カルシウム結合タンパク質（CaBP）の発現を誘導することが知られている．

　活性型ビタミン D の主な働きは，骨の形成と成長促進であり，腸管からのカルシウム吸収を促進し，**骨のリモデリング**（remodeling）やカルシウムの恒常性を維持している．わが国では，普通の生活をしている場合，ビタミン D は食事からの摂取量が不足しても，欠乏することはない．欠乏症としては，臨床的に乳幼児や小児では骨の変形などが特徴である**くる病**や，成人では骨の石灰化障害を伴う**骨軟化症**が知られている．また，若い女性でカルシウムやビタミン D が長期間不足していると，閉経後に骨折や**骨粗鬆症***の原因になるといわれている．このため，カルシウム代謝を調節しているホルモン様作用物質と考えることができる（☞第11章 A**1**a，228頁）．

　世界中の多くの地域において，ビタミン D の摂取は一般的に不十分な状態である．ビタミン D の不足は，骨折やそのリスクファクター（risk factor）*

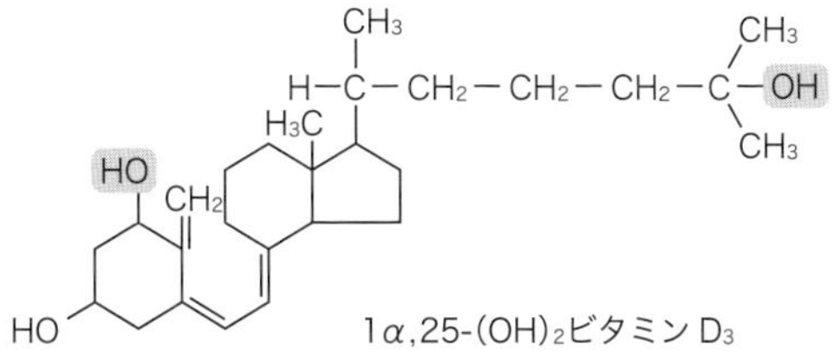

***骨粗鬆症**　骨は，細胞成分（骨芽細胞・破骨細胞など骨細胞），骨ミネラル（主にカルシウムとリンからなる結晶），ミネラルが沈着する基質（コラーゲンなどのタンパク質）の3つの成分から成り立っている．この成分や骨の形態に変化がないまま，骨代謝のバランスがくずれて，骨吸収が骨形成を上回り，骨量が減少し，骨髄腔が拡大した状態である．

***リスクファクター**　危険因子ともいい，疾病の発症や健康障害の発現に影響する因子を指す．たとえば，高動物性脂質や高タンパク質の食事は，動脈硬化，脂質異常症や血圧上昇をもたらし，心疾患を引き起こすことから，これらの食事は心疾患のリスクファクターといえる．

$1\alpha,25$-$(OH)_2$ビタミン D_3

図10-3 活性型ビタミンDの化学構造

である骨粗鬆症の発症などとかかわっており，高齢者において大きな問題である．一方，ビタミンＤのサプリメント投与によって，高齢者の転倒予防の可能性が示唆されている．特にカルシウムとビタミンＤ含有サプリメントの併用は股関節の骨量（骨密度）を改善し，股関節骨折のリスクを低下させる．なお，高齢者の集団に対して，ビタミンＤが強化されたマーガリン製品や背の青い魚を摂取させたり，ビタミンＤを含むサプリメントを使用させたりすると，ビタミンＤ不足は減少してくることも報告されている．

　ビタミンＤの必要量を考える場合には，皮膚でのビタミンＤ産生量などが影響するため，摂取量から簡単に必要量を求めることはできない．通常，血中の 25-(OH) ビタミンＤは食品から摂取されたビタミンＤや皮膚で生成されたビタミンＤを合わせた量によって変動するため，血中の 25-(OH) ビタミンＤが，ビタミンＤの栄養状態を示すよい指標となっている．

　ビタミンＤの必要量［目安量*（adequate intake, AI）として策定］は全国 4 地域における調査結果データの中央値をもとに，成人で $8.5\,\mu g/$日と策定された．なお，多量のビタミンＤを摂取し続けると，腸管からのカルシウム吸収の亢進が起こり，高カルシウム血症となり，腎障害や軟組織の石灰化障害が起こる．耐容上限量は，成人（18 歳以上）で $100\,\mu g/$日である．

*目安量（AI）　推定平均必要量・推奨量を算定するに十分な科学的根拠が得られない場合に，ある性・年齢階級別に属する人々が，ある一定の栄養状態を維持するのに十分な量である．実際には，特定の集団において不足状態を示す人がほとんど観察されない量として与えられる．基本的には，健康な多数の人を対象として，栄養素摂取量を観察した疫学研究によって得られる．食事摂取基準の指標の1つ．

d ビタミンE

　ビタミンＥ関連化合物（☞第 2 章，表 2-9, 35 頁）には，4 種のトコフェロール（tocopherol）と 4 種のトコトリエノール（tocotrienol）の合計 8 種類の同族体（メチル基の数により α-, β-, γ-, δ-トコフェロールと，α-, β-, γ-, δ-トコトリエノールに区別）が知られている（図 10-4）．α-トコフェロールの生理活性がもっとも高く，以下 40%，10%，1%の順である．生体内では，α-トコフェロールが 90%を占めている．このように，血液や組織に存在するビタミンＥ同族体の大部分が α-トコフェロールであることから，食事摂取基準は，α-トコフェロールのみの量として策定されている．

●ビタミンE

　ビタミンＥをもっとも多く含んでいる食品は，食用植物油である．ビタミンＥは，強い抗酸化作用を示し，生体膜におけるフリーラジカルの生成を防止する．in vitro におけるその強さは δ, γ, β, α の順である．欠乏症はないと考えられていたが，未熟児，脂肪吸収障害や遺伝性疾患などで溶血性貧血や神経症状が報告されている．なお，トコフェロールとは，「子どもを産む力を与える水酸基をもつ化合物」の意味である．

　細胞膜*（cell membrane）は多価不飽和脂肪酸（PUFA）を含んでいる．強力なフリーラジカルが膜を攻撃すると，多価不飽和脂肪酸は酸化されて脂質ラジカルとなり，さらに酸化されて脂質ペルオキシラジカルとなる（図 10-5）．この脂質ペルオキシラジカルは，細胞膜中の多価不飽和脂肪酸を酸化し，過酸化脂質を生成すると同時に脂質ラジカルをつくる．この反応が続くと細胞膜中に過酸化脂質が蓄積する．このとき，ビタミンＥが存在していると，脂質ラジカルに電子を 1 つ供与して，酸化を阻止する．一方，ビタミンＥはビタミンＥラジカルとなり，抗酸化作用を消失する．しかし，ビタミン

*細胞膜　細胞および細胞小器官を構成する基本の膜構造を指す．リン脂質が疎水基どうし向かい合った二重層構造をしている．このため水溶性物質は自由に拡散できないが，低分子物質および脂溶性物質はそのまま通過できる．

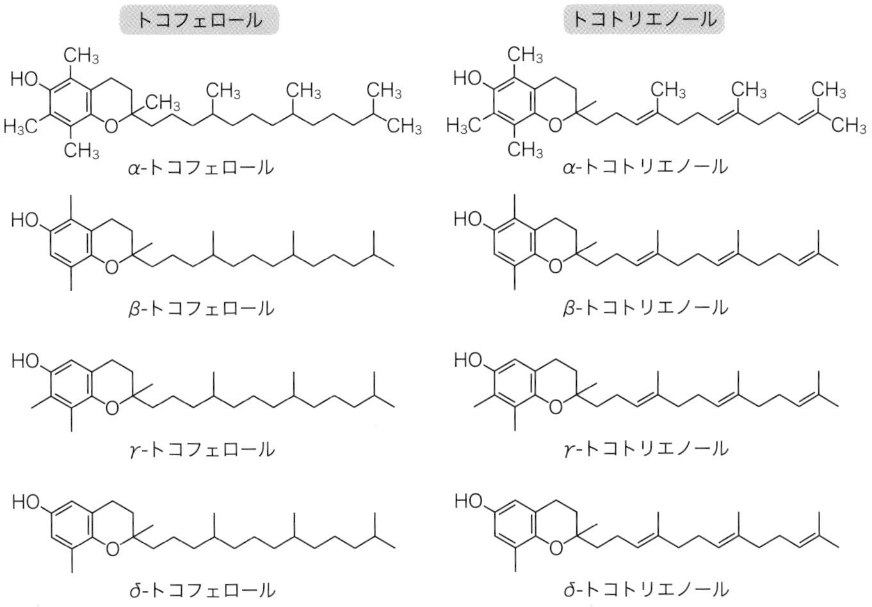

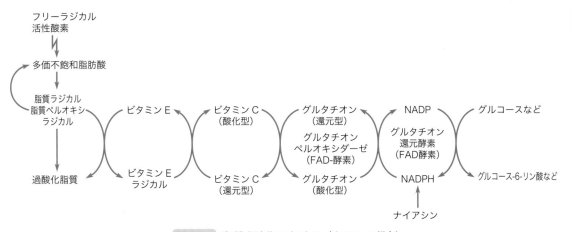

図 10-4 ビタミンE同族体の化学構造

フリーラジカル
活性酸素

多価不飽和脂肪酸

脂質ラジカル
脂質ペルオキシ
ラジカル

過酸化脂質

ビタミンE

ビタミンE
ラジカル

ビタミンC
（酸化型）

ビタミンC
（還元型）

グルタチオン
（還元型）

グルタチオン
ペルオキシダーゼ
（FAD-酵素）

グルタチオン
（酸化型）

NADP

グルタチオン
還元酵素
（FAD酵素）

NADPH

グルコースなど

グルコース-6-リン酸など

ナイアシン

図 10-5 脂質過酸化におけるビタミンの役割

ビタミンE，ビタミンC，ビタミンB2，ナイアシンが協働して脂質の過酸化物を除去する.

Cが共存していると，ビタミンEラジカルをビタミンEに再生し，自らは
酸化型ビタミンCとなる. 酸化型ビタミンCに還元される際，グルタチオ
ンが消費され，酸化型グルタチオンとなる（セレン含有酵素であるグルタチ
オンペルオキシダーゼによって触媒される）. 酸化型グルタチオンはFAD
を補欠分子族とし，NADPHを補酵素とするグルタチオン還元酵素によって，
還元型グルタチオンとなる. 他方，過酸化脂質は，グルタチオンペルオキシ
ダーゼによって，水とアルコールに還元されることも知られている. なお，
β-カロテンは，一重項酸素などの活性酵素やフリーラジカルの消去に関与
していることが示されている.

コラム 抗酸化ビタミン

　一重項酸素などの活性酸素*(active oxygen)やフリーラジカル(free radicals)は，生体内反応や環境因子によって生成され，生体に酸化ストレスを与えている．細胞や遺伝子が障害を受けると，動脈硬化やがん化が促進される．一方，生体内には，種々の機能をもつ抗酸化物質*があり，活性酸素やフリーラジカルによって起こる酸化ストレスを防御している．β-カロテンは一重項酸素の強い消去作用をもっている．ビタミンC，ビタミンE，β-カロテンは抗酸化作用をもっているため，抗酸化ビタミンと称されている．他のビタミンにも抗酸化作用が報告されはじめている(図10-5)．

＊活性酸素　普通の酸素分子よりも活性化された状態の酸素分子とその関連物質を指す．過酸化水素(H_2O_2)，一重項酸素($^1O_2$)，スーパーオキシド($\cdot O_2^-$)，ヒドロキシルラジカル($HO\cdot$)などがある．活性酸素は，生体内においては，ミトコンドリアでのエネルギー代謝，炎症時の白血球，心筋梗塞の虚血－再灌流，紫外線，たばこ，ストレスなどで生成され，脂質の酸化とかかわっている．

＊抗酸化物質　体内で発生する活性酸素に電子を供給し，消去する．還元剤としてのビタミンC(アスコルビン酸)，ビタミンE(α-トコフェロール)が重要であるが，β-カロテン，尿酸，ユビキノール(ビタミンQ)にも抗酸化作用がある．ビタミンEは，ヒドロキシルラジカルや一重項酸素を消去し，脂質の酸化を防止する．カロテノイドも，ヒドロキシルラジカルや一重項酸素を消去する．尿酸は，ヒドロキシルラジカルを消去する．

　このように，ビタミンEは非常に酸化されやすく，体内では不飽和脂肪酸の酸化を防ぐため，食事中に多価不飽和脂肪酸を多く含むときはビタミンEを多く取る必要がある．また，ビタミンEやCは，血液中において低密度リポタンパク質(LDL)の酸化抑制に相乗的にはたらいている．

　ビタミンEの必要量は，血中α-トコフェロール値と過酸化水素による赤血球溶血反応との関連から算出できるが，十分な科学的データが不足しており，平成28(2016)年の国民健康・栄養調査報告における摂取量の中央値をもって目安量としている．目安量は成人(18〜29歳)では男性で6.0 mg，女性で5.0 mg/日と策定されている．成人男性では800 mg/日摂取しても副作用は認められず，耐容上限量は成人(18〜29歳)では男女でそれぞれ850 mg/日および650 mg/日と策定されている．

e　ビタミンK

　ビタミンK(☞第2章，表2-9，35頁)には，フィロキノン(phylloquinone：ビタミンK_1)とメナキノン*(menaquinone，ビタミンK_2)がある．メナキノンには側鎖の炭素数の違いにより11種の同族体がある．栄養上重要なものは，メナキノン-4とメナキノン-7である．ビタミンK_1は植物の葉緑体で産生され，緑葉野菜類に多く含まれている．ビタミンK_2は，微生物によって産生され，納豆などの発酵食品に多く含まれている．食品中のビタミンK_2量は，ビタミンK_1に比べ少ないが，乳製品，肉，卵，果物や一般野菜に比較的多く含まれる．納豆にはメナキノン-4〜8，肉類やバターにはメナキノン-4，母乳にはメナキノン-4，7が含まれている．またメナキノン-4は，腸内細菌叢によっても産生されるため，糞便に多量に含まれている．一般に，ビタミンKと総称する場合，フィロキノンとメナキノンを指し，ビタミンK_1とメナキノン-4の生理活性はほぼ同等である．メナキノン-7は分子量が大きいため，補正して，メナキノン-4相当量に換算する．

　ビタミンKは，血液凝固因子の産生や骨の代謝にかかわっている．血液凝固因子の1つであるプロトロンビンや骨の石灰化に必要なオステオカルシ

◉ビタミンK

＊メナキノン　2-メチル-1，4-ナフトキノンの3位をプレニル化した化合物の総称．

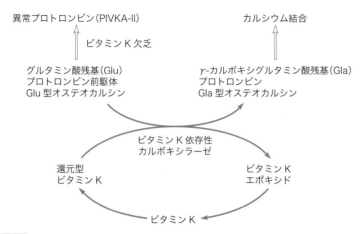

図 10-6　血液凝固および骨形成におけるタンパク質のγ-カルボキシ化（Gla 化）
骨のオステオカルシンも Gla タンパク質であり，ビタミン K が骨粗鬆症の予防に投与されている．

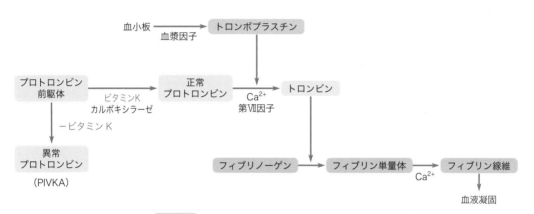

図 10-7　血液凝固におけるビタミン K の役割

ンはビタミン K 依存性のタンパク質である．これらの前駆体のグルタミン
酸残基（Glu）は，カルボキシラーゼの作用でγ-カルボキシグルタミン酸残基
（Gla）に変わる（Gla 化）と，カルシウムと結合が可能となる（**図 10-6**）．この
カルボキシラーゼの補酵素として，ビタミン K が必要である．

　ビタミン K は肝臓において血液の凝固のため，トロンビンの前駆体であ
るプロトロンビンなどの血液凝固因子の活性化に関与するカルボキシラーゼ
の補酵素として作用している（**図 10-7**）．つまり，ビタミン K はγ-カルボキ
シグルタミン酸残基を有する血液凝固因子 II，VII，IX，X の生成に関与して
いる．したがって，ビタミン K が欠乏すると，異常プロトロンビンである
PIVKA（protein induced by vitamin K absence or antagonist）*-II が血液中
に増加して，出血傾向がみられる．ビタミン K は，腸内細菌叢によって合
成されているが，新生児では，腸内細菌叢が十分に形成されていないことや
母乳のビタミン K が少ないことなどから，ビタミン K が欠乏することがあ
る．**新生児メレナ**（消化管出血）や**特発性乳児ビタミン K 欠乏症**（頭蓋内出血）

***PIVKA**　ビタミン K 欠乏に
よって増加するタンパク質であ
る．つまり，ビタミン K 欠乏の
ため Gla 化されない異常プロトロン
ビンで，肝臓におけるビタミン
K 欠乏の指標である．PIVKA-II
は肝障害によっても放出される
ので，肝細胞がんの腫瘍マーカー
としても知られている（図10-6）．

などのビタミン K 欠乏性出血症が知られている．これらを予防するために新生児に対してビタミン K シロップが与えられている．

　血液凝固の活性化に必要なビタミン K 摂取量は明らかではないが，わが国において，健康な人がビタミン K 不足に起因する血液凝固遅延が認められるのはまれである．平成 28 年国民健康・栄養調査におけるビタミン K 摂取量の平均値と中央値には納豆摂取の影響により，乖離がみられる．しかし納豆非摂取者においても明らかな健康障害が認められていないことから，これに基づいて成人では 150 μg/日（目安量）として策定されている．なお，日本食品標準成分表との整合性を考慮して，フィロキノンとメナキノン類の合計量をビタミン K 量としている．ビタミン K の類縁化合物であるメナジオン（menadione）は，多量に摂取すると毒性が認められるが，フィロキノンとメナキノンについては，多量に摂取しても毒性は認められていない．このため，ビタミン K の耐容上限量は策定されていない．わが国の健康な人でビタミン K 欠乏に起因する血液凝固遅延が認められるのはまれである．手術後の患者や血液凝固阻止薬であるワルファリン服用者を除き，ビタミン K 量は，ほぼ充足していると思われる．

② 水溶性ビタミン

ⓐ ビタミン B₁

　ビタミン B₁（☞ 第 2 章，表 2-10，36 頁）の化学名はチアミン（thiamin）で，食品中には 3 種類のリン酸エステルがありビタミン B₁ と同様に生理作用を示す．チアミン一リン酸（ThMP，TMP），チアミン二リン酸（ThDP，TDP），チアミン三リン酸（ThTP，TTP）が知られている（図 10-8）．チアミン二リン酸は，2-オキソ（α-ケト）酸デヒドロゲナーゼ複合体などの補酵素として，糖代謝や分枝アミノ酸の代謝に関与している．また，チアミン三リン酸は中枢神経や末梢神経の機能を正常に保つために重要な役割を果たしているといわれている．アノイリナーゼ（チアミナーゼ I）は，わらびやぜんまいに含まれる酵素でビタミン B₁ を分解する．また，アリチアミンは，にんにくの臭気成分であるアリシンとビタミン B₁ が結合した脂溶性のもので，腸管や細胞で吸収のよいことが知られている．

　チアミンに 2 分子のリン酸が結合したチアミン二リン酸は，ビタミン B₁ の活性型で，ピルビン酸脱水素酵素やトランスケトラーゼなどの補酵素として，糖代謝やアミノ酸代謝に関与している．

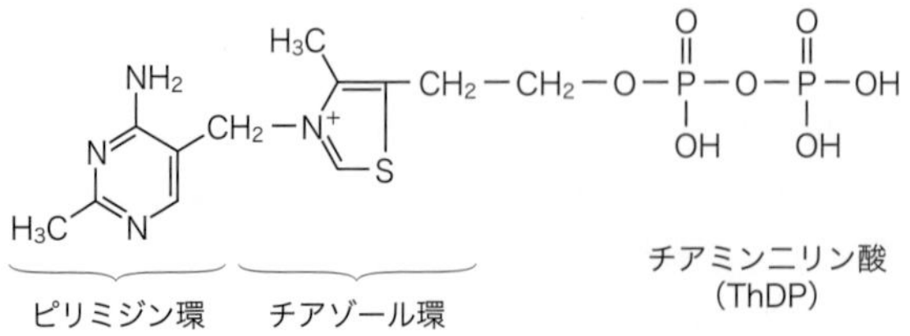

◉ビタミンB₁

　　　ピリミジン環　　チアゾール環　　　　　チアミン二リン酸
　　　　　　　　　　　　　　　　　　　　　　　　　（ThDP）

図 10-8　ビタミン B₁ の補酵素型

ビタミン B$_1$ が欠乏すると，血中ピルビン酸や乳酸濃度が上昇し，臨床的に脚気やウェルニッケ・コルサコフ症候群などの神経障害が起こることが知られている．ウェルニッケ・コルサコフ症候群はアルコール依存症者にしばしば発症する中枢神経疾患であり，アルコール摂取との関連が注目されている．なお，チアミンリン酸エステルは，チアミン，チアゾール，ピリミジンとなり，主に尿中に排泄される．

◉脚気

ビタミン B$_1$ の必要量は，ビタミン B$_1$ 摂取量と尿中ビタミン B$_1$ 排泄量の関係式から算定されている．成人男性では 1.4 mg/日が，成人女性では 1.1 mg/日が推奨量である．なお，ビタミン B$_1$ の食事摂取基準はチアミン塩化物塩酸塩相当量（分子量 337.3）で策定されている．

b ビタミン B$_2$

ビタミン B$_2$（☞第 2 章，表 2-10，36 頁）は，黄色で強い蛍光をもっている．化学名はリボフラビン（riboflavin）である．リボフラビンは細胞中では，フラビンモノヌクレオチド（FMN），さらにフラビンアデニンジヌクレオチド（FAD）として，タンパク質と結合して存在している．小腸から吸収された後，各種細胞へ運搬され，細胞内で活性型である FMN や FAD に変換される（図10-9）．体内では，FAD がもっとも多く，次いで FMN で，リボフラビンはわずかである．FMN および FAD はタンパク質と結合してフラビン酵素となり，エネルギー代謝や酸化還元反応において補酵素として作用している．また，還元型である FADH$_2$ は電子伝達系で ATP 産生に関与している．

◉ビタミンB$_2$

ビタミン B$_2$ は，正常発育を維持するために不可欠である．このため，不足すると，成長阻害のほかに口唇炎，舌炎，脂漏性皮膚炎などが起こる．

ビタミン B$_2$ の必要量はビタミン B$_2$ 摂取量と尿中ビタミン B$_2$ 排泄量の関係式から算定されている．成人男性では 1.6 mg/日，成人女性では 1.2 mg/日が推奨量である．

10

ビタミンの栄養

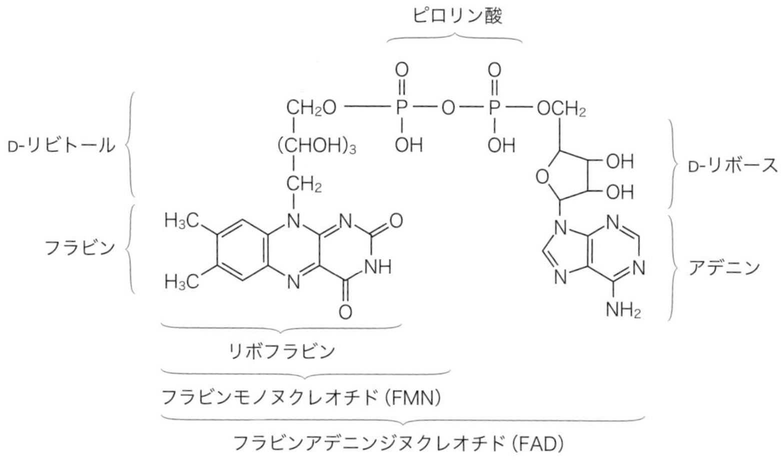

図 10-9 ビタミン B$_2$ の補酵素型

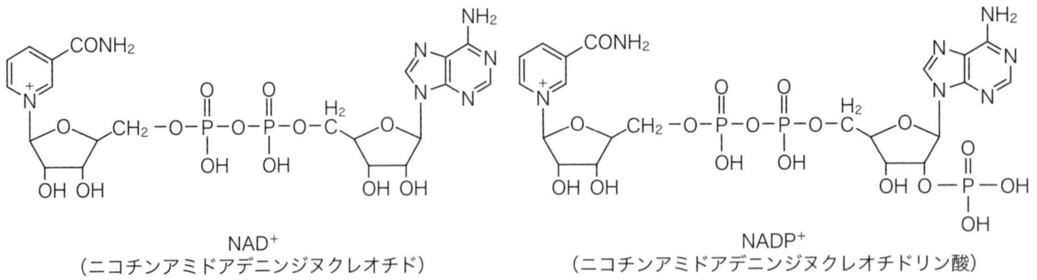

NAD⁺
(ニコチンアミドアデニンジヌクレオチド)

NADP⁺
(ニコチンアミドアデニンジヌクレオチドリン酸)

図 10-10 ナイアシンの補酵素型

c　ナイアシン

　食品栄養学の分野では，ナイアシン(niacin)はニコチン酸(nicotinic acid) ●ナイアシン
とニコチンアミド(nicotinamide)の総称名として使われている(☞第2章,
表2-10, 36頁)．ニコチン酸は植物性食品に，ニコチンアミドは動物性食品
に含まれ，これらのナイアシンとしての活性は等価である．細胞内でニコチ
ンアミドアデニンジヌクレオチド(NAD⁺)となり(**図10-10**)，多くの酸化還
元酵素の補酵素としてはたらいているばかりでなく，核内の転写の活性化・
抑制化にも関与している．NAD⁺は，不可欠アミノ酸であるトリプトファン
からも合成され，重量比でトリプトファンはニコチンアミドの1/60程度の
ナイアシン活性がみられる．食事摂取基準において使われているナイアシン
当量(NE)とは，1 NE が 1 mg ニコチンアミド，1 mg ニコチン酸あるいは
60 mg トリプトファンに相当する．食事摂取基準では，トリプトファン-ナ
イアシン転換率を重量比で1/60として，ナイアシン(mg)とトリプトファン
(1/60 mg)を合わせて，ナイアシン当量(mgNE)としている．なお，トリプ
トファンは，広く種々のタンパク質に存在し，カゼイン(乳タンパク質)には
約1%含まれている．しかし，コラーゲン(線維状タンパク質)やツェイン(ト
ウモロコシタンパク質)には含まれていない．

　ナイアシンの生理作用としては，NAD⁺やNADP⁺として，多くの酸化還
元反応に補酵素として重要なはたらきをしている．またNAD⁺の還元型で
あるNADHは，電子伝達系でATP産生に関与している．一方，NADP⁺の
還元型であるNADPHは還元型生合成に使われている．

　ナイアシン欠乏症としては，ペラグラ(イタリア語：粗い皮膚 pellagra)が ●ペラグラ
知られている．特徴としては，手の甲や足などの日光の当たるところに発赤
や水疱などの皮膚炎，消化管出血を伴う下痢や精神神経障害があげられる．
また小児では成長障害が起こる．一方，過剰症は，長期間の大量摂取による
消化管および肝臓障害がある．

　ナイアシンの必要量はペラグラ発症を予防できるナイアシン当量摂取量か
ら算定されている．成人男性では15 mgNE/日，成人女性では11 mgNE/日
が推奨量である．

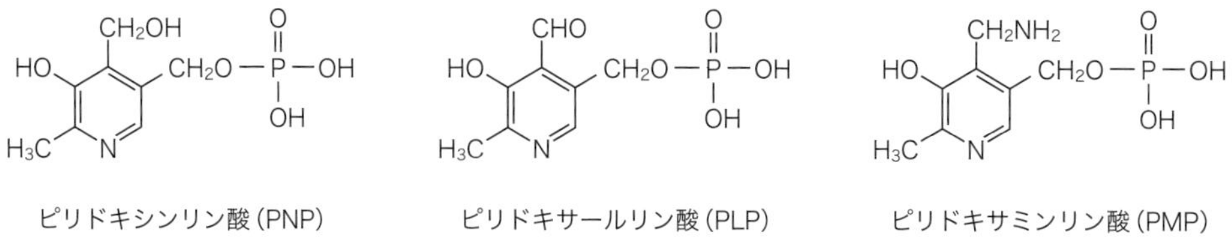

図 10-11　ビタミン B₆ の補酵素型

ピリドキシンリン酸（PNP）　　ピリドキサールリン酸（PLP）　　ピリドキサミンリン酸（PMP）

d　ビタミン B₆

ビタミン B₆（☞第 2 章，表 2-10，36 頁）活性をもつ化合物として，ピリドキシン（PN），ピリドキサール（PL），ピリドキサミン（PM）の 3 つの型がある．生体内では，これらはリン酸エステル型であるピリドキシンリン酸（PNP），ピリドキサールリン酸（PLP），ピリドキサミンリン酸（PMP）として存在している（図 10-11）．さらに植物起源の食品にピリドキシンの糖誘導体が見出されている．

◉ビタミン B₆

PLP は，アミノ酸の代謝に関与するアミノトランスフェラーゼ（ALT，AST）やデカルボキシラーゼなどの補酵素となって，アミノ基転移反応や脱炭酸反応（GABA，DOPA の産生など）などにかかわっている．このため，タンパク質の摂取量が増加すると，ビタミン B₆ の必要量が高まる．

ビタミン B₆ の生理機能としては，アミノ酸の異化代謝や神経伝達物質の生成などに関与している．ヒトにおけるビタミン B₆ 欠乏の臨床症状としては，成長の抑制，体重の減少やてんかん様痙攣などがある．口角炎やペラグラ様皮膚炎も知られている．過剰症としては，長期間の大量投与による知覚神経障害がある．

ビタミン B₆ の必要量は神経障害の発生を充分に予防できるビタミン B₆ 摂取量をもとに算定されている．成人男性では 1.4 mg/日，成人女性では 1.1 mg/日が推奨量である．

e　ビタミン B₁₂

ビタミン B₁₂（☞第 2 章，表 2-10，36 頁）は，分子内にコバルト（Co）原子を含む複雑な化合物で，コバラミン（cobalamin）と呼ばれている．動物性食品中では，メチルコバラミンやアデノシルコバラミンなどの形でタンパク質と結合して存在している（図 10-12）ものの，植物性食品には含まれていない．ヒトを含む高等動物において 2 種類のビタミン B₁₂ 依存性酵素が知られている．1 つ目は，イソロイシン・バリン・トレオニン・メチオニンなどから生成する奇数鎖脂肪酸 CoA であるプロピオニル CoA の代謝に関与するアデノシルコバラミン依存性メチルマロニル CoA ムターゼである．2 つ目は，5-メチルテトラヒドロ葉酸とホモシステインからメチオニンの合成に関与するメチルコバラミン依存性メチオニンシンターゼである．

食品中のビタミン B₁₂ はタンパク質と結合しており，胃酸やペプシンの作用によって遊離する．遊離したビタミン B₁₂ は，一度ハプトコリンと結合するが，十二指腸で遊離して内因子と結合して腸管上皮から取り込まれる．健

◉ビタミン B₁₂

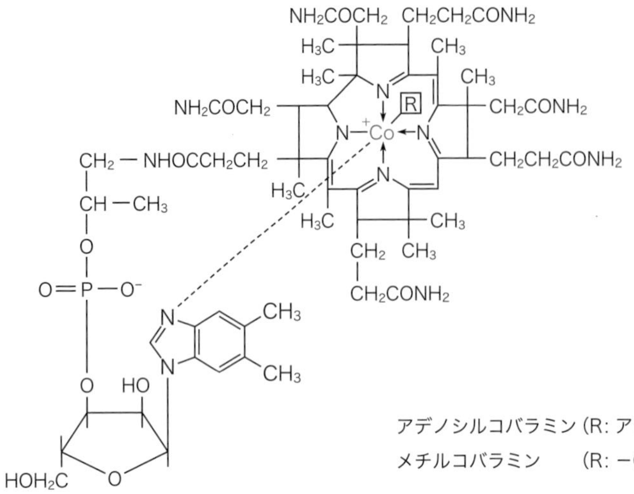

アデノシルコバラミン (R: アデノシン)
メチルコバラミン　　(R: −CH₃)

図 10-12 ビタミン B₁₂ の補酵素型

康な人の吸収率はおよそ 50% である．また，ビタミン B₁₂ の食事摂取基準の値は，シアノコバラミン量として算出されている．ビタミン B₁₂ が欠乏すると，ホモシステインやメチルマロン酸の上昇が認められる．欠乏症としては，巨赤芽球性の悪性貧血が知られているが，一般には，厳密な菜食主義者や胃切除者などを除き欠乏症はみられない．なお，乏精子症患者にビタミン B₁₂ の多量投与を行うと，精子形成を改善することが報告されている．

　ビタミン B₁₂ は，DNA 合成，細胞への葉酸の蓄積，ミエリン合成，アミノ酸代謝などに関与している．このため，ビタミン B₁₂ が欠乏すると，DNA 合成の阻害により，造血幹細胞からつくられる赤血球，好中球，血小板などの分化が妨げられ，巨赤芽球性貧血，好中球減少，血小板減少，舌炎，発育不良を示す．また，核酸塩基の合成に関与する葉酸が欠乏する場合も赤血球の核成熟が阻害され，巨赤芽球性貧血が発症する．なお，ビタミン B₁₂ 欠乏症で生じる巨赤芽球性貧血は，致死的なため悪性貧血とも呼ばれる．

　健康な人のビタミン B₁₂ の必要量は，内因子を欠損する悪性貧血患者の血液性状を正常に維持できる最小量をもとにして，成人男女とも 2.4 µg/日が推奨量である．

ｆ　葉　酸

　葉酸(folic acid)(☞第 2 章，表 2-10，36 頁)とは，狭義には，4-｛[(2-アミノ-4(3H)-オキソプテリジン-6-イル)メチル]アミノ｝安息香酸に 1 個の L-グルタミン酸が結合したプテロイルモノグルタミン酸である．広義には，この還元型や葉酸の L-グルタミン酸基に複数の L-グルタミン酸が結合したプテロイルポリグルタミン酸型などを含めた総称である．食品に含まれるのは，還元型のプテロイルポリグルタミン酸であり，小腸粘膜でモノグルタミン酸型となり，吸収される．血漿や尿中では，モノグルタミン酸型で存在し，組織中ではポリグルタミン酸型としてタンパク質と結合した形で機能してい

●葉酸

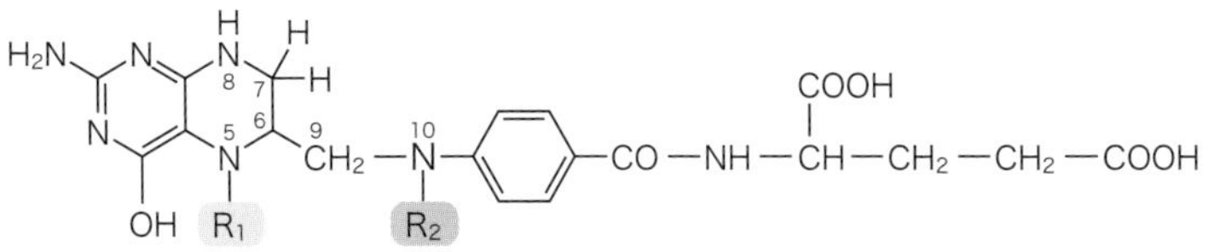

	R_1	R_2
5, 6, 7, 8-テトラヒドロ葉酸	H	H
5-ホルミル-5, 6, 7, 8-テトラヒドロ葉酸	−CHO	H
10-ホルミル-5, 6, 7, 8-テトラヒドロ葉酸	H	−CHO
5,10-メテニル-5, 6, 7, 8-テトラヒドロ葉酸	=CH=	
5,10-メチレン-6, 7, 8-テトラヒドロ葉酸	−CH₂−	
5-メチル-5, 6, 7, 8-テトラヒドロ葉酸	−CH₃	H
5-ホルムイミノ-5, 6, 7, 8-テトラヒドロ葉酸	−CH=NH	H

図 10-13　葉酸群の補酵素型

上記の各種テトラヒドロ葉酸(THF)誘導体に数個の ʟ-グルタミン酸が結合した化合物が補酵素となる.

る. 補酵素型を**図 10-13** に示した. 日本食品標準成分表 2020 年版(八訂)に記載されている値は, 広義の葉酸の値をプテロイルモノグルタミン酸相当量として示したものである.

　葉酸やビタミン B₁₂ の摂取量が不足すると, 核酸の合成や代謝は低下する. またメチオニンが S-アデノシルメチオニンの前駆物質であるために, メチオニンが減少すると, DNA のメチル化が低下する. これらの結果, 細胞の分裂が障害され, 正常な造血機能が障害され, 貧血などがみられる.

　葉酸の生理機能としては, 正常な造血機能を保つために重要であるばかりでなく, 成長や妊娠の維持にも欠かせないビタミンである. このため, 欠乏症状としては, 造血機能に異常が生じ, **巨赤芽球性貧血**や**神経障害**が起こる. 最近, 多くの疫学調査によって, 葉酸が胎児における神経管閉鎖障害(☞次頁コラム)の発症リスクの低減に効果があることが認められている. また, 葉酸の摂取量が低下すると, 血漿ホモシステインの上昇がみられ, **動脈硬化症***と関連がある血液凝固因子や血管内皮細胞に影響する.

　葉酸の必要量は, 赤血球中葉酸量を一定に維持できる葉酸摂取量をもとに算定されている. 成人男女とも 240μg/日が推奨量である. なお, 合成葉酸であるプテロイルモノグルタミン酸は食品中に存在する 5-メチルテトラヒドロ葉酸など(食事性葉酸ともいう)に比べて, 生体利用率が約 2 倍高い. したがって, 合成葉酸で摂取すれば, 240μg/日の 1/2 量である 120μg/日で必要量をまかなうことができる.

　なお, 妊娠を計画している女性, 妊娠の可能性がある女性および妊娠初期の妊婦は, 胎児の神経管閉鎖障害のリスク低減のために, 狭義の葉酸(サプリメントや食品に強化される葉酸)を 400μg/ 日摂取することが望まれる.

10

ビタミンの栄養

◉巨赤芽球性貧血

*動脈硬化症　形態学的に粥状(じゅくじょう)硬化症, 中膜硬化症, 細動脈硬化症に分類される. 粥状硬化症がもっとも多くみられ, 発症は血液中の脂質代謝, 特にリポタンパク質代謝異常と密接な関連がある. LDL の細胞への取り込みを調節することができなくなると, コレステロールの細胞内での異常な蓄積が起こり, 粥状硬化が起こる. 特に酸化 LDL は動脈硬化を促進する.

コラム 非天然型プテロイルモノグルタミン酸の功罪

　サプリメントや強化食品に使用されている葉酸は，プテロイルモノグルタミン酸である．このビタミンを多量に摂取していると，血漿中の葉酸濃度が高くなり，有害作用が起こることが報告されている．このメカニズムとしては，プテロイルモノグルタミン酸から生成するジヒドロプテロイルポリグルタミン酸（ジヒドロ葉酸）によるチミジレートシンターゼやメチレンテトラヒドロ葉酸還元酵素（MTHFR）などの活性の阻害が考えられる．つまり，プテロイルモノグルタミン酸は，ある量を超えると，葉酸がかかわる一炭素転移反応における拮抗剤としてはたらくため，諸刃の剣といえる．

 コラム 葉酸と神経管閉鎖障害（無脳症や二分脊椎）

　神経管閉鎖障害と栄養素との関連の研究史をみると，初期においては，無脳症や二分脊椎の誘発には，妊娠初期に病害を受けたじゃがいもを食べたことが疑われていた．特にじゃがいも塊茎の真菌による誘発物質の産生が考えられていた．

　その後，栄養疫学研究によって神経管閉鎖障害の発症が，若い母親ほど高く，社会経済階級の低い母親で高くなっていることが明らかになった．また，妊娠初期における，ビタミンA，リボフラビン，葉酸，アスコルビン酸の摂取が社会経済階級によって相違がみられた．特に神経管閉鎖障害児を出産した母親で，赤血球の葉酸と白血球のアスコルビン酸が低値であった．このようなことから，妊娠初期における1種類以上のビタミンの不足が神経管閉鎖障害の原因になっていることが明らかになった．Smithellsら（1983）は，「1つあるいは複数のビタミンが神経管閉鎖障害の発症に関与している」という仮説をもとに，一連の研究を行った．その結果，受胎前後における適正な葉酸摂取によって，神経管閉鎖障害の発症リスクを低減できることがわかってきた．

　アメリカとカナダでは1998年から神経管閉鎖障害の予防を主目的として，穀類製品（小麦粉やパスタなど）への葉酸添加を義務づけている．わが国では，2002年度から母子健康手帳に「妊産婦の葉酸摂取に関する記載」の事項として，「二分脊椎などの神経管閉鎖障害の発生を減らすためには，葉酸の摂取が重要であることが知られています．葉酸は，ほうれんそう，ブロッコリーなどの緑黄色野菜や，いちご，納豆など，身近な食品に多く含まれています」と勧めている．これは，妊娠可能な年齢の女性に，二分脊椎など先天異常児を出産するリスクを減らすことを示し，葉酸摂取の重要性を呼びかけるためである．

コラム　一炭素単位代謝とビタミン

　葉酸は，ヒトの生体内で核酸のヌクレオチドの生合成やアミノ酸代謝などにおいて，C$_1$基（一炭素単位）の担体として重要な役割を果たしている．これらの反応には，テトラヒドロ葉酸（THF）のほかに，メチレンTHFやホルミルTHFなどが関与している（図10-13）．葉酸以外にも，水溶性ビタミンであるビタミンB$_{12}$やビタミンB$_6$が不可欠であり，密接にかかわっている（☞図10-19, 222頁）．

　アミノ酸の代謝系では，メチオニンの生合成に5-メチルTHFが関与している．つまり，ホモシステインからメチオニンを生成する際に，5-メチルTHFがメチル基の供与体としてはたらいている．また，メチオニンの生成反応には，メチオニン合成酵素の補酵素として，ビタミンB$_{12}$がかかわっている．さらに，ホモシステインからシスタチオニンやシステインの生成には，それぞれの合成酵素の補酵素として，ビタミンB$_6$が必要である．このようなことから，これらのビタミンが1つでも不足すると，血清中のホモシステインが増加した高ホモシステイン血症となり，尿中への排泄も増加する．

g　パントテン酸

　パントテン酸（pantothenic acid）（☞第2章，表2-10, 36頁）は，コエンザイムA（CoA）の構成成分であり（図10-14），アセチル化酵素の補酵素として，糖，脂質およびアミノ酸代謝に深く関与している．その大半は，アセチルCoAやアシルCoAとして存在している．糖代謝では解糖後にピルビン酸か

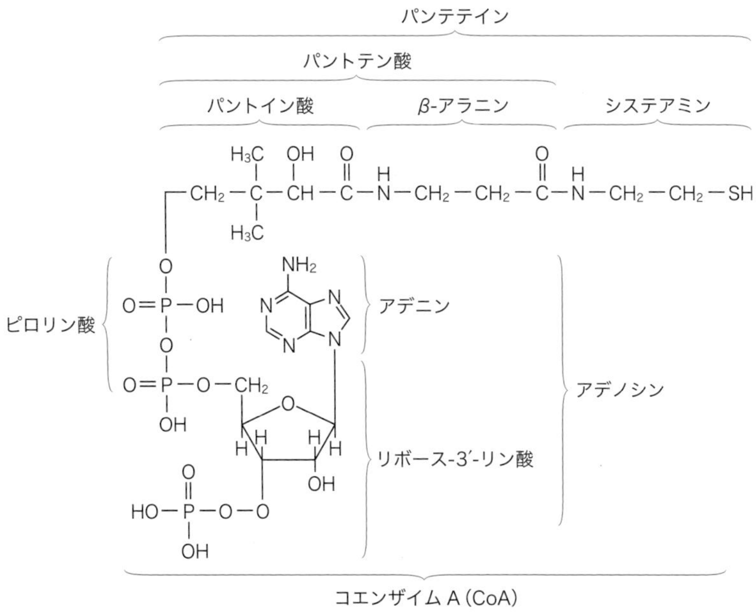

図10-14　パントテン酸の補酵素型

らアセチル CoA となり，脂質代謝ではβ酸化でアシル CoA からアセチル CoA がつくられ，TCA 回路（クエン酸回路）に入り，エネルギー代謝に関与している．また，コレステロール，ビタミン D，アセチルコリンやステロイドホルモンの合成などに関係している．アセチル CoA は核内ヒストンのアセチル化の基質であり，転写の制御に重要な役割を担っている．このようなことから，パントテン酸が不足すると，さまざまな障害が引き起こされる．

パントテン酸は動植物食品に広く含まれるため，普通の食生活では不足することはない．これまでの報告では，パントテン酸が欠乏すると，CoA の不足によりコレステロールなどの生成の低下や，臨床症状として，成長の停止，体重の減少，脱毛，皮膚炎などが認められる．

パントテン酸の必要量は，平成 28（2016）年国民健康・栄養調査の中央値をもとに，成人男性，成人女性ともに 5 mg/日が目安量として策定されている．また，妊婦の目安量も 5 mg/日である．

h ビオチン

ビオチン（biotin）（☞第 2 章，表 2-10，36 頁）は，カルボキシラーゼの補酵素（図 10-15）として炭酸固定反応や炭酸転移反応に不可欠であり，糖新生，脂肪酸合成，アミノ酸代謝（ロイシン，イソロイシン，バリン，トレオニン，メチオニン）などと深くかかわっている．

ビオチンは，広く種々の食品に含まれ，ビタミン B_6 やパントテン酸などとともに腸内細菌叢によっても合成される．このため，ビオチンの不足は一般に起こりにくい．しかし，実験動物に生卵白を多量に与えると，皮膚炎や脱毛などが起こることが知られている．いわゆる卵白障害（egg white injury）である．これは，卵白中のタンパク質であるアビジンが消化管でビオチンと結合し，ビオチンの吸収を阻害することによって起きたビオチン欠乏状態である．ただし，アビジンは加熱すると変性し，ビオチンとの結合能は失われる．

ヒトにおいても，ビオチンの摂取が不足すると血清および尿中のビオチン量が減少し，カルボキシラーゼ活性が低下する．この結果，尿中にはロイシンの代謝産物の 1 つである 3-ヒドロキシイソ吉草酸の増加がみられる．臨

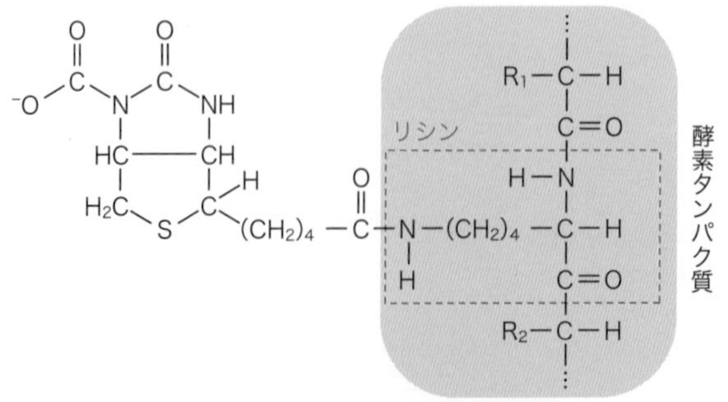

図 10-15 ビオチンの補酵素型
CO_2 とビオチンが結合した l'-N-カルボキシビオチンが酵素タンパク質中のリシンと結合した形.

コラム 補酵素

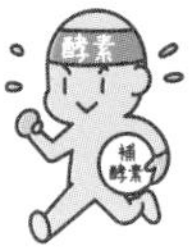

　酵素がはたらく場合に，低分子化合物が酵素に結合することによって，はじめて化学反応において触媒機能を示すことがある．この低分子化合物を補欠分子族といい，結合力が弱く透析によって解離する有機化合物は，補酵素（coenzyme）と呼ばれている．**表**に示したように多くの水溶性ビタミンの誘導体は，補酵素としてはたらいている．化学反応における転移化学基に基づいて，補酵素は2つに大別される．1つは水素転移，いわゆる酸化還元反応の補酵素としてはたらいているもので，NAD^+やFADなどがある．もう1つは水素以外の化学基転移の補酵素として，チアミンニリン酸（ThDP，TDP），ピリドキサールリン酸（PLP），テトラヒドロ葉酸，ビオチンなどがある．

表 ビタミンの補酵素としての機能

ビタミン	補酵素型	補酵素としての機能
ビタミン B_1	ThDP（TDP）	2-オキソ酸の脱水素反応の補酵素
		トランスケトラーゼ反応の補酵素
ビタミン B_2	FMN，FAD	エネルギー代謝や酸化還元反応に関与
ビタミン B_6	PLP，PNP，PMP	アミノトランスフェラーゼ，デカルボキシラーゼなどの補酵素
ビタミン B_{12}	メチルコバラミン，アデノシルコバラミン	メチルコバラミン：メチオニン合成酵素の補酵素 アデノシルコバラミン：メチルマロニルCoAムターゼの補酵素
ナイアシン	NAD^+(H)，$NADP^+$(H)	エネルギー代謝や酸化還元反応に関与
パントテン酸	CoA	脂肪酸合成酵素 脂質代謝，アミノ酸代謝，糖質代謝に関与
葉酸	5-メチルテトラヒドロ葉酸など	一炭素単位の転移酵素の補酵素としてプリン塩基の合成，アミノ酸代謝に関与
ビオチン	1'-N-カルボキシビオチン	カルボキシラーゼの補酵素として糖新生，脂肪酸合成，分枝アミノ酸・奇数鎖脂肪酸代謝に関与

床症状としては，皮膚炎，脱毛のほかに神経症状などが現れる．マウスでは妊娠中にビオチンが欠乏すると，胎児に形態異常が誘発される．また，最近ビオチン代謝異常症として，ホロカルボキシラーゼ合成酵素欠損症やビオチニダーゼ欠損症が報告されている．これらの疾患では，ビオチンの利用が上手くいかないため，ビオチン欠乏症状がみられる．

　ビオチンの必要量は，食事調査（トータルダイエット法）に基づいて成人男女で $50\,\mu g$／日が目安量として策定されている．

i ビタミンC

　ビタミンC（☞第2章，表2-10，36頁）の化学名は**アスコルビン酸**（ascorbic acid）で，これは抗壊血病効果を有する酸という意味である．ヒト，サル，モルモットでは生合成ができないが，多くの動植物ではグルコースから生合成されている．ビタミンCの生理機能としては抗酸化作用がある．これは，アスコルビン酸の酸化還元反応によるもので，アスコルビン酸が他の物質を還元して，酸化型のデヒドロアスコルビン酸となる（**図10-16**）．デヒドロア

◉ビタミンC

（右側余白縦書き）**10** ビタミンの栄養

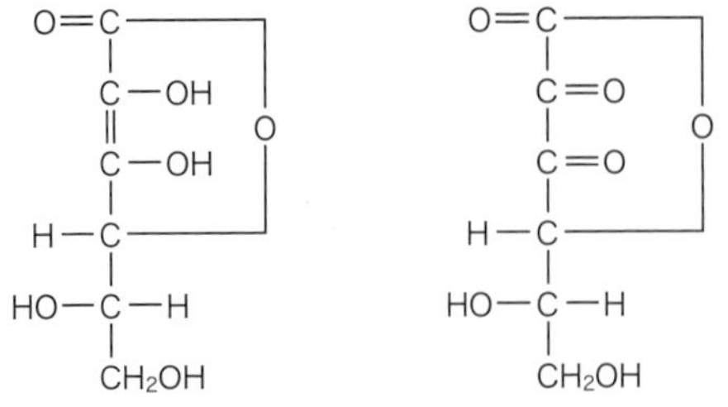

アスコルビン酸
（還元型）

デヒドロアスコルビン酸
（酸化型）

図 10-16 還元型と酸化型アスコルビン酸の化学構造

スコルビン酸は容易に加水分解されるが，グルタチオンによってアスコルビ
ン酸に戻る．このほか，ビタミンＣは酵素反応の補助因子として，コラー
ゲンの生合成におけるプロリンやリシンの水酸化に必要である．また，チロ
シン代謝と関連したカテコールアミンの生合成，コレステロールや脂質の代
謝にも密接に関与している．

　ビタミンＣが欠乏すると，コラーゲンの生成が障害されるために，血管
の結合組織が弱くなり，出血しやすくなる．これは，壊血病として知られて　◉壊血病
いる．臨床症状として，出血のほか，全身倦怠，易疲労感（いひろうかん），関節痛などが特
徴的である．また骨の形成が阻害されると，骨がもろくなり骨粗鬆症となる．

　ビタミンＣは壊血病の予防因子であるとともに，水溶性の強力な抗酸化
物質として，細胞や血管内において活性酸素種（ROS）を除去するはたらきを
もっている．老化は活性酸素種による酸化ストレスによって引き起こされる
と考えられている．このため，活性酸素種を除去するビタミンＣには，ア
ンチエイジング効果があるといわれている．脳は酸素消費量が高いため活性
酸素種を多量に産生するので，高齢者においては，特に，日頃からのビタミ
ンＣの摂取量に関心をもつことが大切である．

　ビタミンＣは食事およびサプリメントともに，吸収率は100 mg/日程度
の摂取では90％と高い．体内のビタミンＣ濃度は，消化管からの吸収率や
体内における再利用，腎臓からの排泄によって調節されている．ビタミンＣ
の必要量は，壊血病の予防という観点からみれば10 mg/日程度である．し
かし，心臓血管系の疾病予防効果ならびに有効な抗酸化作用を指標とすると，
ビタミンＣの必要量は成人男女で100 mg/日が推奨量と策定されている．

B　ビタミンの生物学的利用度 ─・─・─・─・─

　食品中のＢ群ビタミンは補酵素の形でタンパク質などの生体高分子と結
合した形が主である．そのため，吸収される前に，遊離型のビタミン体（☞
第2章，表2-10，36頁に示した化学構造式）にまで消化されなければならな
い．たとえば，ビタミンB₁は細胞内ではチアミン二リン酸（ThDP，TDP）-
タンパク質複合体として存在している．消化管内で，まずThDP-タンパク

表10-2　B群ビタミンの相対生物学的利用度

B群ビタミン名	相対生物学的利用度(%)
ビタミンB$_1$	60
ビタミンB$_2$	64
ナイアシン	60
ビタミンB$_6$	73
葉酸	50
パントテン酸	70
ビオチン	80

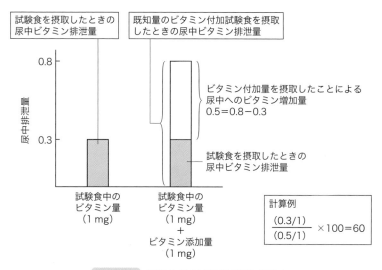

図10-17　相対生物学的利用度の求め方

質複合体がタンパク質分解酵素により消化されることで，ThDP が遊離する．次に ThDP がホスファターゼにより加水分解されチアミンが生ずる．チアミンは小腸に存在するチアミン輸送体により小腸に取り込まれ，血管に輸送される．また，吸収後の生体内挙動(具体的に述べれば，細胞への輸送，細胞内での補酵素型への変換・タンパク質分子との結合，さらに役目を終えた後の異化代謝・尿中排泄過程)は，同時に摂取する食品成分によっても影響を受ける．つまり，食品に含まれるビタミンの生物学的利用度は 100％ではない．では，食品中のビタミンの何％が生体に利用されているのであろうか．この数値として，日本人の食事摂取基準(2020 年版)においては，相対生体利用率(相対生物学的利用度)が使用されている(**表10-2**)．

●生物学的利用度

　相対生物学的利用度とは，遊離型のビタミン(サプリメントもしくはビタミン剤)の生物学的利用度を 100％と仮定したときの，食事性ビタミンの生物学的利用度を相対値で示した数値である(**図10-17**)．

C 他の栄養素との関係

ビタミンは多量栄養素である糖質，脂質，タンパク質や核酸などの代謝においても，いくつかが協働して複雑にかかわっている.

1 糖質代謝とビタミン

解糖系(glycolysis)，TCA 回路(TCA cycle，クエン酸回路)，電子伝達系においては種々のビタミンが関与している. 特に，ビタミン B_1，ビタミン B_2，ナイアシン，パントテン酸，ビオチンなどの B 群ビタミンが重要な役割を果たしている. これらのビタミンは酸化反応における補酵素や酸化によって生じた水素を電子伝達系に運ぶ受容体としてはたらいている. たとえば，ナイアシンは NAD^+，ビタミン B_2 は FMN や FAD としてはたらいている(図 10-18). エネルギー産生において，グリコーゲンは，必要に応じてグルコースに分解され，解糖系，TCA 回路，電子伝達系を経てエネルギーを産生する.

嫌気的解糖においては，1 分子のグルコースから 2 分子のピルビン酸を生成し，ホスホグリセリン酸キナーゼとピルビン酸キナーゼによって，ATP をつくることができる. この過程で必要なビタミンはナイアシンである. 好気的解糖において，グルコースから生じたピルビン酸はアセチル CoA を経て，細胞のミトコンドリア中に存在する TCA 回路に入る. ピルビン酸から

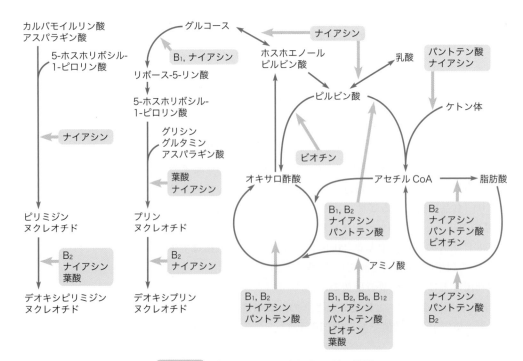

図 10-18 ビタミンからみたエネルギー代謝

アセチル CoA となるときに，ピルビン酸脱水素酵素はビタミン B_1 を補酵素として必要とする．この際 NAD^+ から NADH がつくられる．アセチル CoA は，パントテン酸を含む高エネルギー化合物である．アセチル CoA のアセチル基は，TCA 回路で完全に処理される．この過程で必要なビタミンは，ビタミン B_1，ビタミン B_2，ナイアシン，パントテン酸である．したがって，有酸素運動量が多いときには，平時に比べかなり多くのビタミン B_1，ビタミン B_2，ナイアシン，パントテン酸が必要となる．

TCA 回路においては，1 回転する間に NAD^+ および FAD は 2-オキソグルタル酸やコハク酸などから電子を受け取って，それぞれ 3 分子の NADH と 1 分子の $FADH_2$ を生成する．これらは，電子伝達系と酸化的リン酸化により ATP を産生する．

運動中に筋肉で生成された乳酸は血液を介して，肝臓，腎臓に運ばれ，糖新生(gluconeogenesis)で再びグルコースに変換されて，血糖として放出される．この乳酸からグルコースができる過程に，ビオチンとナイアシンが関与している．

② 脂肪酸代謝とビタミン

脂肪酸の合成と分解には，パントテン酸，ナイアシン，ビタミン B_2，ビオチンが関与している．細胞にとって，必要以上のアセチル CoA が供給された場合には，トリグリセリドに換えられて貯蔵される．脂肪酸の合成は細胞質で行われ，アセチル CoA カルボキシラーゼと脂肪酸合成酵素が必要である．アセチル CoA カルボキシラーゼは，アセチル CoA からマロニル CoA を生成する酵素で，補酵素としてビオチンが不可欠である．また脂肪酸合成反応においては，還元反応において水素供与体として NADPH が必要である．この NADPH の多くは，ペントースリン酸経路から供給される．

③ 核酸，含硫アミノ酸代謝とビタミン

B 群ビタミンである葉酸とビタミン B_{12} は，図 10-19 に示したように，核酸と含硫アミノ酸の生合成に関係している．この 2 つのビタミンは，一炭素単位代謝系において協調関係にあるため，両者が十分に存在しないとアミノ酸代謝や酵素反応が正常に行われず，核酸や含硫アミノ酸の合成が阻害される．これらの反応には，テトラヒドロ葉酸(THF)のほかに，メチレン THF やホルミル THF などが関与している．

THF は，ギ酸あるいはホルムアルデヒドに由来した一炭素単位の運搬体として重要な役割を果たしている．THF やその誘導体が一炭素単位の供与体あるいは受容体として知られている代謝系としては，①プリンヌクレオチド生合成，②dUMP → dTMP 生合成におけるメチル基供与反応，③含硫アミノ酸代謝，④tRNA のメチル化がある．

プリンヌクレオチドは，リボース-5-リン酸から 5-ホスホリボシル-1-ピ

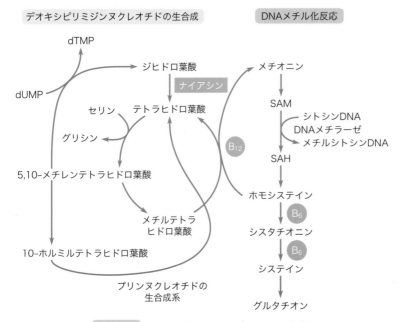

デオキシピリミジンヌクレオチドの生合成

DNAメチル化反応

図 10-19　核酸代謝におけるビタミンの役割
SAM：*S*-アデノシルメチオニン，SAH：*S*-アデノシルホモシステイン

ロリン酸ができ，この C_1 位に炭素（C）と窒素（N）が加わってイノシン酸が合成される．この際，プリン環の 2 位および 8 位の C は，ともにホルミル THF 由来の炭素である．また，5, 10-メチレン THF は，ピリミジンヌクレオチドの 1 つである dTMP（dUMP → dTMP）の生成に関与している．

　DNA のメチル化は，*S*-アデノシルメチオニンのメチル基が特定の DNA メチラーゼ（メチルトランスフェラーゼ）によって，シトシンの 5 位の炭素あるいはアデニンの 6 位のアミノ基と共有結合することによって行われる．メチル化の役割については十分に解明されていないが，DNA にはメチルシトシンやメチルアデニンが存在し，遺伝子発現の調節や安定化に関与している．

　このようなことから，葉酸の摂取量が不足すると，一炭素単位の転移反応が阻害され，ヌクレオチドの合成や代謝が低下する．また，葉酸やビタミン B_{12} が欠乏すると，ホモシステインからメチオニンの合成が阻害されるために DNA のメチル化が低下する．この結果，ヌクレオチド合成や細胞分裂が障害され，正常な造血機能が維持できなくなる．

　タンパク質が分解されて生成したアミノ酸は，タンパク質の合成に再利用されるが一部はさらに分解されてエネルギー源となる．アミノ酸からアミノ基を取り除いた 2-オキソ酸は，それぞれ特有な代謝を受け，最終的にはアセチル CoA や TCA 回路中間体として TCA 回路に入り処理される．

④ アミノ酸とビタミン

ⓐ 情報伝達

　脳における情報伝達は，神経細胞（ニューロン）における活動電位が，シナプスから次のニューロンに伝えられることによる．この伝達には**アセチルコリン**，**GABA**（γ-アミノ酪酸），**ドーパミン**など多くの神経伝達物質によって行われている．ビタミン B_1 は，神経の活動電位の発生や神経伝達に関与している．特に ThTP（チアミン三リン酸）は，シナプス小胞においてアセチルコリンの遊離を促進し，神経伝達に関与するといわれている．このため，ビタミン B_1 が欠乏すると，末梢神経障害である脚気（全身倦怠，知覚障害など）やウェルニッケ脳症が起こることが知られている．ウェルニッケ脳症では，眼球運動麻痺，眼振，運動失調，言語障害などの中枢神経障害が起こる．なお，ビタミン B_1 欠乏状態においても脳内の ThTP が保存されていることから，補酵素型の ThDP とは異なった機能があることが明らかにされている．チアミンは紫外線によって損傷された神経細胞の活動電位を修復することができる．

　最近，アルツハイマー型認知症で血漿中チアミン濃度やチアミン依存性酵素活性が低いことが報告されている．

　ニューロンの神経伝達物質の1つに GABA がある．この物質は，神経細胞内でグルタミン酸からグルタミン酸脱炭酸酵素によって生合成される．この合成に補酵素としてビタミン B_6 の補酵素型（PLP，ピリドキサール-5′-リン酸）が関与している．この物質は神経細胞の興奮を抑えるはたらきがある．このため，ビタミン B_6 が不足すると中枢神経が異常に興奮して痙攣を起こす．

　ニューロンの突起は軸索と呼ばれ，周りが髄鞘でおおわれている．ビタミン B_{12} 欠乏による巨赤芽球性貧血では，四肢のしびれや知覚麻痺，歩行障害などの神経症状が現れる．病理学的には脱髄変性が特徴であり，髄鞘が障害されると神経伝達が遅くなり，種々の神経症状が起こる．髄鞘の維持にはメチオニンからつくられる S-アデノシルメチオニンによるメチル基の供給が必要である．このため，ビタミン B_{12} 欠乏では，ビタミン B_{12} を補酵素としているメチオニン合成酵素の活性低下により神経症状が起こると考えられる．

ⓑ 高齢者

　生活習慣病の予防としては，食生活の改善と運動の重要性があげられている．最近，ビタミンが動脈硬化症，認知症，高血圧，骨折などと関連があることが指摘されている．

　わが国では，急速な高齢化に伴って，生活習慣病や健康寿命の延伸などから，過栄養だけでなく，低栄養や栄養欠乏の問題が指摘されている．後期高齢者が要介護状態になる原因として，認知症，転倒，高齢による衰弱がある．これらは，身体機能の低下によるフレイル＊（frailty）との関連が指摘されて

10

ビタミンの栄養

＊フレイル　加齢とともに心身の活力（運動機能や認知機能など）が低下し，複数の慢性疾患の併存などの影響もあり生活機能が障害され，心身の脆弱性が出現した状態であるが，一方で適切な介入・支援により生活機能の維持向上が可能な状態．

いる.

ホモシステインは, 動脈硬化症や脳血管疾患のリスクファクターである. ホモシステイン濃度の増加は, 心臓血管疾患や脳血管疾患のリスク増加と関連性がある. ホモシステイン濃度に影響する因子としては, ビタミン, 加齢や糖尿病などが知られている. このため, 葉酸, ビタミン B_6 およびビタミン B_{12} を摂取することによってホモシステイン濃度を低下させることができる.

高齢者では, 加齢に伴いフリーラジカル産生が増加し, これが種々の臓器障害に関連していることが知られている. ビタミン C, ビタミン E, カロテン類などが少ないとフレイルに陥る可能性があると報告されている. また血漿ホモシステイン濃度が上昇し, 認知症やアルツハイマー病との関連が指摘されている. しかし, 高齢者のビタミン摂取について特別な配慮が必要であるといった十分なデータがない. ただし, ビタミン B_{12} においては, 50 歳以上の多くの中高年において萎縮性胃炎などによって吸収率が低下することが報告されている. このため中高年者への注意事項として, 加齢に伴う体内ビタミン B_{12} 貯蔵量の減少に備えるためには, 食事からの摂取量を増やす啓発が必要になる.

⑤ カルシウム代謝とビタミン

骨基質の大部分はコラーゲンであるが, ビタミン K 依存性のオステオカルシン(osteocalcin；γ-カルボキシグルタミン酸を含む Gla タンパク質である)も含まれている(☞図 10-6, 207 頁).

ミネラルの吸収には, 輸送タンパク質が必要である. カルシウムが小腸で能動輸送によって吸収される場合, 活性型ビタミン D である $1\alpha,25$-$(OH)_2$ ビタミン D によってカルシウム結合タンパク質が誘導され, 吸収が促進されている. このため, ビタミン D の欠乏やビタミン D の活性化の異常などが起こると, カルシウム吸収に異常が生じる. このほかビタミン D は, 骨のリモデリングや腎尿細管での**カルシウムやリンの再吸収**(reabsorption)の促進などに重要な役割を果たしている.

ビタミン K が骨代謝や骨形成に作用することが報告されている. 尿中カルシウム排泄が多い骨粗鬆症患者にビタミン K_1 を投与すると, その排泄が抑制される. またビタミン K_2 は腸管からのカルシウム吸収を促進させる作用がある.

練習問題

以下の問題について，正しいものには○，誤っているものには×をつけなさい．

(1) ビタミンは，体内で合成できないか，合成できても十分でない．

(2) ビタミンは，腺から分泌され，微量で効果がある．

(3) ビタミンは，有機化合物であり，エネルギーや体構成成分として利用されている．

(4) しいたけなどの植物に含まれるプロビタミン D_2（エルゴステロール）は，紫外線照射によりコレカルシフェロールに変換される．

(5) カロテノイドは，プロビタミン A としての作用以外に，それ自体で一重項酸素消去などの抗酸化作用をもっている．

(6) ビオチンは，カルボキシラーゼの補酵素として，炭酸固定反応に携わっている．糖新生，アミノ酸代謝，脂肪酸合成に関与している．

(7) ビオチンは，卵白中に存在するタンパク質であるアビジンと消化管内で結合し，活性化される．

(8) ナイアシンは，体内でアミノ酸の 1 つであるメチオニンからも生合成される．その量は，メチオニン 60 mg がナイアシン 1 mg に相当する．

(9) ナイアシンが欠乏すると，皮膚炎，下痢，認知症の 3 主候を呈した卵白障害が起こる．

(10) ビタミン B_{12} は，分子内に硫黄を 1 分子含んでいる．

(11) 動脈硬化のリスクファクターの 1 つとして，血中ホモシステインの増加が指摘されている．

(12) 活性型ビタミン D（$1\alpha, 25$-ジヒドロキシビタミン D）は，カルシウム結合タンパク質の合成に関与し，腸管からのカルシウムの吸収を促進する．

(13) 葉酸の摂取量が不足すると，血液中にメチオニンの蓄積がみられる．

(14) ヒトは，サルやラットと同じようにビタミン C を合成することができないので，ビタミン C を食品から摂取する必要がある．

(15) パントテン酸は，CoA の構成成分として，脂肪酸の酸化や合成などに必要である．

(16) ビタミン K_1 は腸内細菌により合成される．ビタミン K_2 は植物の葉緑体でつくられるため，植物性食品に多量に含まれる．

(17) ビタミン B_1，ビタミン B_2，ビタミン C，パントテン酸，ナイアシンは補酵素として，酵素の機能を助けている．

(18) ビタミン C が欠乏すると，コラーゲンが合成されにくくなり，組織がもろくなり出血しやすくなる．

(19) ビタミン A：レチノール-血液凝固-欠乏症（夜盲症）

(20) ビタミン B_{12}：コバラミン-核酸の合成-欠乏症（悪性貧血）

(21) ビタミン C：アスコルビン酸-生体内酸化還元-欠乏症（不妊）

(22) ビタミン D：エルゴカルシフェロール-抗酸化作用-欠乏症（骨軟化症）

(23) ビタミン A はレバーなどに多量に含まれ，過剰に摂取すると視神経に影響し，夜盲症を起こす．

(24) ニコチンアミドおよびニコチン酸は，血管拡張作用があり，多量に摂取すると皮膚の発赤がみられる．

(25) みかんをたくさん食べると，皮膚が黄色になることがある．これは，カロテノイドの過剰症によるもので，柑皮症として知られている．

(26) ビタミン K を過剰に摂取すると，乳児の消化管に出血が起こる．

(27) ビタミン B_1 は，FMN や FAD として，エネルギー代謝や酸化還元反応に関与している．

11 ミネラルの栄養

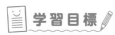

A ミネラルの分類と機能

　ミネラル(無機質)は,生体を構成する元素のうち,水,糖質,脂質,タンパク質の構成元素である酸素(O),炭素(C),水素(H),窒素(N)を除くすべての元素の総称である.人体の全質量に占める割合は酸素が65%,炭素が18%,水素が10%,窒素が3%であり,ミネラルは約4%を占めている.

　現在,ヒトで必須性が証明されているミネラルは16種類である.そのうち,1日の摂取量が100 mg以上になるものを多量ミネラル,未満のものを微量ミネラルという(表11-1).

多量ミネラル:カルシウム(Ca),リン(P),カリウム(K),硫黄(S),塩素(Cl),ナトリウム(Na),マグネシウム(Mg)

微量ミネラル:鉄(Fe),亜鉛(Zn),銅(Cu),マンガン(Mn),ヨウ素(I),

表11-1 必須ミネラルの概要

	元素	ヒトでの欠乏症	成分として含まれる生体内活性物質	成人体内存在量
多量ミネラル	カルシウム(Ca)	骨粗鬆症	ヒドロキシアパタイト	1,160g
	リン(P)	骨疾患	ヒドロキシアパタイト	670g
	カリウム(K)	筋無力症,不整脈		150g
	硫黄(S)		アミノ酸,グルタチオン	112g
	塩素(Cl)		胃酸	85g
	ナトリウム(Na)	筋肉痛,熱痙攣		63g
	マグネシウム(Mg)	心臓疾患	Mg結合ATP	25g
微量ミネラル	鉄(Fe)	鉄欠乏性貧血	ヘモグロビン,酵素	4.5g
	亜鉛(Zn)	脱毛,皮膚疾患	酵素	2.0g
	銅(Cu)	貧血	酵素	80mg
	マンガン(Mn)	骨病変	酵素	15mg
	ヨウ素(I)	甲状腺腫	甲状腺ホルモン:T_3,T_4	15mg
	セレン(Se)	心臓疾患,克山病	酵素	13mg
	モリブデン(Mo)		酵素	9mg
	コバルト(Co)	悪性貧血	ビタミンB_{12}	2mg
	クロム(Cr)	耐糖能低下	クロモデュリン	2mg

[糸川嘉則:食とミネラル,ネスレ科学振興会(監修),和田昭允,池原森男,矢野俊正(編),学会センター関西/学会出版センター,2001より引用]

表 11-2 ミネラルに対する日本人の主要な摂取源(食品群別概算値)と食事摂取基準(18 ～ 29 歳)

元　素	供給源食品群	吸収率 (%)	食事摂取基準(/日)			耐容上限量(/日)
				男	女	
カルシウム(Ca)	乳類(30%), 野菜類(20%), 豆類(13%)	25 ～ 30	推奨量	800 mg	650 mg	2,500 mg
リン(P)	穀類(30%), 乳類(12%), 豆類(10%)	60 ～ 70	目安量	1,000 mg	800 mg	3,000 mg
カリウム(K)	野菜類(24%), 穀類(9%), 魚介類(9%)	ほぼ全量	目安量	2,500 mg	2,000 mg	
ナトリウム(Na)	調味料(45%), 豆類(13%), 魚介類(13%)	ほぼ全量	推定平均必要量	600 mg	600 mg	
マグネシウム(Mg)	野菜類(14%), 穀類(12%), 豆類(8%)	30 ～ 70	推奨量	340 mg	270 mg	*
鉄(Fe)	野菜類(20%), 豆類(14%), 穀類(13%)	1 ～ 50	推奨量	7.5 mg	10.5 mg	男性 50 mg, 女性 40 mg
亜鉛(Zn)	穀類(37%), 肉類(15%), 卵類(10%)	20 ～ 70	推奨量	11 mg	8 mg	男性 40 mg, 女性 35 mg
銅(Cu)	穀類(40%), 豆類(17%), 野菜類(9%)	55 ～ 75	推奨量	0.9 mg	0.7 mg	7 mg
マンガン(Mn)	穀類(50%), 野菜類(15%), 豆類(12%)	1 ～ 5	目安量	4.0 mg	3.5 mg	11 mg
ヨウ素(I)	海藻類(80%), 魚介類(8%), 穀類(6%)	ほぼ全量	推奨量	130 μg	130 μg	3,000 μg
セレン(Se)	魚介類(38%), 穀類(32%), 豆類(7%)	50 ～ 90	推奨量	30 μg	25 μg	男性 450 μg, 女性 350 μg
クロム(Cr)	穀類(23%), 肉類(17%), 卵類(11%)	0.5 ～ 2.0	目安量	10 μg	10 μg	500 μg
モリブデン(Mo)	穀類(53%), 豆類(26%), 野菜類(15%)	—	推奨量	30 μg	25 μg	男性 600 μg, 女性 500 μg

＊マグネシウムの通常の食品以外からの摂取量の耐容上限量は, 成人で 350 mg/日, 小児では 5 mg/kg 体重/日である.
〔糸川嘉則:食とミネラル, ネスレ科学振興会(監修), 和田昭允, 池原森男, 矢野俊正(編), 学会センター関西/学会出版センター, 2001 および日本人の食事摂取基準(2020 年版)より引用〕

セレン(Se), モリブデン(Mo), コバルト(Co), クロム(Cr).
ミネラルの主要な供給源と食事摂取基準値を示した(**表 11-2**).

1 硬組織とミネラル

　骨や歯には, 細胞間質にリン酸カルシウムと水酸化カルシウムの複合体(ヒドロキシアパタイト $Ca_{10}(PO_4)_6(OH)_2$)が多く含まれ, 硬組織と呼ばれる. 骨には約 75%, 歯には約 95% のミネラル(主にカルシウム, リン, マグネシウム, フッ素)が含まれている.

a カルシウム(Ca)
● カルシウム(Ca)

1) 体内含量
　体内には, 成人男性で約 1,200 g, 成人女性で約 1,000 g のカルシウムが含まれている.

2) 存在形態
　99% 以上が骨のヒドロキシアパタイトに存在し, 残りの約 1% が細胞内に, 約 0.1% が血液中に含まれている. 骨はカルシウムの貯蔵庫であり, 血漿中のカルシウム濃度の調節に関与している. 血漿中のカルシウムの 50% がイオン化しており, 種々の生理作用を発揮する. 残りは結合型カルシウムであり, このうちの 45% がアルブミン(80%)とグロブリン(20%)に結合し, 5% が重炭酸塩やリン酸塩, クエン酸塩, 硫酸塩として存在している.

　カルシウムイオン(Ca^{2+})とタンパク質結合カルシウムは平衡状態にあり, Ca^{2+} 濃度が減少するとタンパク質結合カルシウムからカルシウムが遊離してその濃度を増加させる.

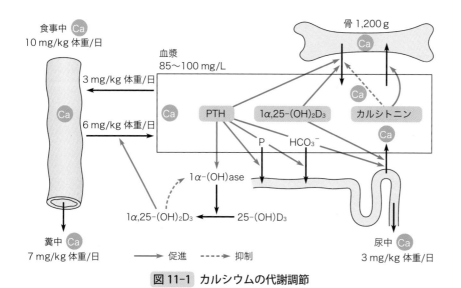

図 11-1 カルシウムの代謝調節

3) 吸収と代謝

　カルシウムの吸収系には，受動輸送と能動輸送がある．能動輸送は副甲状腺ホルモン（PTH）と活性型ビタミン D によって調節され，カルシウム輸送担体である TRPV6（transient receptor potential vanilloid subfamily member 6）やカルシウム結合タンパク質である CaBP（カルビンディン D9k）などが関与している．摂取カルシウム量が多く，腸管内 Ca^{2+} 濃度が 3 mg/L を超えると受動輸送が，その濃度より低いと能動輸送が吸収の中心となる．

4) 生理作用

　カルシウムは，骨格や歯の主な構成成分であり，生体膜の選択的物質透過，血液凝固，化学的・物理的神経筋刺激伝達，細胞分裂，収縮や運動，酵素の賦活作用に関与している．

　血漿中の Ca^{2+} 濃度は（85 ～ 100 mg/L）の狭い範囲内に調節されている．85 mg/L 以下（低カルシウム血症）になるとテタニー*を発症し，痙攣を起こす．また，100 mg/L 以上（高カルシウム血症）になると，ほとんどの臓器の機能に異常が起こる．この調節に関与している器官は骨，腎臓，腸管であり，ホルモンは副甲状腺ホルモン*（parathyroid hormone，**PTH**），**活性型ビタミン D**（$1\alpha, 25-(OH)D_3$），**カルシトニン***（calcitonin，CT）である（**図 11-1**）．

　副甲状腺細胞は，血漿中の Ca^{2+} 濃度の低下を感知して，PTH を血液中へ分泌する．

　腎臓での PTH の作用は 2 つあり，その 1 つは PTH による近位尿細管での 1α-ヒドロキシラーゼの活性化に伴う活性型ビタミン D の生成促進［25-(OH)ビタミン D から $1\alpha, 25-(OH)_2$ ビタミン D_3 の産生］であり，もう 1 つは遠位尿細管でのカルシウムの再吸収の促進と近位尿細管での無機リンの再吸収の抑制である．

　骨での PTH の作用は，骨吸収を促進して血中へカルシウムを溶出させることである．一方，活性型ビタミン D の作用は，腸管からのカルシウムの

*テタニー　血漿中 Ca^{2+} 濃度の低下時に発症する痙攣．症状としては，四肢筋の攣縮，喉頭痙攣，痙攣発作がみられる．

*副甲状腺ホルモン（PTH）副甲状腺（上皮小体）から分泌されるペプチドホルモン．血漿中の Ca^{2+} 濃度が低下すると分泌量が増加して骨からのカルシウム溶出を起こす．逆に Ca^{2+} 濃度が高くなると分泌量が減少する．高齢者の血漿中濃度は一般的に高い．上皮小体ホルモンともいう．

*カルシトニン　甲状腺から分泌され，血漿中の Ca^{2+} 濃度を低下させるペプチドホルモン．血漿中の Ca^{2+} を骨形成に取り込む作用を発現して血漿中 Ca^{2+} 濃度を調節する．その作用は PTH やビタミン D ほど大きくないと考えられている．

11

ミネラルの栄養

吸収促進，腎臓の近位尿細管でのカルシウムの再吸収と骨から血中へのカルシウム溶出の促進である．

このように，PTH と活性型ビタミン D は，血漿中の Ca^{2+} 濃度の調節において中心的な役割を担っている（図 11-1）．

一方，食後，腸管から吸収されたカルシウムによって血漿中の濃度が正常値より増加すると，甲状腺からカルシトニンが血中へ分泌され，骨吸収に関与している破骨細胞のはたらきを抑制するとともに骨形成に関与している骨芽細胞のはたらきを促進することによって，血漿中のカルシウムを骨へ移行させてその濃度を低下させる．カルシトニンの分泌量は，胎児や幼児，子ども，妊娠中に高く，加齢とともに低下する．

5）　欠乏症と過剰症

カルシウム欠乏による骨疾患には，くる病や骨軟化症，骨粗鬆症がある．発育期の幼児の病変であるくる病と，骨の発育が停止した成人の病変である骨軟化症では，骨量（骨塩量）*が減少し，類骨量*が増加する．骨粗鬆症は，閉経後の女性，高齢者に多発し，骨中の骨塩量と類骨量ともに減少して骨が脆弱化し，骨折の原因となる．骨粗鬆症の予防には，若年時（10 代後半）の最大骨塩量を少しでも高くするために，十分なカルシウム，ビタミン D，ビタミン K の摂取，適度な運動が必要である．

カルシウムの過剰症には，腎臓結石や軟骨組織石灰化症などがある．高カルシウム摂取（3 g/日以上）を長期間続けると高カルシウム血症が持続して，軟部組織にカルシウムが沈着し，リンやマグネシウム，窒素の利用性が低下する．

＊骨量（骨塩量）　骨に含まれる石灰化部分（ミネラルが骨に沈着した状態）の量．骨量を骨の面積（cm^2）もしくは体積（cm^3）で割ったものを骨密度という．

＊類骨量　骨組織の基質の1つで，石灰化されていない骨が類骨であり，骨軟化症ではミネラルの骨への石灰化が障害され，類骨量が増加する．

b　リン（P）

●リン（P）

1）　体内含量

成人の体内には，体重の約 1% に相当する約 670 g のリンが含まれている．

2）　存在形態

リンは，体内のすべての組織や細胞に存在しており，ミネラルの中でカルシウムに次いで多く，細胞内の主な陰イオンである．体内のリンは，その約 85% が骨の**ヒドロキシアパタイト**に，残りの約 15% が軟組織と骨格筋の細胞内や細胞外液中に，有機リン酸エステルやリンタンパク質，リン脂質などの有機リン酸として存在している．

骨は置換性のリン酸イオンの貯蔵庫であり，血漿中の無機リン濃度を一定範囲に保つ役割がある．この恒常性維持機構には主に PTH と活性型ビタミン D が関与している．

3）　吸収と代謝

血漿中のリンの濃度は，25 ～ 50 mg/L と正常範囲が広く，食事からのリンの摂取量によって増減し，尿への排泄によって調節されている．子どもの血漿中リン濃度（46 mg/L）は成人（35 mg/L）よりも高い．血漿中のリンは，その約 10% がタンパク質，約 5% が無機化合物（$CaHPO_4$，$MgHPO_4$）と結合しており，残りの約 85% はリン酸イオンあるいはリン酸ナトリウムイオン

として存在し，血液の pH の調節にも関与している．体液中のリン濃度は，PTH，活性型ビタミン D，インスリン，成長ホルモン，ステロイドホルモンによる腎臓での再吸収能の調節で維持されている．

　日常の食事中のリンは十二指腸（ビタミン D 非依存性）と空腸（ビタミン D 依存性）でその 60 ～ 70％ が吸収され，これと同量が尿中へ排泄される．リンの吸収系には，受動輸送（促進拡散）と能動輸送とがある．リンの吸収は主に受動輸送で行われており，摂取量と吸収量との間には広い濃度範囲で直線関係が認められる．また，リンの吸収にはナトリウム依存性と非依存性の機序が存在し，ナトリウム依存性のナトリウム–リン酸（Na–Pi）共輸送体は腸管からの吸収のみならず，腎臓からの再吸収にも関与している．

4）　生理作用

　リンは，骨や歯，細胞膜（リン脂質）の構成成分であり，また核酸や高エネルギーリン酸化合物（ATP，クレアチンリン酸），補酵素（FAD，NAD$^+$，ThDP，PLP，CoA）の構成元素として，遺伝，脳・神経の機能維持，解糖系などの物質代謝，脂質の体内輸送，能動輸送，筋収縮，ホルモンの分泌，酸塩基平衡などに関与している．

5）　欠乏症と過剰症

　血漿中のリン濃度は，腸管吸収量，腎臓からの排泄量，体内のリンバランスで決まる．

　リンの欠乏症は，リンの腸管からの吸収を抑制する物質を多量に服用したときに生じ，食欲不振や体重減少，骨軟化症（小児ではくる病），胸部の変形，筋萎縮，溶血性貧血などである．リンの主な供給源には，食品以外に加工食品に用いられるリン含有食品添加物，栄養補助食品などがある．また，タンパク質含量の高い食品はリン酸の含有量も高く，1 g のタンパク質摂取により 15 mg のリンが供給される．

　リンを過剰に長期間摂取すると，カルシウムの腸管吸収阻害による低カルシウム血症となり，**副甲状腺機能亢進症*** を惹起し，骨からのカルシウムの溶出が起こる．このような状態が長く続くと骨粗鬆症になる可能性がある．また，食事中のカルシウム/リン比と骨量との間に正の相関が観察されている．食事中のカルシウム/リン比が低いと，副甲状腺機能亢進症と骨吸収が起こる．

c　マグネシウム（Mg）

1）　体内含量

　成人の体内には約 25 g のマグネシウムが含まれている．

2）　存在形態

　60 ～ 65％ は骨中に，27％ が筋肉中に，6 ～ 7％ がその他の組織に，約 1％ が細胞外液中に存在している．骨はマグネシウムの貯蔵庫である．骨中マグネシウムの約 75％ はヒドロキシアパタイトの結晶内に存在し，その結晶に弾性を与えるとともに細胞外液中のマグネシウムイオン（Mg^{2+}）と平衡関係にあり，この Mg^{2+} が減少すると骨からマグネシウムが血漿中に動員される．

*副甲状腺機能亢進症　副甲状腺の過形成により，副甲状腺ホルモンの分泌量が増加して，骨吸収が高まり，骨密度の低下を示す．食事のカルシウム/リン比が低いときに，副甲状腺機能亢進症や骨吸収の亢進が認められている．この原因は明らかにされていないが，血漿中リン濃度の上昇による可能性が指摘されている．

●マグネシウム（Mg）

11

ミネラルの栄養

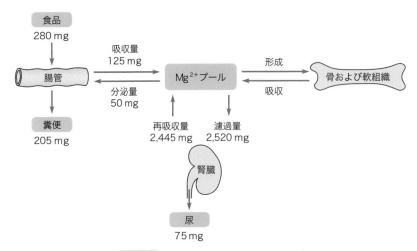

図 11-2 Mg^{2+}ホメオスタシスの概略

[Berne RM, Levy MN(編)：バーン・レヴィ生理学，板東武彦，小山省三(監訳)，西村書店，659 頁，1996より許諾を得て転載]

また，筋肉やその他臓器の細胞内液中マグネシウムの 20 〜 30 %はイオン化しており，血漿中や細胞外液中の Mg^{2+}と交換する.

体内 Mg^{2+}の恒常性(ホメオスタシス)は，腸管からの吸収と腎臓からの排泄によって調節されている(**図 11-2**). 筋肉，肝臓，心臓，その他の軟組織中のマグネシウム含量は，1 kg 湿重量あたり 170 〜 240 mg である.

3) 吸収と代謝

摂取したマグネシウムの 20 〜 70 %が十二指腸，空腸，回腸，結腸から吸収される. マグネシウムの吸収系には受動輸送と能動輸送とがあるが，その吸収の調節は能動輸送によって行われている. マグネシウムの吸収は，一過性受容体電位陽イオンチャネル(TRP)である TRPM6 および TRPM7 を介して行われる.

血漿中のマグネシウム濃度は 18 〜 24 mg/L であり，このうちの約 55 %は Mg^{2+}として，約 30 %はアルブミンと結合し，残りの約 15 %がリン酸やクエン酸，その他の陰イオンと結合して存在している. 血漿中のマグネシウム濃度が 15 mg/L 以下になると低マグネシウム血症，39 mg/L 以上になると高マグネシウム血症の臨床症状が現れる. アルコール依存症患者やインスリン投与を行っている糖尿病患者の 30 〜 40 %は低マグネシウム血症を示す.

4) 生理作用

マグネシウムは，300 以上の酵素の補因子として，解糖系，TCA 回路(クエン酸回路)，脂肪酸の β 酸化，脂肪酸合成，核酸・タンパク質合成，活性型ビタミン D の生成などに関与している. また，マグネシウムは体温の調節や神経の興奮，筋肉の収縮，ホルモンの分泌，脂質代謝の改善にも関与している.

マグネシウムの摂取増加は高血圧症の発症を予防する可能性が示唆されている. その機序は，Ca^{2+}拮抗作用(血管平滑筋細胞内での Ca^{2+}の上昇抑制)，

Na^+/K^+-ATPase の活性化(血管平滑筋細胞膜の Na^+/K^+-ATPase を活性化し，細胞内の Na^+，Ca^{2+} 濃度増加を抑制)などによるものと考えられている．

5) 欠乏症と過剰症

マグネシウムの欠乏は，その腸管吸収障害や腎臓における再吸収の低下を合併する疾患によって引き起こされることがある．マグネシウムが欠乏すると，鉄の体内輸送やマンガンの生理機能の障害が起こる．また，血漿中と細胞内のカリウムが減少すると，細胞内のマグネシウムの低下を導く．タンパク質異化の促進と慢性アシドーシスは，筋肉と骨中のマグネシウムを低下させる．

マグネシウム摂取量と骨密度との間には正の相関があり，マグネシウム欠乏は骨粗鬆症の危険因子の1つであると考えられている．マグネシウムが欠乏すると，骨芽細胞の増殖が抑制されて骨形成が低下し，破骨細胞数が増加して骨吸収が促進される．マグネシウム欠乏による骨吸収の促進は，炎症性サイトカインである TNF-α の放出の増加と PTH 分泌低下による活性型ビタミン D 合成能の低下によって説明されている．

また，マグネシウムの摂取不足により，血中の中性脂肪や VLDL，LDL コレステロール濃度の上昇と HDL コレステロール濃度の低下，低カルシウム血症，低カルシウム尿症，低カリウム血症が起こる．このほかの欠乏症の症状として，食欲不振や嘔吐，振戦，筋肉痛，筋肉の痙攣，**テタニー***，眼振，精神異常，運動失調，不整脈，心電図異常などがあげられる．

＊テタニー　☞229頁

マグネシウムを大量に摂取しても腎臓から速やかに排泄されるために，マグネシウムの過剰症は起こりにくい．しかし，腎機能の障害によってその過剰症が発症する．この症状には，排尿障害，倦怠感，嘔吐や筋力低下，言語障害，低血圧，意識不明，傾眠傾向などがある．

d フッ素(F)

●フッ素(F)

1) 体内含量

成人の体内には約 2.6g のフッ素が含まれている．

2) 存在形態

約 95％は骨と歯に存在している．血漿中のフッ素濃度は 0.07 ～ 0.16 mg/L であり，この大部分がアルブミンと結合し，約 10％がイオンとして存在している．

3) 吸収と代謝

食品や飲料水中のフッ素は，胃と腸から 85 ～ 90％吸収され，24 時間内にその約 90％が尿中へ排泄され，一部が骨と歯へ蓄積する．

4) 生理作用

適量のフッ素は，歯質を構成するヒドロキシアパタイト結晶の安定化やその再石灰化の促進，耐溶解性の向上，また口腔内の細菌の生育やこれが産生する酵素(解糖系のエノラーゼ)活性の抑制に関与して，歯のう蝕を防止する．

5) 過剰症

飲料水中のフッ素濃度が，8 mg/L 以上で運動障害性骨フッ素症，また

11

ミネラルの栄養

2 mg/L 以上で斑状歯などのフッ素による慢性中毒発症の危険性が高くなる. アメリカなどではう歯予防の目的で飲料水にフッ素を添加しているが, わが国ではフッ素の飲料水への添加は行われておらず, その濃度は 0.8 mg/L を超えてはならない. わが国の成人のフッ素の摂取量は, 0.5 ～ 3.5 mg/日と推定されている.

② 電解質ミネラル

　体内脂肪量や年齢で変動するが, ヒトの体重の約 60% は水分である. この水分(全体液量)は, その 2/3 を占める細胞内液と残りの 1/3 の細胞外液に分けられる.

　細胞膜は水分を自由に通すので, 細胞内液や細胞外液の浸透圧の変化に応じて水分の移動が起こる. 細胞内液と細胞外液の浸透圧平衡は, ミネラルやタンパク質などによって保たれている. また, ミネラルは体液の酸塩基平衡や, 筋肉や神経の刺激の伝導に関与している. この機能を主に発揮するのがナトリウム, カリウム, 塩素である.

ⓐ ナトリウム(Na)

●ナトリウム(Na)

1)　体内含量

　体内には, 体重 1kg あたり約 1.38 g のナトリウムイオン(Na^+)が含まれている.

2)　存在形態

　体内含量の 50% は細胞外液中(3.10 ～ 3.34 g/L)に, 残りの 40% は骨中に, 10% が細胞内液中(約 0.18 g/L)に存在する. 血漿中の Na^+ 濃度は 3.13 ～ 3.27 g/L である. 全ナトリウム量の約 74% は活発な代謝を行う交換性ナトリウムであるが, 骨中に存在するナトリウムの約 60% はリン酸カルシウムなどと結合した難溶性ナトリウムである.

3)　吸収と代謝

　摂取したナトリウムのほぼ全量が上部小腸から吸収され, 摂取ナトリウム量の 98% 以上が塩素とともに尿中へ排泄される. このほかの排泄経路として皮膚(汗), 気道などがある.

　体内のナトリウム量は, ナトリウムの排泄と摂取によって調節されており, この中心的な役割をレニン・アンジオテンシン・アルドステロン系が果たしている. この系が抑制されると, ナトリウムと塩素が尿中へ排泄される. また, レニンによって生成が促進されたアンジオテンシンは, ネフロンに作用してナトリウムと塩素を保持するとともに, 副腎皮質からアルドステロンの血中への放出を促す. このアルドステロンが集合管と遠位尿細管に作用して Na^+ と Cl^- の再吸収を促進する(**図 11-3**).

　このほかに, 腎臓における Na^+ や水の排泄に関与する因子には交感神経系, ANP(心房性ナトリウム利尿ペプチド atrial natriuretic peptide), ADH(抗利尿ホルモン antidiuretic hormone)がある(**表 11-3**).

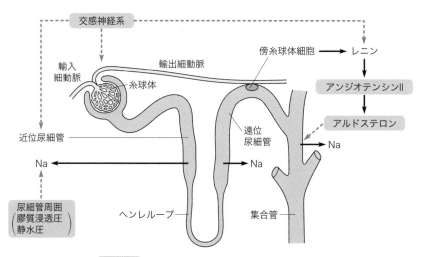

図 11-3　腎臓におけるナトリウム排泄の調節

▨▨▨内は，Na 排泄の調節に関与する因子．濾過された Na の 70 ～ 80%が近位尿細管で，5 ～ 10%がヘンレ係蹄で再吸収され，10%程度が遠位尿細管に到達する．
［長坂昌一郎，斉藤寿一：ミネラル・微量元素の栄養学，鈴木継美，和田　攻（編），第一出版，68 頁，1994 を参考に作成］

表 11-3　腎臓の Na$^+$ および水排泄に関与する因子

因　子	
腎交感神経系 （↑活動：↓ Na$^+$の排泄）	↑糸球体濾過率 ↑レニン分泌 ↑近位尿細管 Na$^+$再吸収
レニン・アンジオテンシン・ アルドステロン （↑分泌：↓ Na$^+$の排泄）	↑アンジオテンシンⅡ：近位尿細管における Na$^+$再吸収を刺激 ↑アルドステロン：集合管における Na$^+$再吸収を刺激 ↑ ADH 分泌
ANP （↑分泌：↑ Na$^+$の排泄）	↑糸球体濾過率 ↓レニン分泌 ↓アルドステロン分泌 ↓集合管における Na$^+$再吸収 ↓ ADH 分泌
ADH （↑分泌：↓水および Na$^+$の排泄）	↑集合管における水の再吸収 ↑ヘンレループの太い上行脚における NaCl の再吸収 ↑集合管における Na$^+$の再吸収

ANP：心房性利尿ホルモン，ADH：抗利尿ホルモン
［Berne RM, Levy MN（編）：バーン・レヴィ生理学，板東武彦，小山省三（監訳），西村書店，642 頁，1996 より許諾を得て改変し転載］

4）　生理作用

　血漿中の Na$^+$は，Cl$^-$とともに，血漿の浸透圧や血漿および細胞間液量，酸塩基平衡の調節を行っている．そのほかに Na$^+$は細胞内外の電位差の維持，グルコースやアミノ酸の能動輸送にも関与している．

5）　欠乏症と過剰症

　日常の食事でナトリウムが不足することはないが，高温，多湿の環境下での作業による多量の発汗に起因する食塩の損失により，ナトリウムの不足が生じることがある．ナトリウムが欠乏すると食欲不振，吐き気，血液濃縮，

11

ミネラルの栄養

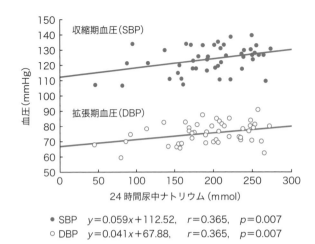

● SBP　　$y=0.059x+112.52$,　　$r=0.365$,　　$p=0.007$
○ DBP　　$y=0.041x+67.88$,　　$r=0.365$,　　$p=0.007$

図 11-4 食塩と高血圧（男性）
24 時間尿中ナトリウム排泄量と血圧の間には有意の正相関がある.
[日和田邦男, 安部陽一（編）：高血圧の予防と管理, 日本高血圧学会（監修）,
学会センター関西/学会出版センター, 2001 より引用]

筋肉痛などが起こる.

　逆に, 食塩の長期間の過剰摂取は, 高血圧症の原因となる（**図 11-4**）. 2012 年の WHO ガイドラインでは, 高血圧の予防と治療の指針として, 1 日の食塩摂取量 5 g 未満を推奨している. また, 日本高血圧学会のガイドライン（JSH2019）では 1 日の食塩摂取量 6 g 未満を勧めている. 日本型食生活は, 食塩系調味料の使用によって食塩の摂取量は高くなるが, 脂肪の摂取増加を抑制して虚血性心疾患による死亡率の低下に貢献している. 日本人の食事摂取基準（2020 年版）における成人の食塩摂取量の目標量は, 男性で 7.5 g/日未満, 女性で 6.5 g/日未満である.

b　カリウム（K）

●カリウム（K）

1）　体内含量

　体内には, 体重 1kg あたり約 2g のカリウムが含まれている.

2）　存在形態

　体内のカリウムの 98%（5.85 g/L）が細胞内に, 2%（136 〜 176 mg/L）が細胞外に存在している. カリウムは, 人体の細胞内でもっとも多い陽イオンである. この細胞内外のカリウムの濃度は, 細胞膜の Na^+/K^+-ATPase が関与するナトリウムポンプによって維持されている. 血漿中のカリウムイオン（K^+）濃度は 145 〜 195 mg/L である.

3）　吸収と代謝

　日常の食事中のカリウムのほぼ全量が空腸と回腸から吸収され, 摂取量の 5 〜 10% が糞便中へ, その 80 〜 90% が尿中へ排泄される.

　消化管から吸収されたカリウムによって血漿中の K^+ 濃度は著しく増加するが, この増加した K^+ は筋細胞や肝細胞, 骨細胞, 赤血球内へ迅速に取り込まれる. この血漿から細胞内への K^+ の移動は, アドレナリンやインスリン,

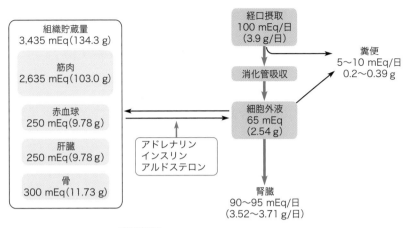

図 11-5　K⁺ホメオスタシスの概略

[Berne RM, Levy MN(編)：バーン・レヴィ生理学，板東武彦，小山省三(監訳)，西村書店，652 頁，1996 より許諾を得て転載]

アルドステロンによる Na^+/K^+-ATPase の刺激によって起こる(**図 11-5**)．インスリンは吸収された食事性 K^+ の細胞内への取り込みにおいて，もっとも重要な役割を果たしている．また，アルドステロンは腎臓での K^+ の排泄を促進する．

4)　生理作用

カリウムは，エネルギー代謝，膜輸送，細胞内外の電位差の維持(神経の信号伝達，平滑筋や心筋の収縮，ホルモンの分泌)，細胞内液の浸透圧や酸塩基平衡の維持，酵素の賦活などに関与している．

カリウムの血圧の降圧効果は，交感神経系の抑制作用がある K^+ が交感神経末端の膜の Na^+/K^+-ATPase を刺激し，ノルアドレナリンの放出を抑制し，その再吸収を促進することによる．カリウムの高摂取は，高血圧者の収縮期血圧と拡張期血圧をともに低下させることが知られている．この降圧効果は，食塩感受性高血圧*患者において大きい．カリウムによる降圧作用は，腎性カリクレインの増加によるナトリウム排泄の増大と血管拡張作用やレニン・アンジオテンシン系の抑制，中枢と腎交感神経系の正常化，血管内膜に対する保護効果によるものであると考えられている．

食事摂取基準では，高血圧の予防を目的としたカリウムの目標量が設定されている．

5)　欠乏症と過剰症

低カリウム血症は，カリウムの摂取不足，糖尿病や腎臓疾患による尿からのカリウムの喪失，下痢や嘔吐によるカリウムの損失，細胞外から細胞内へのカリウムの移行の増加などによって発症することがある．その症状には，食欲不振，筋力低下，低血圧，不整脈や頻脈，心電図異常などがある．

高カリウム血症は，カリウム負荷量の増大や腎臓疾患によるカリウム排泄の異常，細胞内から細胞外へのカリウムの移行の増加などによって発症する．その症状には，疲労感，精神・神経障害，徐脈，不整脈などがある．

*食塩感受性高血圧　本態性高血圧のうち，食塩の摂取により惹起されるもの．食塩感受性高血圧患者では，食塩の摂取量が増加すると血圧の上昇が大きくなる．この要因として，過剰な食塩摂取による交感神経系抑制の低下と副交感神経促進の低下，そして血管平滑筋内の Na^+ の増加により，Na^+/Ca^{2+} 交換体を介した Ca^{2+} 流入が血管の緊張を高め，血圧が上昇すると考えられている．

11

ミネラルの栄養

低カリウム血症と高カリウム血症は，日常の食事で発症することはない．また，両血症ともに同じような症状を示す．

c 塩素(Cl)

◉塩素(Cl)

1) 体内含量

体内には，体重1kgあたり1.2gの塩素イオン(Cl⁻)が含まれている．

2) 存在形態

体内含量の約70%が細胞外液中に，残りの30%が細胞内液中に存在している．Cl⁻は，細胞外液中の陰イオンの約60%を占めており，血漿中のCl⁻濃度は3.4～3.8g/Lである．

3) 吸収と代謝

Cl⁻は，ナトリウム塩やカリウム塩として摂取され，そのほぼ全量が上部小腸から吸収される．吸収されたCl⁻の約95%が尿中へ，約2.5%が汗と糞中へそれぞれ排泄される．

4) 生理作用

Cl⁻は胃酸(HCl)の構成イオンであり，ペプシンは塩酸によって，アミラーゼはCl⁻によって活性化される．また，重炭酸イオン(HCO_3^-)，Na^+とともに水分(体液)の平衡，浸透圧の調節，酸塩基平衡に関与している．Cl⁻とNa^+は生体内に等モル存在し，また尿中の両イオンモル濃度も等しい．

塩素が欠乏すると，血漿中の塩素濃度の低下や尿中への塩素排泄量の減少が起こり，組織では塩素とともにナトリウムやカリウム量が低下し，カルシウムとリン量が増加する．尿はアルカリ性となり，カルシウムとリンの排泄量が増加し，腎臓にカルシウムが沈着する．

3 微量ミネラル

a 鉄(Fe)

◉鉄(Fe)

1) 体内含量

成人の体内に含まれる総鉄量は，男性(体重75kg)が約3.8g，女性(体重55kg)が約2.3gである(**表11-4**)．

2) 存在形態

生体内の鉄を含む物質は，機能鉄［ヘモグロビン，ミオグロビン，カタラーゼやシトクロムP450(CYP)などのヘム酵素，コハク酸脱水素酵素やチロシン水酸化酵素などの非ヘム酵素，トランスフェリン］と貯蔵鉄(フェリチン，ヘモシデリン)に分けられる．総鉄量に占める貯蔵鉄量の割合は，男性が約1/4，女性が約1/8であり，女性の方が男性に比べると非常に低い．

血液のヘモグロビン量は，男性が130～180g/L，女性が120～160g/Lである．成人の血清鉄(トランスフェリンと結合している鉄)量は，男性が0.55～2mg/L，女性が0.5～1.6mg/Lである．総鉄結合能(total iron-binding capacity，TIBC；トランスフェリン量を反映する)は，成人男性で3.5～3.7mg/L，成人女性で2.5～4.5mg/Lである．血清中のトランスフェリ

表11-4　成人男性および女性の含鉄量

形　態	鉄タンパク質	75 kg 男性（mg）	55 kg 女性（mg）
機能鉄	ヘモグロビン	2,300	1,700
	ミオグロビン	320	220
	ヘム酵素	80	50
	非ヘム酵素	100	60
	トランスフェリン鉄	3	3
	計	2,800	2,030
貯蔵鉄	フェリチン	700	200
	ヘモシデリン	300	70
	計	1,000	270
総　計		3,800	2,300

［Hallberg L：Iron absorption and iron deficiency. Hum Nutr Clin Nutr 36C：259-278, 1982 より引用］

ンはその1/3が鉄と結合し，残りの2/3は鉄と結合していない．トランスフェリンに結合可能な鉄の量である不飽和鉄結合能（unsaturated iron-binding capacity，UIBC；TIBC から血清鉄量を減じた値）は，成人男性が 1.0 〜 2.6 mg/L，成人女性が 1.1 〜 3.3 mg/L である．

　血清フェリチン値は 20 〜 300 μg/L であり，成人における 1 μg/L の血清フェリチン量は 8 〜 10 mg の貯蔵鉄に相当する．下限値は，成人が 12 μg/L，小児が 10 μg/L である．

3）　吸収と代謝

　鉄の吸収率は食事中のヘム鉄と非ヘム鉄の構成比，鉄の吸収に影響を及ぼす因子，さらに生体側の鉄の要求量によって，大きく異なる．そのため，吸収率の代表値を設定することは困難であるが，おおむね 15％である．非ヘム鉄の吸収の調節には，小腸上皮細胞の鉄輸送体タンパク質（divalent metal transporter 1，DMT 1）と小腸上皮細胞から門脈側に輸送するフェロポーチン*などが関与している．

　正常状態における鉄の動態は，血清鉄→骨髄→赤血球→脾臓→血清鉄と閉鎖的な循環を繰り返す（図 11-6）．赤血球の寿命は 120 日であり，その間に毎日入れ替わる鉄の量は 1 日あたり 20 mg となる．破壊された赤血球に由来する鉄の大部分はヘモグロビンの合成に再利用されている．

　鉄の体外への排出は糞（胆汁，脱落した粘膜細胞），脱離した皮膚，汗，尿を介しており，成人男性の基本的鉄損失量が約 1 mg/日，18 歳以上の女性では月経血への損失量（月経血量 37 mL/日の場合 0.55 mg/日）と基本的鉄損失量（0.76 〜 0.79 mg/日）を加算し，これを吸収率で処理して推定平均必要量を算出し，さらにこの値を 1.2 倍（推奨量算定係数）して推奨量が求められている．

4）　生理作用

　体内の総鉄量の約 2/3 が赤血球のヘモグロビンの構成元素として存在し，酸素の運搬に関与している．鉄の長期間にわたる摂取不足や月経，消化管病変による鉄の損失，妊娠中の胎児による鉄利用の増加に伴う鉄不足によって

*フェロポーチン　小腸上皮細胞の漿膜（基底膜）側で鉄イオンを細胞外（血液中）に輸送する膜貫通型のタンパク質である．マクロファージからの鉄イオン排出にも関与している．フェロポーチンの発現が上昇すれば，血液中の鉄輸送タンパク質であるトランスフェリンに受け渡される鉄が増加し，体内で利用可能な鉄が増加することになり，逆にその発現が低下すれば，利用可能な鉄は減少することになる．その発現を調節している分子は，肝臓から分泌されるペプチドのヘプシジンである．

11

ミネラルの栄養

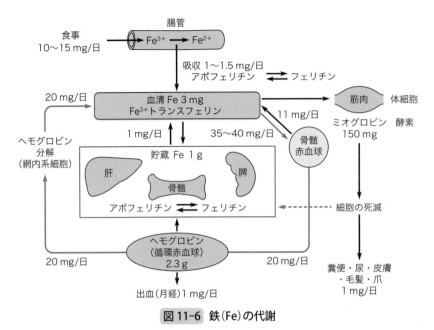

図 11-6 鉄 (Fe) の代謝

[岡部紘明, 千場梅子：NEW 臨床検査診断学, 宮井 潔(編), 南江堂, 624 頁, 1992 より引用]

鉄欠乏性貧血が発症する.

また, 鉄はスーパーオキシドや過酸化水素を反応性のきわめて高いフリーラジカルに変えるフェントン反応を触媒する. フリーラジカルは, 抗酸化機構が崩れると, 脂肪酸やタンパク質, 核酸などに損傷を与える.

5) 欠乏症と過剰症

鉄の欠乏では, 貧血や作業能力の低下, 精神運動発達遅延, 知的障害, 体温調節機能障害, 免疫・感染抵抗力の低下, 妊娠への悪影響などが起こる. 鉄の欠乏は3つの進行段階に分けられる. 第1段階では, 貯蔵鉄(血清フェリチン)は低下するが, 生理的な変化はない. 第2段階では, 血清鉄などの血液中の指標が低下する. 第3段階では, ヘモグロビン合成が阻害され, **鉄欠乏性貧血**を発症する. 鉄欠乏性貧血は, 先進国においても一般的な貧血であり, 開発途上国ではもっとも多い栄養素欠乏症である.

日常の食事で鉄の過剰症が起こることはないが, 鉄の過剰症として**ヘモクロマトーシス**がある. この疾患は, 長期にわたる鉄の過剰摂取(バンツー民族の例：鉄製の容器で醸造した酒を習慣的に大量に飲む)や, 輸血, 遺伝子変異によって起こり, 皮膚や諸臓器の細胞内に過剰の鉄が沈着する.

b 亜鉛(Zn)

●亜鉛(Zn)

1) 体内含量

成人の体内には約2gの亜鉛が含まれている.

2) 存在形態

95%以上は細胞内に存在する. 体内亜鉛の約60%が筋肉に, 約20%が皮

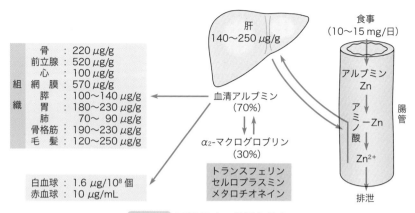

図 11-7　亜鉛(Zn)の代謝と分布
[岡部紘明, 千場梅子：NEW 臨床検査診断学, 宮井　潔(編), 南江堂, 633 頁, 1992 より引用]

膚に存在している(**図 11-7**). 全血液中の亜鉛量は, 8 ～ 9 mg/L であり, こ
のうちの 10 ～ 20％が血漿中に, 約 75％が赤血球中に, 約 3％が白血球中に
存在している.

　成人の血漿中の亜鉛濃度は 0.84 ～ 1.5 mg/L である. このうちの 20 ～
40％がα_2-マクログロブリンと強く結合し, 約 70％がアルブミンと弱く結合
して各組織へ輸送される.

3)　吸収と代謝

　亜鉛は十二指腸と回腸から吸収され, 日常の食事からの吸収率は約 33％
(20 ～ 70％)である. 体内亜鉛の恒常性は, 亜鉛の吸収と内因性分泌によっ
て維持されており, その摂取量によって調節されている.

　亜鉛の吸収機構には, 輸送体が介在するものと拡散によるものがある. 大
部分の亜鉛の吸収には輸送体が関与しており, ZIP4*(小腸上皮細胞への取
り込み)と ZnT1*(小腸上皮細胞から門脈への排出)が, その中心的な役割を
果たしている.

4)　生理作用

　亜鉛の機能は, 触媒, 構造, 調節の 3 つに大別される. 触媒作用としては,
200 以上の亜鉛含有酵素(DNA/RNA ポリメラーゼ, アルカリホスファター
ゼなど)があり, 成長や中枢神経系, 免疫系, 味覚などの感覚, 皮膚, 骨な
どの機能維持に関与している.

　構造的な役割には, ジンク(Zn)フィンガータンパク質による遺伝子の転
写制御(**図 11-8**)やタンパク質の相互作用, 細胞接着, 細胞膜表面の受容体
の活性, 細胞の分化・増殖などがある. 調節作用には, ジンクフィンガーが
中心的な役割を示す重金属依存性転写因子と金属反応元素との相互作用によ
る**メタロチオネイン**＊の誘導がある.

5)　欠乏症と過剰症

　亜鉛が欠乏すると, 食欲不振や成長障害, 性的未熟, 肝胆道疾患, 免疫機
能低下, 催奇形性, 味覚障害, 皮疹, 創傷治癒障害, 口内炎, 舌炎, 精神障
害などが起こる. また, 先天的な亜鉛の腸管吸収障害によって発症する腸性

11

ミネラルの栄養

＊ZIP4, ZnT1　亜鉛輸送体
(トランスポーター)は, 細胞外
または細胞小器官から細胞質内
へ亜鉛を輸送する Zrt-, Irt-like
protein(ZIP) と, その逆方向に
亜鉛を輸送するZn transporter
(rZnT)に分類され, 哺乳類では
20種類以上が存在し, 各組織
や細胞特異的に発現して機能す
る. 消化管では, 管腔側から食
物由来の亜鉛を腸管上皮細胞内
に輸送する ZIP4 と腸管上皮細
胞内から血中側に亜鉛を輸送す
る ZnT1 が機能している.

＊メタロチオネイン　金属を含
む含硫タンパク質で, 体内で重
金属の解毒や中和を行ったり,
体内の亜鉛, 銅などの恒常性維
持に関与している.

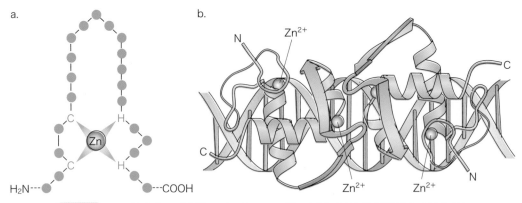

図 11-8 DNA 結合タンパク質のジンクフィンガー（a）と DNA 塩基配列との結合（b）

図の a の青字アルファベットはそれぞれ C：システイン，H：ヒスチジンを表している．
代表的な Cys_2（C_2H_2）型フィンガータンパク質は，図の a のように Zn^{2+} イオンが四面体に配位して，図の b のように N 末端側の 2 つの
逆行 β シートと C 末端側の 1 つの α ヘリックスの構造となり，その結果 β β α 構造（球状モチーフ）を形成することによって，DNA の塩基
配列との結合能をもつ．

肢端皮膚炎がある．これは小児にみられる疾病で，眼や口の周囲，手足に皮膚炎を生じる．

　亜鉛の毒性は弱く，日常の食事で過剰症になることはない．亜鉛を高濃度に含んだ飲料による中毒症状では，発熱や悪心，嘔吐，胃痛，下痢などが起こることがある．

c 銅（Cu）

●銅（Cu）

1) 体内含量

　成人の体内には約 80 mg の銅が含まれている．

2) 存在形態

　約 50% が筋肉や骨に，8 ～ 10% が肝臓に存在している．肝臓中の銅の 50 ～ 60% は細胞質中に存在し，12 ～ 27% が核のクロマチンに，7 ～ 23% がミトコンドリアやリソソームに，10 ～ 13% がゴルジ体に結合している．

　血漿中の銅濃度は，成人男性が 0.7 ～ 1.3 mg/L，成人女性が 0.5 ～ 1.4 mg/L である．その約 95% はセルロプラスミンと強く結合し，残りがアルブミンと弱く結合して交換可能な銅プールを形成している．セルロプラスミンは，フェロオキシダーゼ活性（Fe^{2+} から Fe^{3+} へ酸化）をもち，肝臓から血中への鉄の動員に関与している（図 11-9）．

3) 吸収と代謝

　銅は，主に十二指腸から吸収され，日常の食事における吸収率は 55 ～ 75% である．銅の吸収には，CTR1* と ATP7A* という 2 つの輸送体が機能する．小腸上皮細胞への銅の取り込みには CTR1 が，小腸上皮細胞から門脈への銅の排出には ATP7A が関与している．吸収された銅は，セルロプラスミンやアルブミンと結合して肝臓へ運ばれる．その約 80% が胆汁を介して腸管へ排泄される．

　銅の栄養状態の指標として血漿中銅濃度，尿中排泄量（10 ～ 100 μg/日），

＊CTR1 copper transporter 1（正式名称は high affinity copper uptake protein 1）の略語で，吸収上皮細胞の管腔（腸管）側から銅イオンを細胞内に取り込む輸送タンパク質である．

＊ATP7A 銅欠乏症として知られるメンケス病の病因遺伝子として同定され，細胞外への銅の排泄と細胞外へ分泌される銅酵素への銅の供給を担っている．小腸上皮細胞基底膜側から門脈（血液中）への排出には ATP7A が必須の役割を果たす．そのため ATP7A の欠損により，経口的に摂取された銅は小腸上皮細胞に取り込まれるものの，小腸上皮細胞から血液中への排泄がなされず，銅欠乏症を呈する．

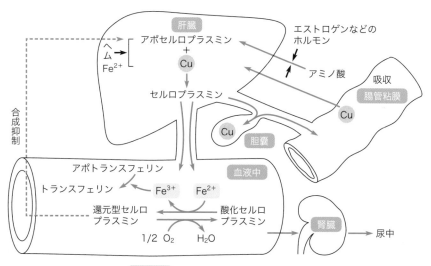

図 11-9　鉄(Fe)と銅(Cu)との関係
[岡部紘明, 千場梅子：NEW 臨床検査診断学, 宮井　潔(編), 南江堂, 629 頁, 1992 より引用]

表 11-5　銅含有酵素と銅欠乏時の病理学的変化

酵　素	触媒機能	既知(推定される)病理学的変化
シトクロム c オキシダーゼ	電子伝達, 末端酸化酵素	(心筋症)
スーパーオキシドジスムターゼ	スーパーオキシド遊離基の分解	(膜障害と細胞死)
ドーパミン β-ヒドロキシラーゼ	ドーパミン→ノルアドレナリン	(神経の病理学的変化；心臓肥大)
リシルオキシダーゼ	リシン残基の脱アミノ化；コラーゲンとエラスチンの架橋形成	血管破裂, 骨粗鬆症, 肺気腫
チロシナーゼ	メラニン形成	色素沈着の欠損
セルロプラスミン	フェロキシダーゼ, アミン酸化酵素	(貧血；鉄代謝障害)
チオールオキシダーゼ	ジスルフィド結合形成	(捻転毛)

[Danks DM : Copper deficiency in humans. Annu Rev Nutr 8 : 237, 1988 より引用]

血漿中セルロプラスミン(250 ～ 430 mg/L)が利用されている.

4)　生理作用

　銅は,銅結合タンパク［セルロプラスミン, メタロチオネイン, Cu, Zn-スーパーオキシドジスムターゼ(super oxide dismutase, SOD：細胞質局在型)血液凝固第Ⅴ因子と血液凝固第Ⅷ因子など］の非酵素的機能や銅含有酵素(**表11-5**)として, 乳児の成長, 防御機構, 骨強度, 血液凝固, 白血球細胞の成熟, 鉄輸送, コレステロールや糖代謝, 心筋収縮, 脳の発育などに関与している.

5)　欠乏症と過剰症

　銅は毒性が弱く, 一般的に過剰症はみられない. 銅の先天的代謝異常にメンケス病とウィルソン病がある.

●ウィルソン病

　メンケス病は, 伴性劣性遺伝疾患で男児に発症し, 遺伝子欠損により銅結合型 ATPase タンパク質が発現しないために, 銅の十二指腸粘膜から血流への転送過程に異常が生じる. この疾患では, 血漿中の銅やセルロプラスミン濃度の減少, 肝臓や脳の銅含量の著しい低下, 毛髪の細かなねじれ, 知能

低下，発育遅延，中枢神経変性，皮膚色素異常などの症状がみられる．

　ウィルソン病は，常染色体劣性遺伝疾患で思春期以降に発症し，遺伝子欠損により銅結合型 ATPase タンパク質が発現しないために，銅の肝臓細胞から胆汁への排泄過程に異常が生じる．この疾患では，血漿中の銅やセルロプラスミン濃度の減少，アルブミン結合銅の増加，尿への銅の排泄増大，肝臓や脳，腎臓への銅の沈着が認められ，肝硬変や精神神経症状，腎尿細管障害，貧血や白血球減少，骨・皮膚の異常，成長障害，毛髪の色素脱失，筋緊張低下，易感染症，コレステロールや糖代謝異常，心血管系異常などが起こる．

d セレン(Se)

●セレン(Se)

1) 体内含量

　成人の体内には約 13 mg のセレンが含まれている．血清中のセレン濃度は約 0.1 mg/L である．

2) 存在形態

　体内のセレンはほとんどがタンパク質と結合し，セレノメチオニンやセレノシステイン，セレノトリスルフィドとして存在する．セレンの主な化学形態はセレノメチオニンである．

3) 吸収と代謝

　食品中のセレンの吸収率は，亜セレン酸とセレノメチオニンが 80 〜 90％，セレノシステインが 50 〜 70％である．

　体内組織中のセレンは，セレノメチオニンとセレノシステインの 2 つの画分に分けられる．セレノメチオニンは，体内では合成されず，食事から供給されるセレンの貯蔵画分である．セレンの摂取量が低下すると，セレノメチオニンが減少して生物活性をもつセレノシステイン画分を維持する．

　食事中のセレノメチオニンとセレノシステインや，セレンタンパク質(セレノプロテイン)の分解によって生じたセレノシステイン，そして摂取した無機セレンからセレン化合物がつくられる．このセレン化合物からセレノホスフェートを経てセレンタンパク質が生成する．尿中排泄セレンの主な化学形態はセレン糖であるが，その化学形態はセレンの栄養状態や摂取量で変化する．

4) 生理作用

　セレノシステインを含むセレンタンパク質には，グルタチオンペルオキシダーゼ(GPX)，甲状腺ホルモン脱ヨウ素酵素，セレノタンパク質 P がある．

　グルタチオンペルオキシダーゼは，SOD やカタラーゼとともに酸化傷害を防いでいる．甲状腺ホルモン脱ヨウ素酵素は，チロキシン(T_4)の脱ヨード化によりトリヨードチロニン(T_3)を生成して甲状腺ホルモンの生理活性を高めている．セレノタンパク質 P は，多くの組織で合成される細胞外セレンタンパク質であり，細胞外で酸化防御に関与しているものと考えられている．

5)　欠乏症と過剰症

　セレンの欠乏と関連する疾患には，克山病<ruby>克山病<rt>こくざんびょう</rt></ruby>*，カシン-ベック病*がある．セレンが欠乏すると，成長阻害や筋肉萎縮，肝臓障害，不妊症，免疫力低下などビタミン E の欠乏症と似た症状がでる．

　セレンの過剰症としては，疲労感や焦燥感，毛髪の脱落，爪の変化，悪心<ruby>悪<rt>お</rt></ruby><ruby>心<rt>しん</rt></ruby>，嘔吐，腹痛，下痢，末梢神経障害，心筋梗塞，呼吸困難，腎不全がある．

＊克山病　中国の北東部から南西部にかけてみられる地方病性の心筋症で，セレン欠乏症と考えられている．症状としては，うっ血性心不全，心臓突然死，不整脈などがみられる．

＊カシン-ベック病　中国東北部からシベリアの低セレン地域で認められた骨関節症．

e　マンガン(Mn)

●マンガン(Mn)

1)　体内含量

　成人の体内には約 15 mg のマンガンが含まれている．

2)　存在形態

　25%は骨中に存在している．次いで，肝臓や膵臓，腎臓で含量が高い．血漿中濃度は 0.5 〜 2 μg/L であり，この 10 〜 20%がアルブミンや α_2-マクログロブリンと結合しているが，トランスフェリンが主要なマンガン結合性タンパク質である．

3)　吸収と代謝

　マンガンは，小腸の全域で能動輸送によって吸収されると考えられている．食事からのマンガンの吸収率は 1 〜 5%で，吸収されたマンガンは，α_2-マクログロブリンと結合して小腸から肝臓へ運ばれる．マンガンの肝外組織への輸送は，トランスフェリンやアルブミン，α_2-マクログロブリンにより行われる．

　マンガンの恒常性は胆汁や膵液を介した消化管への排泄によって維持されており，糞中排泄量は摂取量にほぼ等しい．

4)　生理作用

　マンガンは，マンガン含有酵素(アルギナーゼ，ピルビン酸カルボキシラーゼ，Mn-SOD：ミトコンドリア局在型)として機能している．

5)　欠乏症と過剰症

　マンガンが欠乏すると，成長阻害や骨形成異常，血液凝固能の異常，生殖能力の欠如，運動失調，脂質・糖質の代謝の異常などがみられる．

　マンガンの過剰症には，疲労感や倦怠感，不眠，進行性認知症，精神障害，歩行障害などがある．

f　ヨウ素(I)

●ヨウ素(I)

1)　体内含量

　成人の体内には約 15 mg のヨウ素が含まれている．

2)　存在形態

　70 〜 80%は甲状腺に存在している．甲状腺におけるヨウ素の存在形態は，ヨウ化物とチロキシン(T$_4$)がともに約 15%，モノヨードチロシンとジヨードチロシンがそれぞれ約 30%，トリヨードチロニン(T$_3$)は約 10%である．

　血漿中のヨウ素は約 7 μg/L であり，血中のタンパク質と結合せずに遊離状態で存在し，そのまま甲状腺や腎臓へ輸送される．

3) 吸収と代謝

食品中のヨウ素は，摂取したほぼ全量が胃と上部小腸から吸収され，そのほとんどが尿中へ排泄される．ヨウ素の尿中排泄量が $100\,\mu\mathrm{g}$/日以下になると，ヨウ素欠乏が発症する．また，キャッサバに含まれている含硫配糖体リナマリンは，甲状腺へのヨウ素の取り込みを阻害する．

4) 生理作用

ヨウ素は，甲状腺ホルモン(T_3, T_4)の構成成分として，エネルギー代謝やタンパク質の合成，発育，細胞の活動，骨形成，神経系細胞の発達などに関与している．

5) 欠乏症と過剰症

ヨウ素の欠乏症には，甲状腺腫とクレチン病(ヨウ素とセレンの両元素が欠乏)がある．この欠乏症は，土壌中にヨウ素の少ない，また海藻が入手しにくい地域に多発しており，不妊や胎児・新生児の死亡率を高めている．また，ヨウ素が欠乏すると，皮膚の変化，舌の肥厚，血漿脂質の上昇，心不全などが起こることがある．クレチン病は，精神発達遅延や甲状腺機能低下症を伴う．

北海道で昆布の大量喫食(ヨウ素を $50\sim80\,\mathrm{mg}$/日摂取)によるヨウ素の過剰症として，甲状腺腫や甲状腺機能亢進症の悪化が報告されている．甲状腺腫は，ヨウ素の欠乏と過剰の両症でみられる．

g クロム(Cr)

●クロム(Cr)

1) 体内含量

成人の体内には約 $2\,\mathrm{mg}$ のクロムが含まれている．

2) 存在形態

血漿中濃度は約 $1.5\,\mu\mathrm{g}$/L である．摂取されたクロムは，肝臓や脾臓，軟組織，骨に蓄積するが，乾燥重量 $1\,\mathrm{g}$ あたりの肝臓中クロム濃度の平均値は $8\,\mathrm{ng}$，脾臓中で $15\,\mathrm{ng}$ と低値である．

3) 吸収

クロムの吸収率は，$0.5\sim2\%$である．

4) 生理作用

クロムは，糖や脂質，タンパク質の代謝，結合組織の代謝に関与している．また，クロムにはインスリン作用の増強［耐糖因子(クロモジュリン)*］，脂質代謝や免疫反応の改善などの作用がある．

5) 欠乏症と過剰症

クロムの欠乏の症状として，耐糖能異常や成長障害，短命，脂質・タンパク質代謝異常，角膜疾患，動脈硬化，高コレステロール血症がある．

空気中に浮遊していた六価クロムによる中毒症状として，アレルギー性皮膚炎，皮膚と鼻中隔損傷，気管支がんの発生増加などが報告されている．なお，通常の食事から摂取されるクロムは三価クロム(Cr^{3+})と考えられている．

*耐糖因子(クロモジュリン)
4つの3価クロムが結合しているオリゴペプチドで，インスリン受容体のチロシンキナーゼを活性化し，インスリン作用を増強する．また，脂肪細胞の細胞膜に存在するホスホチロシンホスファターゼの活性化も促進する．

ⓗ モリブデン（Mo）

1）　体内含量

成人の体内には約 9 mg のモリブデンが含まれている．

2）　存在形態

血漿中には約 13 μg/L が存在している．血液中のモリブデンは，モリブデン酸塩として赤血球や α_2-マクログロブリンと結合している．

3）　吸収と代謝

食品中のモリブデンは，モリブデン酸塩として，胃と小腸から受動輸送と能動輸送により吸収される．モリブデン酸塩の吸収率は高く，吸収後速やかに代謝されて腎臓から排泄される．モリブデンの恒常性は，モリブデン酸塩の尿への排泄によって維持されている．

4）　生理作用

モリブデン含有酵素は，種々の基質の水酸化を触媒する．アルデヒドオキシダーゼやキサンチンオキシダーゼ，キサンチンデヒドロゲナーゼ，亜硫酸オキシダーゼがある．

5）　欠乏症と過剰症

完全静脈栄養施行時に発症したモリブデン欠乏症が報告されており，頻脈や多呼吸，視野暗点，夜盲症，昏睡状態，重度の脳障害，眼の水晶体異常，精神障害などの症状がある．

モリブデンの毒性は弱いが，過剰に摂取すると銅の吸収を阻害して銅の欠乏症を発症させる．モリブデンの職業性曝露者では，血中尿酸値の上昇と痛風症が認められている．

ⓘ 硫黄（S）

1）　体内含量

成人の体内には，約 112 g の硫黄が含まれている．

2）　存在形態

硫黄は生体内においてタンパク質を構成する含硫アミノ酸（メチオニン，システイン）やヘパリン，グルタチオン，インスリン，チアミン，ビオチン，コンドロイチン硫酸，CoA の構成元素である．皮膚や爪，毛髪のタンパク質であるケラチンは含硫アミノ酸に富んでいる．

硫黄の供給源はタンパク質中の含硫アミノ酸であり，タンパク質栄養が十分であれば硫黄の摂取量に問題は生じないと考えられている．排泄される硫黄化合物の約 80％は無機硫酸である．

ⓙ コバルト（Co）

1）　体内含量

成人の体内には約 2 mg のコバルトが含まれている．

2）　存在形態

血漿中濃度は約 0.1 μg/L である．肝臓や腎臓，胃のコバルトの含量は，他の臓器より高く，1 g 湿重量あたり 20 〜 40 ng である．

表 11-6　生体内代謝・機能に関連した主なミネラル含有酵素

酵　素		含有金属
タンパク質・ア ミノ酸・核酸代 謝関連	カルボキシペプチダーゼ	Zn
	チロシナーゼ	Cu
	リシルオキシダーゼ	Cu
	アルギナーゼ	Mn, Co
	アミンオキシダーゼ	Cu
	ドーパミンβヒドロキシラーゼ	Cu
	キサンチンオキシダーゼ	Fe, Mo
	DNA/RNA ポリメラーゼ	Zn
リン酸化・脱リ ン酸化関連	キナーゼ類（プロテインキナーゼ，ヘキソキ ナーゼ，ピルビン酸キナーゼ等）	Mg
	アルカリホスファターゼ	Zn
抗酸化関連	スーパーオキシドジスムターゼ（SOD）	Cu, Zn, Mn
	グルタチオンペルオキシダーゼ（GPX）	Se
アルコール代謝 関連	アルコールデヒドロゲナーゼ	Zn
その他	アルデヒドオキシダーゼ	Fe, Mo
	甲状腺ホルモン脱ヨウ素酵素	Se

3)　欠乏症と過剰症

　コバルトはビタミン B_{12} の構成成分であることから，コバルトの欠乏症は，ビタミン B_{12} 欠乏症である悪性貧血症状を呈す.

　過剰症として，悪心や嘔吐，食欲不振，発疹，顔面紅潮，聴覚障害，胃腸障害，甲状腺肥大，生殖機能低下などがある.

4 ミネラル含有酵素

　生体内代謝や機能を担う酵素には，ミネラルを含み，ミネラルがその酵素の補因子として重要な役割をしているものがある. 主なミネラル含有酵素を表 11-6 に示した.

B 吸収率に影響を与える要因 ───────

　ミネラルの吸収率は，同時に摂取する食品成分，生体側の状態に影響される. 食品中のミネラルは，不溶性塩の形態をとっていることが多く，消化管において，いかに可溶化されるかが，吸収率の良否を決定する.

1 カルシウム，マグネシウム

　カルシウムは，主に回腸，また空腸，十二指腸から吸収される. 日常の食事からの吸収率は，摂取量や生体の要求量，共存する他の物質の影響で変化するが，6 ～ 11 ヵ月児が 50％，1 ～ 11 歳が 40％，30 歳以降が 30％である.

　カルシウムの吸収に影響を与える因子と物質には，吸収促進因子として成長期や妊娠・授乳期，運動，日光浴，PTH，成長ホルモン，乳糖，難消化

表11-7　1回の食事中の鉄の吸収率（日本人成人男性）

体内の貯蔵鉄量（mg）	0	250	500	1,000
ヘム鉄の吸収率（%）	35	28	23	15
非ヘム鉄の吸収率（%）				
A．鉄の利用が低率の食事 　　①肉または魚（赤身，生）< 30 g 　　または②ビタミンC < 25 mg	5	4	3	2
B．鉄中等度利用食 　　①肉または魚（赤身，生）30～90 g 　　または②ビタミンC 25～75 mg	10	7	5	3
C．鉄高度利用食 　　①肉または魚（赤身，生）> 90 g 　　または②ビタミンC > 75 mg 　　または③肉または魚 30～90 g 　　＋ビタミンC 25～75 mg	20	12	8	4

平均的な日本人男子の貯蔵鉄量は500～1,000 mg程度.
［厚生省保健医療局健康増進栄養課（監修）：第五次改定日本人の栄養所要量，第一出版，1994より引用］

性オリゴ糖・デンプン，ビタミンD，n-3系多価不飽和脂肪酸などがあり，吸収抑制因子として不動や閉経，高齢化，シュウ酸，フィチン酸，食物繊維，過剰のリン，高タンパク質，食塩，アルコール，カフェイン，喫煙がある．リンの摂取量がカルシウム／リン＝0.5～2.0の範囲内では，カルシウムの吸収に影響を与えない．

　マグネシウムの吸収は，共存するタンパク質，難消化性オリゴ糖・デンプン，ナトリウム，ビタミンD，PTHによって促進され，大量の脂肪酸やカルシウム，リンの摂取によって抑制される．

② 鉄，亜鉛，銅

　鉄は十二指腸から吸収される．日常の食事からの鉄の吸収率は，摂取量とその化学形態や共存物質，体内貯蔵鉄量，ヘモグロビン濃度の影響を受けて，1％未満から50％以上まで変化する．食品中の鉄の化学形態は，ヘモグロビンやミオグロビンなどのヘム鉄と，植物や乳製品，卵などに含まれる非ヘム鉄に分けられる．非ヘム鉄の日常の食事中の含有割合は85％を超える．

　ヘム鉄の吸収率は非ヘム鉄より著しく高く，ヘム鉄の総鉄量に占める割合は豚肉，鶏肉，魚肉が30～40％，牛肉，羊肉が50～60％である．ヘム鉄の吸収は，食品中の鉄吸収阻害物質（下記）などの影響を受けないことから，そのままの形態で吸収されていると考えられている．非ヘム鉄の吸収率は，鉄の可溶性によって決まり，二価の鉄イオン（Fe^{2+}）として吸収され，共存するビタミンCや動物性タンパク質（獣肉，魚肉，鶏肉）によって促進される（**表11-7**）．貧血患者では，ヘム鉄の吸収率も高くなるが，特に非ヘム鉄の吸収率が顕著に増加し50％に達することがある．また，貯蔵鉄量の少ない女性や子どもの食品中鉄の吸収率は，成人男性より高い．非ヘム鉄の吸収はカルシウムやフィチン酸，ポリフェノール，不溶性食物繊維で阻害される．

　亜鉛の吸収は，フィチン酸やシュウ酸，不溶性食物繊維，EDTA(キレート剤)，ポリフェノールで阻害される．一方，大量の亜鉛を長期間摂取すると，銅の吸収が阻害されて貧血を発症することがある．

　銅の吸収は，亜鉛やビタミン C，不溶性食物繊維によって阻害される．

C 他の栄養素との関係

　生体内でのミネラルとの相互作用に関与する栄養素には，タンパク質，アミノ酸，糖質，拮抗するミネラル，ビタミンがある．

1 タンパク質（一部分解物も含む），アミノ酸

　食肉タンパク質は鉄の吸収を促進し，逆に大豆タンパク質は鉄の吸収を抑制する．メチオニンやシステイン，ヒスチジン，リシンはカルシウムや鉄，亜鉛などの二価陽イオンの吸収を改善する．

　牛乳中のカルシウムは，カゼインの分解産物であるカゼインホスホペプチド(CPP)によって溶解性が高まる．しかし，CPP は亜鉛の溶解性を低下させる．

2 糖質（難消化性糖質・デンプンも含む）

　乳糖がカルシウムの吸収を促進することはよく知られている．乳糖は，カルシウム以外にマグネシウム，マンガン，亜鉛，ナトリウムと結合し，これらの吸収を促進する．

　単糖類は，陽イオンと複合体を形成して，無機質の溶解性を改善する．フルクトースは鉄(Fe^{3+})と結合してその溶解性を改善する．また，フルクトースは Cu, Zn-SOD や GPX の活性を低下させることから，銅やセレンの生体内での利用を妨げると考えられている．

　難消化性糖質のフラクトオリゴ糖・ガラクトオリゴ糖および難消化性デンプンのレジスタントスターチは，大腸からのカルシウム，マグネシウム，鉄などの吸収を促進する．

3 ビタミン

　ビタミン C は非ヘム鉄の吸収を促進することで知られている．食品中の非ヘム鉄は三価鉄の形態をとっているが，ビタミン C(還元型アスコルビン酸)により還元され，二価鉄となり，小腸上部より吸収される．

4 拮抗するミネラル

　化学的性質の類似したミネラルの吸収は互いに拮抗する．例として，鉄と

マンガン，カドミウムと銅，銅と亜鉛，銅とモリブデンなどがある．サプリメントの用量を守らない，などの過剰摂取により，カルシウムは鉄，亜鉛，銅の吸収を，鉄は亜鉛，銅，鉛の吸収を，マンガンは鉄の吸収をそれぞれ抑制する．

　亜鉛は，メタロチオネインの生合成を誘導する．メタロチオネインとの結合親和性は亜鉛よりも銅の方が強いために，過剰の亜鉛は銅の吸収を阻害することになる．トランスフェリンは鉄とクロムの輸送に関与しており，血清鉄量が多くなるとクロムの輸送に支障が生じる．セレンが欠乏するとⅠ型ヨードチロニン脱ヨウ素化酵素活性が減少し，ヨウ素の生体内での利用（甲状腺ホルモンの作用）が低下する．

練習問題

以下の問題について，正しいものには○，誤っているものには×をつけなさい.

(1) ミネラルは，生体を構成する元素のうち三大栄養素(糖質，脂質，タンパク質)の構成元素である酸素，炭素，水素，窒素を除くすべての元素の総称である.

(2) 日本人の食事摂取基準(2020 年版)におけるナトリウムの目標量は，食塩に換算すると成人の男性で 7.5 g 以下/日，女性で 6.5 g 以下/日である.

(3) 血漿中のカルシウム濃度は 85 〜 100 mg/L の正常値よりも低下した場合，カルシトニンがカルシウムの腸管からの吸収や腎臓からの再吸収，骨からの溶出を促して濃度を高める.

(4) 骨粗鬆症は，子宮摘出後や閉経後の女性，高齢者に多発し，骨中の骨塩量と類骨量がともに減少して，骨が脆弱化し，骨折の原因となる.

(5) 生体内でカルシウムに次いで多いミネラルであるリンの長期間の多量摂取は，骨形成を促進し，骨粗鬆症を予防する.

(6) 生体内のカリウムの 98％が細胞外に，2％が細胞内に存在している.

(7) カリウムによる血圧の降下効果の一因として，副交感神経の抑制がある.

(8) ナトリウムの体内存在量の 50％が細胞外液中に，40％が細胞内液中に，10％が骨中にある.

(9) マグネシウムは，成人体内に約 25 g 含まれている微量ミネラルである.

(10) マグネシウムを補因子とする酵素の数は少ない.

(11) 総鉄量に占める貯蔵鉄の割合は，男性が 1/3，女性が 1/2 であり，女性が男性より多い.

(12) 食品中の非ヘム鉄は，すべて植物由来である.

(13) 亜鉛の吸収はフィチン酸，シュウ酸，食物繊維，ポリフェノール類で阻害される.

(14) 銅が不足しても貧血にはならない.

(15) 甲状腺腫は，ヨウ素の欠乏と過剰の両症状でみられる.

(16) 甲状腺ホルモン脱ヨウ素酵素は，マンガン含有酵素である.

(17) スーパーオキシドジスムターゼ(SOD)は，セレン含有酵素である.

(18) コバルトは，ビタミン B_6 の構成成分として存在している.

(19) クロムには，インスリン作用の増強，脂質代謝や免疫能の改善作用がある.

(20) ヘム鉄の吸収はビタミン C により促進される.

12 水・電解質の栄養的意義

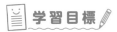 **学習目標** ✏️

1 体内の水の分布(細胞外液と細胞内液)とその役割を説明できる.
2 水の出納(特に代謝水,不可避尿,不感蒸泄)の意義と役割を説明できる.
3 体液の調節機構とその異常(脱水,浮腫など)のメカニズムを説明できる.
4 体内の電解質の役割と体液の酸塩基平衡(pH 緩衝系)のメカニズムを説明できる.
5 酸塩基平衡異常(アシドーシス,アルカローシス)の種類とその原因を説明できる.

A 水の出納

1 体内の水の分布

人体でもっとも多い成分は水分である.体重 kg あたりの水分量は,やせや肥満でない比較的若い健康な成人男性の場合,おおむね体重の 60% を占める(図 12-1).身体の中の水分(体水分 total body water,体液*body fluid ともいう)は,細胞の中にあるものと,細胞の外にあるものに大別される.前者を細胞内液(intracellular fluid,ICF)といい,体水分量の約 2/3(体重の約 40%)を占める.後者の細胞外液(extracellular fluid,ECF)は残りの 1/3 である.細胞外液のうち約 3/4(体重の約 15%)が細胞間や組織間にある間質液*(interstitial fluid)である.細胞外液の残り 1/4(体重の約 5%)は循環液

*体液 広義には生体内水分のこと.ただし,生体内にあり流動することのできる液体をいい,細胞内にあるものは含めない場合もある.この場合,血液・リンパ管液・間質液などが体液で,細胞と外界との間の酸素・二酸化炭素・栄養・老廃物などの交換の媒介をする.

*組織間液(間質液),リンパ
☞95頁

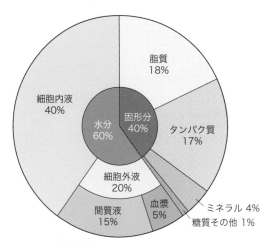

図 12-1 生体内水分の分布(男性)
数字は体重に占める割合.

（circulating fluid）で，主に血漿（plasma）水分を意味する．

　体水分の量や分布は性や年齢，肥満度，疾患などで変化する（**図 12-2**）．脂肪を除く身体組織（除脂肪体重 lean body mass）の水分含有量は約 73%でほぼ一定を保っているが，脂肪組織は水分含量が少ない（**表 12-1**）．そのため脂肪組織を多くもつ人，すなわち肥満者はやせた人に比べ相対的に体水分率（%）は低くなる．また女性は男性に比べ一般に脂肪の含有量が多いので水分含量が相対的に少ない．新生児や乳児の場合，体重に対する細胞内液や細胞外液の血漿水分量は成人に比べ差がないが，細胞外液の間質液が相対的に多い．高齢者での，加齢に伴って減少する水分は主に細胞内液であり，細胞外液はほぼ一定である．

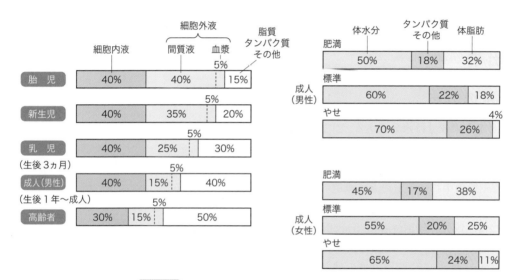

図 12-2 生体内水分の性・年齢等の影響（体重%）

表 12-1 人体組織水分含量（男性）

臓器・組織	体構成比 （%）	水分 （%）
筋肉	43.3	79
骨格	17.5	44
血漿	4.1	92
血球	2.7	65
皮膚	7.3	73
皮下組織	19	33
脳	2.1	90
肝臓	2.7	79
腸	2.1	85
肺臓	1.5	78
腎臓	0.45	80
心臓	0.45	77

2 水の特性と機能

　生体では水溶液で満たされた細胞内で絶えまなく代謝が行われ，生命活動が維持されている．体液は栄養物を体外から取り込み，不要となった代謝産物を体外へ排泄する．生体の体温の維持や栄養素の消化吸収から代謝を経て排泄に至るまですべての段階で水という溶媒の存在により成り立っている．水は次のような重要な機能をもっている．

　①水はものを溶かすことで栄養素の消化・吸収，物質の生体内輸送や排泄を助ける：酸素と二酸化炭素，栄養素と老廃物などは水に溶けており，これらの物質は血漿あるいはリンパ液に溶解して，身体のある場所から他の場所に運搬される．またこれらの物質は血漿成分として間質液を介して血液と組織細胞との間で交換される．水は輸送および交換の媒体（場）すなわち溶媒としてはたらく．

　②水はものを溶かすことで生体に栄養素などの代謝反応の場を与えている：体内で起こる化学反応は水溶液の状態で行われている．溶液中にあることで分子は化学的に反応ができる．体内で起こる化学反応は事実上溶媒としての水の性質に依存している．

　③水はそれ自身化学反応における反応体として重要である：大きな生体内分子の結合に水の分子が付加されることにより，より小さな分子に分解される．これを加水分解反応という．一方，小さい分子から水分子が取れることで2つの分子が結合され，より大きな分子に合成される．これを脱水縮合反応という．

　④熱容量が大きい：比熱が大きく，熱伝導率が高い．気化熱 *（約580 cal/g，凝縮熱 *と等しい）や融解熱 *（約80 cal/g，凝固熱 *と等しい）が大きい．これらの特徴は，体温の調節にとって都合がよい．人体の熱の放散は不感蒸泄および発汗によって行われる．大量の熱を吸収したり放出したりしても温度の変化が少なくてすむ．細胞で産生した熱（運動時の筋肉など）を，循環している体液（血液）への熱伝導により速やかに体表面に移動し放散させる．活発な筋肉活動，暑い太陽や冷たい北風にさらされても急激な体温変化から身を守ることができる．また人体を凍結（凍傷）から守る．

　⑤細胞形態の保持：電解質のバランスを維持し浸透圧の平衡を保つことで，細胞の形態を保持している．

　⑥潤滑剤としての機能，防護機能：唾液は食物に湿り気を与えて消化に備え，胃への食塊の移送を容易にする．内臓器官どうしの摩擦を和らげる．また，骨端と骨端の関節腔内での滑液が潤滑剤として機能し，摩擦や衝撃によるダメージを和らげている．母体内で胎児を包む羊水は胎児を保護するはたらきをしている．

＊気化熱　液体が気体へ気化するときに要する熱．

＊凝縮熱　気体が液体へ凝縮するときに放出する熱．

＊融解熱　固体が液体へ融解するときに要する熱．

＊凝固熱　体が固体へ凝固するときに放出する熱．

12

水・電解質の栄養的意義

3 水の出納 ── 動的平衡

　健康な状態での身体の水分量はほぼ一定に保たれて，動的平衡を維持して

表 12-2　年齢別平均水分必要量（1 日あたり）（男性）

年齢	体重の目安 (kg)	水分必要量	
		(mL)	(mL/kg)
3 日	3	250 〜　300	80 〜 100
10 日	3.2	400 〜　500	125 〜 150
3 ヵ月	5.4	750 〜　850	140 〜 160
6 ヵ月	7.3	950 〜 1,100	130 〜 155
9 ヵ月	8.6	1,100 〜 1,250	125 〜 145
1 歳	9.5	1,150 〜 1,300	120 〜 135
2 歳	11.8	1,350 〜 1,500	115 〜 125
4 歳	16.2	1,600 〜 1,800	100 〜 110
6 歳	20	1,800 〜 2,000	90 〜 100
10 歳	28.7	2,000 〜 2,500	70 〜 85
14 歳	45	2,200 〜 2,700	50 〜 60
18 歳	54	2,200 〜 2,700	40 〜 50

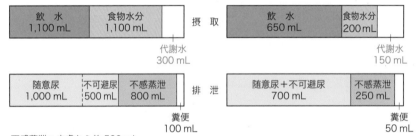

成人（約 2,400 mL/ 日）

| 飲水 1,100 mL | 食物水分 1,100 mL | | 摂取 |

代謝水 300 mL

| 随意尿 1,000 mL | 不可避尿 500 mL | 不感蒸泄 800 mL | 排泄 |

糞便 100 mL

幼児 ［10 kg・1 歳児］（約 1,000 mL/ 日）

| 飲　水 650 mL | 食物水分 200 mL | | 摂取 |

代謝水 150 mL

| 随意尿＋不可避尿 700 mL | 不感蒸泄 250 mL | 排泄 |

糞便 50 mL

不感蒸泄：皮膚から約 500 mL
　　　　　肺から呼気として約 300 mL

図 12-3　ヒトの 1 日の水の出納

いる．1 日のうちの変動は体重の 1％以下である．

　出生直後は体水分（主に細胞外液）が失われるが（図 12-2），体重 kg あた
りの水分必要量は乳幼児で高く，加齢とともに減少する（表 12-2）．

　成人の 1 日の水の出納は，おおよそ 2 〜 3 L であり，仮に身体への出入り
を 2,400 mL としてその内容をみてみると，図 12-3 のようになる．身体にとっ
て水の主要な供給は，飲料水と食物に含まれる水分である．そのほか，栄養
素が体内で代謝されて生じる水分が約 300 mL ある．これを代謝水（meta-　　　●代謝水
bolic water，燃焼水，酸化水ともいう）という（図 12-4）．一方，供給された
量と等量の水分量が生体から排出されている．もっとも主要な経路は腎から
尿としての排泄であり，1 日約 1,500 mL となる．このうち，約 500 mL は，
生体内で生成された代謝産物の排泄のために不可避な水分とされ，水をまっ
たく摂取しなくても必要な量であり，これを不可避尿（obligatory urine）と　　　●不可避尿
いう．そのほかの尿は摂取した水分量の調節に深く関係する随意尿（volun-
tary urine）として排泄される．一方，呼気中に含まれる水分として約

糖 質 （4.1 kcal/g）

糖質 1g あたり 0.555g，100 kcal あたり 13.5g の代謝水を生成

　例 グルコース 　$C_6H_{12}O_6+6O_2 \longrightarrow 6CO_2+6H_2O$
　　　　　　　　 　180 g　192 g　　264 g　108 g
　　　　　　　　 グルコース 100 g から代謝水 60 g ができる

　例 デンプン 　　$C_{6n}H_{2(5n+1)}O_{5n+1}+6nO_2 \longrightarrow 6nCO_2+(5n+1)H_2O$
　　　　　　　　 $(162n+18)$g　　　192 ng　　264 ng　$(90n+18)$g
　　　　　　　　 デンプン 100 g から代謝水 56 g ができる

タンパク質 （4.3 kcal/g）

タンパク質 1g あたり 0.433g，100 kcal あたり 10.1g の代謝水を生成

　例 アラニン 　　$2C_3H_7O_2N+6O_2 \longrightarrow 5CO_2+5H_2O+(NH_2)_2CO$
　　　　　　　　 　178 g　192 g　220 g　90 g　　　60 g
　　　　　　　　 アラニン 100 g から代謝水 51 g ができる

　例 グルタミン 　$C_5H_{10}O_3N_2+9/2O_2 \longrightarrow 4CO_2+3H_2O+(NH_2)_2CO$
　　　　　　　　 　146 g　　144 g　　　176 g　54 g　　　60 g
　　　　　　　　 グルタミン 100 g から代謝水 37 g ができる

脂 質 （9.3 kcal/g）

脂質 1g あたり 1.07g，100 kcal あたり 11.5g の代謝水を生成

　例 ステアリン酸 $C_{18}H_{36}O_2+26O_2 \longrightarrow 18CO_2+18H_2O$
　　　　　　　　 　284 g　832 g　　　792 g　324 g
　　　　　　　　 ステアリン酸 100 g から代謝水 114 g ができる

　例 リノレン酸 　$C_{18}H_{30}O_2+49/2O_2 \longrightarrow 18CO_2+15H_2O$
　　　　　　　　 　278 g　　784 g　　　792 g　270 g
　　　　　　　　 リノレン酸 100 g から代謝水 97 g ができる

図 12-4 代謝水

12

水・電解質の栄養的意義

300 mL，皮膚から約 500 mL が排泄される．これらは体感性が低く，**不感蒸**　◉不感蒸泄
泄（insensible perspiration）という．また大便にも水分が含まれており，約
100 mL と見積もられる（**図 12-3**）．

　供給と排泄からみた見かけの水分出納以外に，生体内では摂取した水分の
約 3 倍の水分（6 〜 9 L）が消化管内に分泌される．一方，これらの摂取水分
および消化液などの分泌水分の大部分は小腸および大腸で吸収され，その一
部（1 〜 2％）が糞便として排泄される（**図 12-5**）．

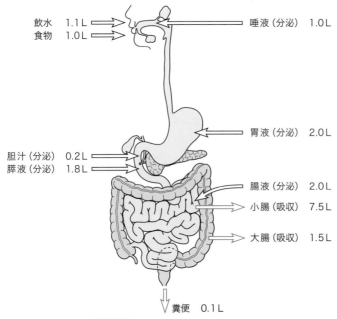

飲水　1.1L ⟹
食物　1.0L ⟹
唾液（分泌）　1.0L

胃液（分泌）　2.0L

胆汁（分泌）　0.2L
膵液（分泌）　1.8L

腸液（分泌）　2.0L
小腸（吸収）　7.5L
大腸（吸収）　1.5L

糞便　0.1L

図 12-5 **消化管を通過する水分**

コラム　デンプンの代謝水

　摂取したデンプンは唾液中のアミラーゼによりデキストリンや二糖類のマルトース（麦芽糖）に分解される．その後，さらに膵液に含まれるアミラーゼによりマルトースにまで分解される．マルトースはさらに小腸壁に存在するα-グルコシダーゼにより最終的にグルコース（ブドウ糖）に分解され，小腸で吸収される．

　デンプン 100 g あたり 111 g のグルコースに加水分解されるため，グルコースからは約 67 g の代謝水が生成されることになるが（図 12-4），デンプンがグルコースに加水分解されるまでに約 11 g の水が利用されるため，差し引いて約 56 g の代謝水が生成されることになる．

デンプン　　　　　　　（アミラーゼ）　麦芽糖
$2(C_6H_{10}O_5)_n$ ＋ nH_2O ⟶ $nC_{12}H_{22}O_{11}$
$2 \times 162\,n$ g　　　$18\,n$ g　　　　　$342\,n$ g
　100 g　　　　　5.5g　　　　　　105.5g

注）デンプンの正式な化学式は $(C_6H_{10}O_5)_n$ に 1 つの水分子を加えた $C_{6n}H_{2(5n+1)}O_{5n+1}$ である．

麦芽糖　　　　　　（α-グルコシダーゼ）　グルコース
$C_{12}H_{22}O_{11}$ ＋ H_2O ⟶ $2C_6H_{12}O_6$
342 g　　　18 g　　　　　　　　2×180 g
105.5 g　　5.5 g　　　　　　　　　111 g

コラム　不感蒸泄

　不感蒸泄は体感性が低い．体温調節に重要である（通常成人で 1 日あたり「15 ×体重（kg）mL」程度）．特に冬期は呼気から，夏期は経皮からの損失が大きな問題となる．外界温度が 30℃ から 1℃ 増すと不感蒸泄は 15% 上昇する．運動により呼気からの不感蒸泄は，15 mL/時から 130 mL/時以上に増加する．不感蒸散ともいう．（注：汗は蒸散とはいわない）

　発汗は体感することができる．（不感蒸泄には含めない）．発汗によって水分を喪失するが，不感蒸泄と異なり同時に Na^+ や尿素など，各種イオンや有機成分も失う．

4 体液の調節

　生体内で，ある瞬間における血漿の約 10% が動脈系に，約 55% が静脈系に存在し，残りの約 35% が心臓，肺および毛細血管系に存在するといわれている．体液（総）量の変化を伴わない場合でも生理的に循環量が変化する場合がある．たとえば，長時間の起立状態で静脈系血漿量が増加し，動脈系流量が減少する．さらにひどくなると，主要臓器への血流が減少し，失神などの原因となる．生体は生理的な変化を最小限度に抑えるために代償的な変化をきたす．すなわち，静脈系の緊張を増して静脈系の滞留量を減少させ，他方で心拍出と動脈圧を増して動脈血の供給量を増加させる．

a 血漿と間質液

　血漿（循環液）と間質液（組織間液）の交流は毛細血管壁を介して行われる（図 12-6）．細胞外液量（循環液＋組織間液）は一定を保っている．

　動脈系毛細血管通過時に，血漿側から間質液側へ水分とともに水溶性成分が移動する（濾過）．タンパク質は分子量が大きく通常は移動しない．末梢動脈性血管内（毛細血管）における濾過は毛細血管動脈圧（35 〜 30 mmHg）とアルブミンの膠質浸透圧（約 28 mmHg）との差によって行われる．一方，血漿

12

水・電解質の栄養的意義

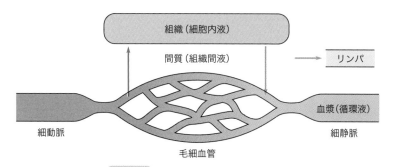

図 12-6　毛細血管における物質交換

が静脈系毛細血管通過時には，水溶性成分とともに水分が間質液側から血漿側に移動する(再吸収)．この末梢静脈性血管(毛細血管)における再吸収は毛細血管静脈圧(20 ～ 15 mmHg)と膠質浸透圧との差に起因する．この毛細血管での移動液量は，濾過(100%)の方が再吸収(約80%)より大きい．血漿アルブミン濃度の低下は再吸収を低減させる．その濾過と再吸収の差はリンパ(液)として回収(約20%)されるが，間質液量の過剰な増加は浮腫となる．

b 間質液と細胞内液

　間質液と細胞内液は細胞膜を通して交流する．細胞内代謝により，高分子化合物が分解して低分子化合物に変化する場合は浸透圧が高くなり，低分子化合物を細胞外に排出する．低分子のものから高分子化合物が合成される場合は細胞内の浸透圧が低下し，低分子栄養素が細胞内に移動しやすくなる．通常，細胞内外の液はほぼ同等の浸透圧である．水分は細胞に出入りし，正常な状態においては平衡状態を保っている(図12-7)．

c 体液の出納

　体液の出納は抗利尿ホルモン(antidiuretic hormone，ADH)であるバソプレッシン(arginine vasopressin，AVP)によって調節されている．体水分量が発汗などによって不足すると，体液浸透圧の上昇により口渇中枢(視床下部外側核摂食中枢近接部)の浸透圧受容器が刺激されてADHの産生を増し，下垂体後葉に貯えられたADH分泌を促進する．ADHは飲水量を増やすと同時に尿細管からの水分の吸収を促進して尿量を減少させる．水分が過剰であれば，浸透圧は低下し，ADHの産生・分泌が抑制され，口渇感が緩和して飲水量が減るとともに，尿濃度が薄くなり尿量が増加する．一方，副腎皮質から分泌されるアルドステロン(aldosterone)は腎尿細管でのNa$^+$再吸収，

●バソプレッシン

●アルドステロン

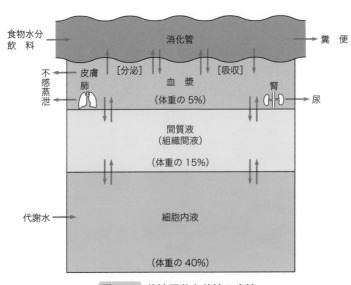

図12-7　体液区分と体液の交流

コラム　気化と体温

　水は常温〜体温付近の温度で気化すると，1 g あたり約 0.58kcal の熱を奪う．これを気化熱という．一方，人体の比熱［cal/(g・℃)］は約 0.83 なので体重70 kg の人の熱容量*は約 58.1 kcal/℃に相当する．水分 100 g の気化は 58 kcalの熱を奪うので，100 g の汗が流れ落ちずに体表面で気化すれば体温を 1℃下げることができる．

*熱容量　物体の温度を 1 K(ケルビン)上昇させるのに必要な熱量．質量が大きく，また比熱が大きいほど熱容量は大きい．物体の質量(kg) × 比熱(J/(kg・K)で求める．単位(国際単位系)はジュール毎ケルビン(J/K)で表すが，栄養学分野では慣用的に(cal/℃)を用いる場合が多い．℃≒K，熱化学カロリー cal≒4.184 J で換算する．

K^+分泌を促すので電解質の出納に重要である．循環血液量が過剰になると，心房筋から心房性 Na^+ 利尿ペプチド(atrial natriuretic peptide，ANP)が分泌され，腎の Na^+ 再吸収を抑制し体液量を減少させる．

⑤ 体液調節の異常──脱水・浮腫

　健康時の身体の水分は，適度な飲水・摂食，発汗や排尿により狭い範囲でバランスが取れている(恒常性の維持)．しかし，外気温や湿度，日射などの極端な自然環境(外部環境)の変化や，運動(身体活動)時における必要な水分および塩分の不適切な供給，発熱，下痢や浮腫を伴うような疾病，登山や航海における遭難事故などにより，短期的に体水分の不足または過剰をきたす場合がある．その多くの場合は水分不足である．

ⓐ 水の欠乏 water depletion

　一般に通常体重の約 60％を占めている体液(細胞内液および外液)，特に体重の約 5％を占める循環血が何らかの原因により不足している状態を脱水という．脱水は体内の水分量が正常域を下回った状態をいい，生体からの水分喪失量が供給量を上回ったときに発生する．

　脱水の原因として，運動時や高温環境下での多量の発汗，乾燥環境下での皮膚や肺からの不感蒸泄の増加，発熱や嘔吐，下痢発症時が考えられる．高温・高湿環境では発汗が促されても皮膚表面で気化(蒸散)せず流れ落ちる．結果として，体温が思うように下がらず，身体の水分が失われ，脱水状態になる．特に乳幼児や高齢者は脱水状態に陥りやすい．

　脱水は水分と塩分(特にナトリウム)の欠乏状態により，水分欠乏と塩分欠乏(図 12-8)，またはその組み合わせの欠乏に分類される．水分あるいは塩分のみの脱水ということはありえないが，水分と塩分のいずれの欠乏症状がより強調された脱水状態かによって，高張性脱水，等張性脱水，低張性脱水に分けられる(表 12-3)．高張性とは，細胞内液の浸透圧に比べ，細胞外液の浸透圧が高い状態をいう．

　高張性脱水とは，ナトリウムの損失より水分の損失が著明に起こり，体液が濃縮されて浸透圧が高くなった状態である．血漿中のナトリウムイオン濃

◉高張性脱水

12

水・電解質の栄養的意義

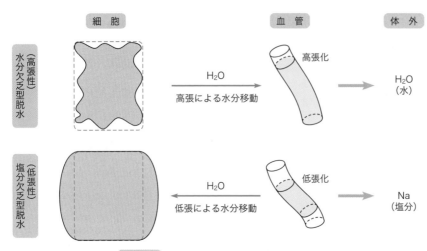

図 12-8 水欠乏型脱水と塩分欠乏型脱水

表 12-3 脱水型の特徴

	低張性脱水	等張性脱水	高張性脱水
Na 濃度(mEq/L)	< 130	130 〜 150	150 <
浸透圧(mOsm/kgH₂0)	< 280	280 〜 290	290 <
体液変化	細胞外液喪失が主 細胞内液増加傾向	細胞外液喪失が主 細胞内液不変	細胞内液喪失が主 細胞外液喪失
血漿量	著しく↓	著しく↓	末期まで正常
尿中 Na	−		多くは＋
尿量	末期まで正常		乏尿, 高比重尿(濃縮尿)
血圧	↓↓	↓	正常
症状	末梢性循環不全, 頻脈 体温低下		中枢障害, 細胞内脱水 体温上昇
中枢症状	傾眠・昏睡	傾眠	不安・興奮・痙攣
口渇	＋−	＋	＋＋
皮膚・粘膜乾燥	−	＋	＋＋
立ちくらみ	＋＋		末期まで−
倦怠感	＋＋		＋−
水吸収	遅い		速い
治療	0.9%生理食塩水		0.45%低張性食塩水

度が上昇し，細胞内液の水分も失われる．トレッキングや乾燥環境下での呼吸数の過剰な増加などによる水分排泄過剰と極度の水分摂取不足により起こる．高張性脱水は乳児に多い．**一次性脱水**といわれ，水分欠乏型脱水である．細胞外液の欠乏を補うため，細胞内液から水が移動することにより，循環血漿量はある程度補正される．細胞内脱水を伴うことから口渇が強くみられるが，水分喪失量のわりには循環器障害型症状は弱い．

　低張性脱水は，大量の発汗，嘔吐，下痢，出血や強力な利尿薬の投与などの多量の体液喪失脱水症に対し，水分のみの補給や電解質の補給が適切でな ●低張性脱水

表 12-4　水分損失率（対水分）と脱水諸症状の関係

1%	大量の汗，喉の渇き
2%	強い渇き，めまい，吐き気，ぼんやりする，重苦しい，食欲減退，血液濃縮，尿量減少，血液濃度上昇 3%を超えると，汗が出なくなる
4%	全身脱力感，動きの鈍り，皮膚の紅潮化，いらいらする，疲労および嗜眠，感情鈍麻，吐き気，感情の不安定（精神不安定），無関心
6%	手足のふるえ，ふらつき，熱性抑鬱症，混迷，頭痛，熱性こんぱい，体温上昇，脈拍・呼吸の上昇
8%	幻覚，呼吸困難，めまい，チアノーゼ，言語不明瞭，疲労増加，精神錯乱
10〜12%	筋痙攣，ロンベルグ徴候（閉眼で平衡失調），失神，舌の膨張，譫妄および興奮状態，不眠，循環不全，血液濃縮および血液減少，腎機能不全
15〜17%	皮膚がしなびてくる，飲み込み困難（嚥下不能），目の前が暗くなる，目がくぼむ，排尿痛，聴力損失，皮膚の感覚鈍化，舌がしびれる，眼瞼硬直
18%	皮膚のひび割れ，尿生成の停止
20%以上	生命の危険，死亡

脱水症状は，小児の場合で5%ほど不足すると発現し，成人では2〜4%不足すると，顕著な症状が現れはじめる．

かった場合に発生しやすい．細胞外液量の減少と濃度の低下が起こり，細胞内液は量が増え濃度が低下する．ほとんどの場合，不適な対処により起こる二次性脱水である．

　等張性脱水は前述の両者混合型であり，水分と塩分の両者同時の過剰喪失により起こる．多量な発汗，下痢や嘔吐，腸閉塞のように腸管内，腸管壁，腹膜内に細胞外液が溜まり，循環血液量が低下したときにみられる．細胞外液が減少し，その結果，血圧が下がる．血漿は濃縮されて血漿タンパク質の上昇，ヘマトクリット値の上昇が起こる．一般には低張性および等張性脱水は塩分欠乏型脱水に分類され，循環血漿量の著明な減少を認め，水分欠乏型（高張性）脱水に比べ症状が著しい．

　一般にヒトは1%程度の水不足で喉の渇きを覚える．体内における水分の欠乏率が2%程度になると激しく喉が渇き，乏尿，身体の衰弱などが起こるといわれている．この時点で水分を補給すれば，重篤に至らず脱水症状は解消されるが，さらに脱水が進むと，表 12-4 に示すように，より広範な自覚

◉等張性脱水

コラム　乳幼児脱水と高齢者脱水

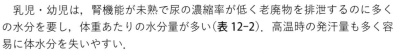

　乳児・幼児は，腎機能が未熟で尿の濃縮率が低く老廃物を排泄するのに多くの水分を要し，体重あたりの水分量が多い（表 12-2）．高温時の発汗量も多く容易に体水分を失いやすい．

　一方，高齢者もまた脱水状態になりやすくなる．加齢に伴い細胞内液が減少するため，身体に貯えている水分が少ない．これは脱水に対する予備能が低いことを意味している．一般に，高齢者は喉の渇きを感じにくくなり，あまり水分を摂らなくなる．また，腎臓機能が弱まり尿の濃縮力が落ちる．

症状をきたす．高張性脱水では皮膚が乾燥してカサカサとなる．体水分の節約が優先されて汗が出なくなり，体温調節不調により体温が上昇する．これらの症状は主に水分の不足によって起こる．また，脳への血流が減少し，頭痛やめまいが起きたり，吐き気，低血圧，倦怠感などが現れたりする．これらの症状は主にミネラルが不足して起こる．

ⓑ 水の過剰 water excess

　体水分の過剰な状態とは，水分出納が正に傾いたときに起こり，脱水とは逆の現象である．水分摂取量が排泄能力を超えて過大となった場合や，水分摂取量が正常でも排泄が障害された場合にみられる．前者には強制的な多量飲水，過量の輸液など，後者では循環障害（心機能不全，リンパ管閉塞など），腎障害，栄養不良が知られている．通常みられる水分過剰例の多くは排泄障害によるものであり，これに過剰摂取も加わる場合がある．このように，体液が過剰になったときにみられる状態を浮腫（edema）または水腫（hydrops）という．浮腫（水腫）は組織，組織間隙に水分が異常に貯留した状態を指す．浮腫の存在する皮膚面を指で押さえるとくぼみができる．浮腫は毛細血管圧の上昇，膠質浸透圧の低下，組織圧の低下などで起こる．下肢（静脈側の鬱血による循環障害）や顔面，特に眼瞼部（組織圧が他の部分に比べて低い）に現れやすい．

◉浮腫

B　電解質の代謝 ━━─━─━─━─━─━─━─━─━─━─━

① 人体の構成元素

　人体の構成元素は，約60種といわれ，多量元素と微量元素に分類できる（図12-9）．

　多量元素：人体の構成元素は，水ならびに主要な栄養素である炭水化物，脂質，タンパク質を構成している酸素（oxygen, O），炭素（carbon, C），水素（hydrogen, H），窒素（nitrogen, N）の4元素で約96％を占める．これらを主要元素という．これら以外の元素をミネラル（無機質）と呼んでいる．ミネラルの中でカルシウム（Ca），リン（P），カリウム（K），硫黄（S），塩素（Cl），ナトリウム（Na），マグネシウム（Mg）は成人体内に10g以上含まれている元素であり，準主要元素とされている．日本人の食事摂取基準（2020年版）では，タンパク質より供給される硫黄および陰イオンである塩素を除き，多量ミネラルとして分類され，推奨量，目安量等が策定されている．ナトリウムは高血圧および慢性腎不全（CKD）の重症化予防を目的とした量が策定されている．

◉多量元素

　微量元素：成人の体内の存在量が10g未満のものを微量元素と呼ぶ．微量元素は人体での存在量や食品中の含量が少なく，微量栄養素として知られるものが多い．鉄（Fe），亜鉛（Zn），銅（Cu），マンガン（Mn），ヨウ素（I），セレン（Se），クロム（Cr），モリブデン（Mo）はすでに重要な機能が知られ，

◉微量元素

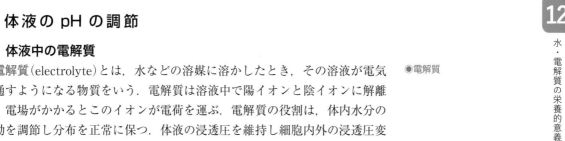

図 12-9　人体の構成元素

微量ミネラルというくくりで，日本人の食事摂取基準(2020年版)において推奨量，目安量などが設定されている．一方，いまだ生理作用が十分明らかでなく，人の栄養素として必要なものか否かが確認されていないものもある．

② 体液の pH の調節

ⓐ 体液中の電解質

　電解質(electrolyte)とは，水などの溶媒に溶かしたとき，その溶液が電気を通すようになる物質をいう．電解質は溶液中で陽イオンと陰イオンに解離し，電場がかかるとこのイオンが電荷を運ぶ．電解質の役割は，体内水分の変動を調節し分布を正常に保つ．体液の浸透圧を維持し細胞内外の浸透圧変動を平衡に保つ．pH を一定にし，酸塩基平衡のバランスを保つ．電解質の濃度勾配を利用して細胞内外の物質移動にかかわる．また，生体内で細胞の機能を発揮するための調節因子でもある．体液には多数の陽イオンと陰イオンが溶けている．陽イオンには Na^+，K^+，Ca^{2+}，Mg^{2+} などがある．陰イオンとしては Cl^-，HCO_3^-，HPO_4^{2-}，タンパク質分子などが知られている(**図12-10**)．

●電解質

ⓑ 酸塩基平衡

　体液の pH は非常に狭い範囲(7.40±0.05)で一定に保たれている．体液のpH は，電解質のみでなく，エネルギーを生み出すために酸素を取り込み生体内の代謝途上で生成される多様な有機酸もかかわっている．生じた有機酸は体内の緩衝(buffer)作用によって調節され pH が維持されている．通常動

12

水・電解質の栄養的意義

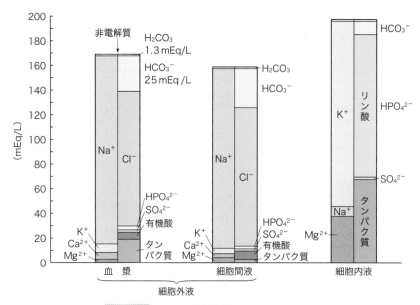

図 12-10 細胞外液と細胞内液の電解質分布

脈血が 7.45 以上になると**アルカローシス**（alkalosis, アルカリ血症）, 7.35 を下回ると**アシドーシス**（acidosis, 酸血症）という. pH 7[*] 以上は化学的には酸性ではないが, 生理的には細胞が正常に機能するための至適な水素イオン濃度（pH）を超えていることから, 7.00 ～ 7.35 は**生理的アシドーシス**である.

　生体内の緩衝系として, ①細胞内液の緩衝系, ②細胞外液の緩衝系, ③肺での緩衝系, ④腎での緩衝系がある.

　①細胞内液の緩衝系：細胞内液中に主に存在する緩衝系は, リン酸系, ヘモグロビン系, タンパク質系がある. リン酸は $H_3PO_4 \leftrightarrow H_2PO_4^- \Leftrightarrow HPO_4^{2-} \leftrightarrow PO_4^{3-}$ の解離（pKa = 2.2, 7.2, 12.7）があるが, 生理的な pH 範囲においては $H_2PO_4^- \Leftrightarrow HPO_4^{2-}$ が機能する.

　②細胞外液の緩衝系：細胞外液, 特に血液中で重要な緩衝作用を示す系として重炭酸–炭酸緩衝系がある. 生理学的緩衝系として重要であり, 肺および腎によって調節を受ける. **表 12-5** に示すように, 体液中に存在する二酸化炭素（CO_2）の一部（溶存 CO_2 の約 1/300）は水（H_2O）と反応して炭酸（H_2CO_3）の形となる. この過程を CO_2 の水和という. H_2CO_3 の一部は H^+ と HCO_3^- に解離し, 緩衝作用に寄与する.

　そのほかにはリン酸系があるが, 細胞外液中の総リン濃度が低いため血漿の緩衝能に占める割合は低い（1 ～ 5％程度）と考えられている.

　③肺での二酸化炭素の排泄量の調節：即効型調節である. 血漿中の炭酸ガス（CO_2）濃度は呼吸によって変動するためガス交換能の低下・亢進によって調節される. 呼吸数や換気量の減少は, CO_2 排泄の減少となり, 体内での CO_2 増加をまねく. このことは体内循環に炭酸（H_2CO_3）の増加をもたらし, さらに H^+ の増加→pH の低下→呼吸性アシドーシスへと連鎖する. 一方, 過換気（呼吸数や換気量の亢進）は, CO_2 排泄の増加→体内循環の CO_2 減少

＊pH 7　pH 7 とは中性を意味しており, 溶液中に存在する水素イオン（H^+）濃度の逆数の対数である. 水はすべての分子が H_2O として存在しているのではなく, 厳密には一部が H^+ と OH^- に解離している. 中性の水（H_2O）は, 1 L あたり 10^{-7} mol の H^+ を含んでいる（pH = $-\log_{10} 10^{-7}$）ため, pH の値は 7 を示す. 溶液中の水素イオン濃度が増加し pH が 7 以下になれば酸性であり, 逆に濃度が減少し pH が 7 以上になるとアルカリ性を示す.

表 12-5 重炭酸-炭酸緩衝系成分の変化

重炭酸-炭酸緩衝系		H⁺ +	HCO₃⁻	⇔	H₂CO₃	⇔	CO₂ +	H₂O	血漿の変化	
初発変化 (一次性 変化)	肺機能低下						↑↑↑		高CO₂血症	呼吸性アシドーシス
	腎機能低下 腎機能低下	↑↑↑	↓↓↓						高H⁺血症 低HCO₃⁻血症	代謝性アシドーシス
	肺機能亢進						↓↓↓		低CO₂血症	呼吸性アルカローシス
	腎機能亢進	↓↓↓							低H⁺血症	代謝性アルカローシス
付随的変化 (二次性 変化)	肺機能低下	↑	↑	⇐	↑	⇐	↑	↓↓	高CO₂血症	呼吸性アシドーシス
	腎機能低下 腎機能低下	↑ ↑↑	↓↓ ↓	⇒ ⇐	↑ ↓	⇒ ⇐	↑ ↓	↑ ↓	高H⁺血症 低HCO₃⁻血症	代謝性アシドーシス
	肺機能亢進	↓	↓	⇒	↓	⇒	↓	↑↑	低CO₂血症	呼吸性アルカローシス
	腎機能亢進	↓	↑↑	⇐	↓	⇐	↓	↓	低H⁺血症	代謝性アルカローシス

pH が下がると反応は右方向に進む　H⁺ + HCO₃⁻(アルカリとして作用)　→　H₂CO₃(水素イオンを消費)
pH が上がると反応は左方向に進む　H⁺ + HCO₃⁻(水素イオンを供給)　←　H₂CO₃(弱酸として作用)
↑傾向あり，↑↑変化あり，↑↑↑著明に変化

→炭酸の減少→H⁺の減少→pH上昇につながり，呼吸性アルカローシスに
至る.

　④腎での水素イオン(H^+)，重炭酸イオン(HCO_3^-)排泄の調節：遅延型調
節である. 体液中の陽イオンと陰イオンの総電荷は等しい. 嘔吐により胃液
(HCl)の大量喪失が起こると，腎ではNa^+およびHCO_3^-の再吸収が促進さ
れる. また，下痢により大量のK^+喪失が起こると細胞内K^+が細胞外に供
給され，代償的にH^+が細胞内に移行し細胞外液のpHが上昇がする. 過剰
のアルドステロン(原発性アルドステロン症)ではNa^+再吸収が亢進し，代
償的にH^+の排泄が促進される. これらは代謝性アルカローシスと呼ばれる
現象である. この場合，腎性の代償作用として重炭酸イオン排泄増加，アン
モニアの排泄抑制によるH^+の排泄抑制が起こる.

　下痢により大量のHCO_3^-喪失が起こると，血漿中のHCO_3^-が減少しpH
が低下する(高塩素血症). 一方，体内における酸性代謝産物の産生増加，体
外からの酸付加の増大により代謝性アシドーシスを呈する. 代謝性アシドー
シスは糖尿病によるケトン体の蓄積，慢性腎不全などによるH^+の排泄障害・
過剰な再吸収，重炭酸イオンの再吸収障害などの代謝性疾患に起因する場合
が多い.

練習問題

以下の問題について，正しいものには○，誤っているものには×をつけなさい．

(1) 体水分は細胞内液と細胞外液に大別されるが，細胞外液のうち，1/3 は組織間液である．

(2) 体水分の量や分布は性や年齢，肥満度，疾患などで変化する．

(3) 女性は男性に比べ一般に水分含量が相対的に多い．

(4) 乳児や幼児の体水分分布は成人に比べ相対的に間質液が多く，高齢者の体水分分布は加齢に伴って間質液が減少する．

(5) 水は熱容量が小さいため，体温の調節にとって都合がよい．

(6) 健康な状態における身体の水分量はほぼ一定に保たれ，通常 1 日のうちの変動は体重の 1% 以下である．

(7) 生体内で代謝された栄養素から生じる水分量は約 300 mL である．

(8) 栄養素 1 g あたりの代謝水は脂質がもっとも多い．

(9) 飲食で供給された水分量以外に，生体内で消化液として大量の水分が分泌され，大量の水分が消化管を通過するが，大部分が吸収され，約 100 mL が排泄される．

(10) 細胞内代謝により，高分子化合物が分解して低分子化合物に変化する場合は，浸透圧が低下し高分子化合物が細胞内に移動する．

(11) 体液の浸透圧は抗利尿ホルモンであるバソプレッシンによって調節されている．

(12) 体水分が過剰のときは，浸透圧が低下し，ADH の産生・分泌が促進され，口渇感が緩和して飲水量が減るとともに，尿濃度が薄くなり尿量が増加する．

(13) 脱水は水分と塩分の欠乏状態により，高張性脱水，等張性脱水，低張性脱水に分けられる．高張性とは，細胞外液の浸透圧に比べ，細胞内液の浸透圧が高い状態をいう．

(14) 浮腫(水腫)は組織，組織間隙に水分が異常に貯留した状態をいう．

(15) 体液には多数の陽イオンと陰イオンが溶けている．

(16) 細胞内の K^+ 濃度は Na^+ 濃度よりも高い．

(17) 間質液の Na^+ 濃度は K^+ 濃度よりも高い．

(18) 動脈血の pH が 7.0 を超えるとアルカローシス(アルカリ血症)という．

(19) 過呼吸は呼吸性アシドーシスをまねく．

(20) 低カリウム血症は代謝性アルカローシスをまねく．

13 遺伝子発現と栄養

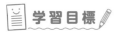 **学習目標**

1. 栄養素に対する応答の個人差について説明できる.
2. 生活習慣病と遺伝子多型の関連性について説明できる.
3. 倹約遺伝子仮説の背景と食習慣による対応について説明できる.
4. 後天的な遺伝情報の修飾と栄養の関係について説明できる.

A 遺伝形質と栄養の相互作用

1 栄養素に対する応答の個人差の遺伝的背景

a 個人差をもたらすもの

同じような食事をし,同じような生活スタイルでも,太る人とやせる人がいる.従来は体質によるものとされてきた,このような個人差には,遺伝子のわずかな違いである遺伝形質が関与していると考えられる.また,1人ひとりの体格が異なり,高血圧症や糖尿病などの慢性疾患の発症しやすさに個人差があることも,生活習慣の履歴と遺伝要因の相互作用によって説明できると考えられるようになってきた.

b 遺伝・遺伝子・ゲノム

遺伝は,父親の精子と母親の卵子を通して親から子へ遺伝形質が伝わることで起こる.遺伝子は遺伝情報の単位であり,その本体は,デオキシリボ核酸(DNA)である.受精卵が発生・分化の過程を経て手や足や器官を備え,生まれてから成長するに従って,親と顔や体のつくりがよく似てくるのは,遺伝子のはたらきがプログラムの通りに進行するからである.また,人種によって顔つきや体格が異なるのは,共通の遺伝子であっても多様性があるからである.ヒトの進化の過程で,遺伝子の多様性は拡大し,広まっていったと考えられる.

遺伝子の化学的本体であるDNAは核の中の染色体に存在している.体細胞には,母親と父親から受け継がれた23本ずつ2セットの染色体があり,その中に,二重らせん状のDNAの鎖が1本ずつ折りたたまれている.このDNAが,ヒトが生きるために必要なすべての遺伝情報を担っている.DNAがもつ遺伝情報全体のセットをゲノムという.ヒトのゲノムは,約30億の塩基対からなり,その中に,約22,000の遺伝子が配置されている(図13-1).

DNA分子は,4種類のヌクレオチドが長くつながった2本のポリヌクレ

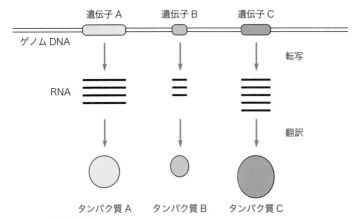

図 13-1 遺伝子からタンパク質合成までのプロセス
ゲノム DNA 上のそれぞれの遺伝子には，タンパク質合成のための情報が書かれている．

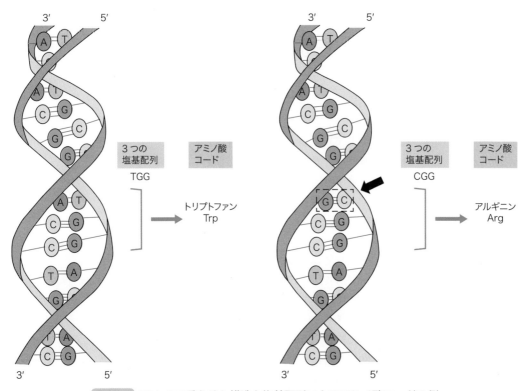

図 13-2 DNA の二重らせん構造と塩基配列によるアミノ酸コードの例
3 個の塩基がアミノ酸をコードしている．1 塩基の突然変異（SNP，図中➡）によってアミノ酸がトリプトファンからアルギニンに置き換わった例を示す．

オチド鎖でできており，ヌクレオチドの 1 つずつに，アデニン（A），チミン（T），グアニン（G），シトシン（C）のうち 1 つの塩基が含まれている．すなわち，1 人ひとりのゲノムは，ATGC の 4 種類の文字で書かれた 30 億字からなる暗号といえる．ヒトのゲノムの 99.9％はどの人でも共通であり，わずか 0.1％が違っているにすぎない．

表 13-1　生活習慣病の原因となる代表的な生活習慣

食習慣	高血圧とそれに続く脳卒中，肥満とそれに続く脂質異常症（家族性のものを除く），高血糖，2型糖尿病，大腸がん（家族性のものを除く），高尿酸血など
運動不足	肥満，高脂血，2型糖尿病，高血圧など
喫　煙	肺扁平上皮がん*，肺気腫，慢性気管支炎，歯周病，循環器病，胃がんなど
飲　酒	アルコール性肝疾患，食道がん，高尿酸血など

* 肺がんはがん細胞の種類によって分類されるが，特に扁平上皮がんが喫煙で発がんしやすい．
［厚生省公衆衛生審議会，1996 より抜粋］

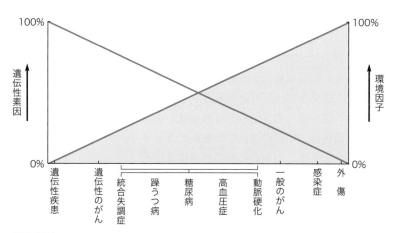

図 13-3　種々の疾患における遺伝性素因と環境因子の疾患発症に寄与する割合の概念図
［野島　博：遺伝子診断入門，羊土社，1992 より引用］

　1個の遺伝子は，1 kb（キロベース：1,000 塩基対）から 2,000 kb のサイズをもち，個別のタンパク質のアミノ酸配列を決定する情報をもっている．遺伝子のタンパク質翻訳領域（open reading frame）では，3個のヌクレオチドの組合せが1つのアミノ酸に対応するように遺伝子の暗号が翻訳されており，その結果，特定のアミノ酸配列をもつタンパク質がつくられている（図13-2）．

2 生活習慣病と遺伝子多型

a 生活習慣病の発症要因

　生活習慣病は，「食習慣，運動習慣，休養，喫煙，飲酒などの生活習慣が，その発症・進行に関与する疾患群」と定義される．生活習慣病には，肥満症，2型糖尿病，脂質異常症，高血圧症，循環器病などが含まれる．

　これらの生活習慣病の発症には，単一の遺伝子の変異で説明できる例は少なく，多くの場合には，遺伝的素因の背景のもとに，食生活や運動などの生活習慣要因が深くかかわっている（表13-1）．すなわち，生活習慣病は，複数の関連遺伝子の変異と環境要因の相互作用によって起こる多因子疾患である（図13-3）．

b 遺伝子多型と SNPs

遺伝子の個人ごとの塩基配列の違いを遺伝子変異といい，DNA に置換，欠失，挿入などが起こることによる．遺伝子産物（タンパク質）の機能を著しく損なうものでない変異のうち，血縁関係のない集団で 1％以上の頻度で存在する遺伝子変異を遺伝子多型という．

もっとも代表的な遺伝子多型は，1 塩基の置換によるものである．これを 1 塩基多型［single nucleotide polymorphism(s)，SNP(s)］という．ヒトゲノム内には，300 ～ 500 塩基に 1 個の頻度で SNPs がみつかっており，約 1,000 万の SNPs が存在すると考えられている．人種や民族によって SNPs の頻度に違いがみられる．

◉ 1 塩基多型

タンパク質をコードしている遺伝子部位に SNPs があると，機能が低下したタンパク質ができる場合がある．一方，転写調節にかかわる遺伝子部位に SNPs があると，タンパク質の発現量に差がみられる場合がある．しかしながら，ある遺伝子の 1 ヵ所の塩基配列の違いは，必ずしも直接の病気の原因となるわけではない．そもそも生活習慣病は，単一の遺伝子の変異によって発症する例はきわめてまれである．発症に主要にかかわる疾患感受性遺伝子の変異に加えて，効果が比較的少ない複数の遺伝子変異が集積し，さらに，生活習慣要因やストレスなどの外部環境要因が加わってはじめて，生活習慣病が発症すると考えられている（図 13-4）．生活習慣病の発症への遺伝要因全体の寄与率は，糖尿病で 50 ～ 60％，肥満で 20 ～ 30％と推定されている．

ゲノムの個人差をもたらす遺伝子多型が，エネルギー代謝や糖・脂質代謝にかかわる遺伝子に生じている場合は，肥満を介して多くの生活習慣病に対する罹患のしやすさと関連している可能性がある．この観点から，内臓脂肪組織で主に合成され分泌されるレプチン，アディポネクチン，レジスチンの遺伝子は，生活習慣病の疾患感受性遺伝子の候補である（表 13-2）．

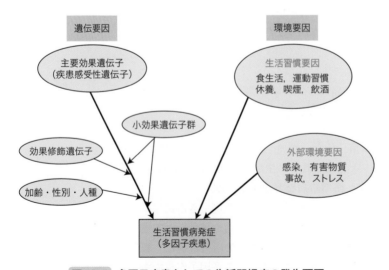

図 13-4　多因子疾患としての生活習慣病の発生要因
遺伝要因の寄与率は，糖尿病で 50 ～ 60％，肥満で 20 ～ 30％と推定されている．

表 13-2　生活習慣病の発症にかかわる SNPs の存在が推定される疾患感受性遺伝子の例とその生理機能

遺伝子	生理機能
レプチン	食欲抑制，エネルギー消費
アディポネクチン	インスリン感受性
レジスチン	インスリン抵抗性
TNF-α	インスリン抵抗性，炎症
ペルオキシゾーム増殖因子応答性受容体（PPARγ）	糖・脂質代謝の調節
β_3 アドレナリン受容体	脂肪分解，熱産生
脱共役タンパク質（UCP1）	熱産生
PPARγ 共役因子（PGC1α）	エネルギー・糖代謝の調節

c 倹約（節約）遺伝子仮説

　倹約遺伝子（**thrifty gene**）とは，1962 年に James V Neel によって提唱された仮説的遺伝子である．人類の歴史の中で飢餓の時代にあっては，食物のエネルギーを脂肪として効率よく蓄え，一度蓄えたエネルギーは温存するという形質は生存には都合がよい．私たちの祖先はこの遺伝素因を遺伝子変異によって獲得し飢餓に適応したと考えられる．エネルギーを節約して効率よく利用し，むだなエネルギーを使わないようにはたらく遺伝子が倹約遺伝子である．倹約遺伝子としてはたらく遺伝子変異は，飽食・運動不足の現代にあっては，かえって不都合となり，肥満や糖尿病の発症要因になる．具体的な倹約遺伝子の候補としては，β_3 アドレナリン受容体と PPARγ がよく知られている．

　β_3 アドレナリン受容体は，内臓脂肪組織や褐色脂肪組織に多く発現しており，交感神経刺激による熱産生の亢進に関与している．肥満や糖尿病を高率で発症するアメリカアリゾナ州のピマインディアンでは，β_3 アドレナリン受容体の 64 番目のアミノ酸であるトリプトファン（Trp）がアルギニン（Arg）に置換された遺伝子多型（Trp64Arg 多型）の頻度が 31％ときわめて多いことが 1995 年に報告された（**図 13-5**）．この変異の頻度は，日本人を含むアジア人では約 20％であり，欧米人の 5％と比べると高い．β_3 アドレナリン受容体遺伝子の倹約遺伝子型をもつ人は，安静時エネルギー消費量が少なく，内臓脂肪が蓄積しやすいことが示されている．

　PPARγ は，前駆脂肪細胞が脂肪細胞に分化するために重要なはたらきをしている核内受容体である．ヒトの PPARγ2 遺伝子では，PPARγ2 の 12 番目のアミノ酸であるプロリン（Pro）がアラニン（Ala）に置換された多型（Pro12Ala 多型）が存在している．この多型の頻度は，糖尿病でない人の方が多いので，抗肥満・抗糖尿病の形質をもたらす多型とみなすことができる．

　糖尿病感受性遺伝子（transcription factor-7-like 2，TCF7L2）多型は，ゲノム全体の SNP の解析によって，日本人を含む世界中の民族や集団で 2 型糖尿病との相関が確認された遺伝子多型である．糖尿病の発症の効果的な予防法を検討するために行われた臨床研究では，TCF7L2 の多型をもっている糖尿病リスク者であっても，食生活を改善し，運動を行って体重を減少させる

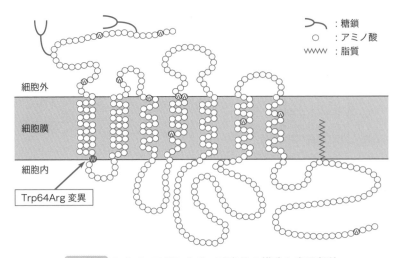

図 13-5 ヒト β₃ アドレナリン受容体の構造と変異部位

ヒト β₃ アドレナリン受容体遺伝子多型では，64 番目のトリプトファン (W) がアルギニン (R) に変異 (Trp64Arg) している．

[Walston J et al：Time of onset of non-insulin-dependent diabetes mellitus and genetic variation in the beta 3-adrenergic-receptor gene. N Engl J Med 333：343，1995 より引用]

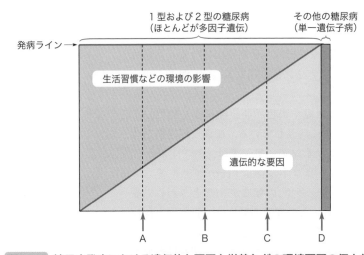

図 13-6 糖尿病発症における遺伝的な要因と栄養などの環境要因の個人差

発症ラインを 100% として，A は遺伝的な問題が 25% ある人であり，生活習慣などの環境の問題が 75% 加わると発症する．B は遺伝要因 50% に環境要因 50% が加わると発症する．C はわずかの不摂生で発症する．D は特に生活習慣の問題がなくても，遺伝的な要因だけで発症する．ただし，このような人はまれである．全体の構図は，他の生活習慣病にもあてはまる．

[中込弥男：新版 絵でわかるゲノム・遺伝子・DNA，講談社サイエンティフィク，2011 より引用]

と，この多型をもたない人と同じ程度に糖尿病になる割合が減ることが示された（図 13-6）．この結果は，ハイリスク者に対する個人対応栄養学の考え方をもって重点的に介入することによって，糖尿病の発症予防が可能であることを示唆している．

　そのほかの倹約遺伝子多型を示す候補遺伝子としては，脱共役タンパク質 (UCP)，アディポネクチン，レプチン受容体，アンギオテンシノーゲンな

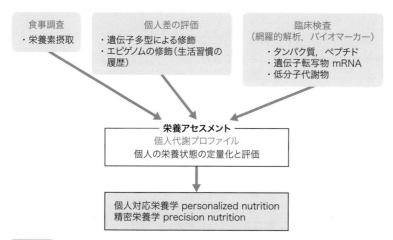

図 13-7　個人代謝プロファイルの整備に必要とされる栄養アセスメントのための測定・評価データの種類
臨床検査による代謝物の網羅的な解析やバイオマーカーの測定，食事調査に加えて，個人差の評価指標が開発されつつある．

ど 40 以上の遺伝子が報告されている．

③　栄養指標としての遺伝子型

　栄養素の必要量は，SNPs などの個人の遺伝子の違い（遺伝子型）によって異なる可能性があり，また，個人内でも状態によってその必要量は異なることが想定される．それゆえ，個人における栄養素の不足・過剰の評価は，栄養素の摂取量の評価（食べ物の評価）だけでなく，健康・栄養状態の指標（生体指標の評価）によって指導することが必要となる．

ⓐ　個別化栄養アセスメント

　個人の代謝・栄養状態を正確に評価するためには，理想的には，個人の遺伝子発現状態（トランスクリプトーム），タンパク質発現状態（プロテオーム），低分子代謝物（メタボローム）を生化学的に包括的に把握した上で，体重や行動などの生体の機能的な側面の情報をすべて統合する必要がある．このような代謝・栄養状態の概念は，栄養指標（代謝指標）からみた表現型，あるいは個人代謝プロファイルと呼ばれる（**図 13-7**）．個人代謝プロファイルを把握することは，健康状態を精度よく判定するために，究極の個人対応型の栄養アセスメントを行うことを意味する．

ⓑ　遺伝子と栄養状態との相互作用

　代謝指標からみた表現型は，個人の現在の代謝・栄養状態を規定する種々の要因が複雑に絡まり合ったものである．その要因としては，個人の生来の遺伝子型が基盤として存在し，その上に，食事，ライフスタイル，社会要因などの外的な環境要因が加わり，さらに，遺伝子と環境要因の相互作用の総

13

遺伝子発現と栄養

和が加わる．遺伝子と栄養状態などの環境との相互作用については，遺伝子の塩基配列の変化を伴わずに，環境要因が遺伝子の発現を活性化あるいは不活性化する機構（エピゲノムの修飾）の存在が明らかにされてきた．

コラム　個人対応栄養学

　栄養素の必要量は，個人の遺伝素因によって異なり，万人に適合した食品や食事があるわけではない．また，個人にとっても，状態によってその必要量は異なり，いつも同じ食事が最適とは限らない．個人差を最大限に考慮するという立場に立ち，SNPs などの遺伝子の違い（遺伝子多型）によって代謝性疾患の疾患感受性を評価した上で，個人の食事摂取状況と臨床検査指標を総合的に評価し，栄養状態を定量化することによって，個人に最適な食事の選択を促すという栄養学の領域を，個人対応栄養学あるいはパーソナライズド栄養学（personalized nutrition）という．

　代謝性疾患のリスクを評価するための臨床検査技術が進展し，個人対応栄養学のために利用できる生体指標（バイオマーカー）は多岐にわたるようになってきた．ポストゲノム科学の技術と情報を自在に利用できる時代が到来して，個人代謝プロファイルの作成に利用できるデータが飛躍的に増加し，それとともに情報科学技術も著しく進歩している．

　従来の疾患診断用の臨床検査に加えて，疾患リスクを予測するためのサイトカインやエピゲノムの変化を示す血漿成分（マイクロ RNA など）の利用も原理的には可能になりつつある．疾患リスクの予測に焦点を当てたアプローチは，慢性疾患の発症以前から，発症リスクを低減させるための医学的なケアを積極的に行うという「先制医療」として取り組まれつつある．この考え方に立った栄養ケアの実践が今後は重要になると考えられている．

　疾患リスクに影響を与える遺伝子多型やエピゲノムの変化の情報の蓄積は，ビッグデータとして，個人対応栄養学の精度を上げるために活用することができる．ビッグデータの蓄積によって個人の病態や健康・栄養状態を類型化することができれば，類型ごとの医療や栄養ケアの効果を精度よく予測することができる．このようなアプローチは，がん医療の分野ではエピゲノム異常を指標としてはじまっており，精密医療あるいはプレシジョンメディスン（precision medicine）と呼ばれている．同様なアプローチは個人対応の栄養ケアでも可能であり，この場合は，精密栄養学あるいはプレシジョン栄養学（precision nutrition）と呼ぶことができる．

B　後天的な遺伝情報の修飾と栄養

1　エピジェネティックな遺伝子発現様式の変化と栄養

a　遺伝子の化学修飾，ヒストン修飾と栄養

　エピゲノムとは，エピ（Epi：傍ら，周辺の）とゲノムが組み合わされた造語であり，遺伝子の塩基配列の変化を伴わずに，後天的に遺伝子の発現を活

性化・不活性化する遺伝情報修飾装置の総体をいう．エピジェネティックな遺伝情報の修飾の本体は，①ゲノム DNA のシトシンのメチル化と，②ヒストンタンパク質の翻訳後修飾などである．

ヒト遺伝子の多くには，転写調節領域に CG の配列が密に存在している部位（CpG アイランド）があり，この部位のシトシンの 70 〜 80％はメチル化修飾を受けている．DNA のメチル化と遺伝子発現には負の相関がある．すなわち，DNA のメチル化は，特定の遺伝子の発現を抑制的に修飾するために備わった機構であり，正常な個体発生や細胞分化にとって重要な役割を果たしている．

核の中にある DNA は，4 種類のヒストンタンパク質（2A，2B，3，および 4）各 2 個ずつで構成される 8 量体に巻きついてヌクレオソームの単位を形成して存在している．ヒストンタンパク質の特定のアミノ酸は，アセチル化，メチル化などの修飾を受けることが知られている．このヒストンタンパク質の翻訳後修飾は，クロマチンの構造や転写因子の DNA への結合性を変えることによって，遺伝子の転写調節にかかわっている．一般に，ヒストンタンパク質のアセチル化は転写活性化にはたらき，ヒストンタンパク質のメチル化は転写不活性化にはたらく．

エピゲノムは，細胞の中で遺伝子の発現のしかたを変える装置の状態であるが，この状態が環境や栄養によって変化する例が知られている．組織におけるエピゲノム異常の蓄積は，発がんリスクとの関連性から注目されている．最近では，胎児期・乳児期の栄養状態によるエピゲノムの修飾と，生活習慣病や精神発達障害の発症との関連性が検討されている．

b 胎児期・乳児期の栄養と疾患リスク

胎児期から乳幼児期の低栄養により糖尿病，肥満症，高血圧などの発症リスクが高まるという疫学研究に基づき，疾患発症の発達プログラミング仮説（Developmental Origins of Health and Disease，DOHaD）が多くの研究者から支持されている．この仮説は，発達期に低栄養状態におかれた個体では，予測される成長後の環境にもっとも適した表現型となるように，特定の遺伝子の発現が調節を受けるというものである．成長後の環境が予測された環境と大きく異なった場合には，この適応反応は不適合となり，代謝性疾患のリスクが高くなる（図 13-8）．

疾患発症の発達プログラミングの現象を説明するためには，胎児期から乳幼児期における偏った栄養状態の履歴が，特定の遺伝子上に長期にわたって刻印を残すというエピゲノムの修飾機構を想定する必要がある．これまでの多くの疫学研究は，胎児期や乳幼児期におけるエピゲノム上の記憶が成人期まで持ち越されることを示唆している．

近年，わが国においては，若年女性のダイエット志向が広まっており，低出生体重児の割合は約 10％に達している．この割合は，欧州連合諸国の約 2 倍である．若年女性の妊娠前から妊娠期間における食生活の重要性は，次世代の健康を守るために DOHaD の観点からも支持される．

13

遺伝子発現と栄養

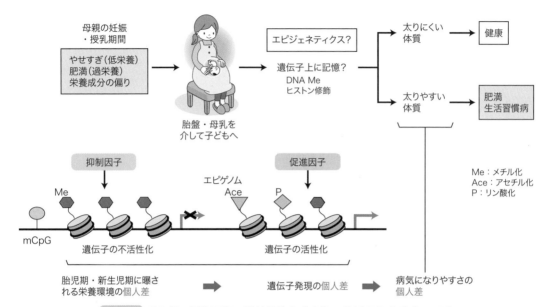

図 13-8 胎児期・新生児期の栄養状態と成人期の生活習慣病発症の関連

胎児期・新生児期の栄養は成人期の疾患にかかわるとする DOHaD の理論を示す. この理論を支持する例として, 第二次大戦末期の「オランダ飢饉」を経験した母親の出生児は成人後に肥満や耐糖能障害, 高血圧を発症しやすかった（Roseboom TJ：Effects of prenatal exposure to the Dutch famine on adult disease in later life：an overview.　Mol Cell Endocrinol 185：93, 2011）.

2 後天的遺伝子変異と栄養素・食品成分

　後天的な遺伝子変異は, 汚染物質などの環境要因によって引き起こされた遺伝子変異が, 修復されずに塩基置換として検出されたものである. それにより引き起こされるもっとも特徴的な疾患はがんである.

a がんのイニシエーション, プロモーションの抑制

　がんは, 次の3段階で発症すると考えられている（表13-3）.

①イニシエーション：発がん物質, 放射線, 紫外線, がんウイルスなどが原因で, DNA が損傷を受けることにより, 遺伝子変異が蓄積した段階である. 細胞は前がん細胞として, がん遺伝子の抑制がきかない, あるいはがん抑制遺伝子が障害されて性状にはたらかない状態になっている.

②プロモーション：増殖因子などの刺激が加わり, 細胞が変異の度合いを増し, がん化した細胞が異常に増殖する段階である.

③プログレッション：悪性の性質が固定化し, 転移を起こす段階である.

　がん細胞では, CpG アイランドの高メチル化による発がん抑制遺伝子の発現低下と, ゲノム全体の低メチル化を伴って染色体の欠失を起こしていることが多い. このようなエピゲノムの異常が蓄積している例は, 胃がん, 肝臓がん, 大腸がんの非がん組織でもみられることから, DNA メチル化の異常の検出法は, がんの診断・治療に実用化されつつある.

コラム　疾患発症の胎生期プログラミング仮説と DOHaD 説

　子宮内発育が抑制された低出生体重児は，成人に達したときに，虚血性心疾患，脳卒中，2 型糖尿病，高血圧症などの発症率が高いという疫学のデータが多く存在する．この知見に基づき，バーカー（David James Purslove Barker 1938–2013）らは，胎児期から乳幼児期の栄養環境が何らかの形で細胞内に記憶され，成人期における肥満症や生活習慣病などの代謝関連疾患の罹患リスクに影響を与えるという概念を提唱した．この説は成人病胎児起源説，あるいは胎生期プログラミング仮説と呼ばれた．その後，この説は概念が拡大され，胎生期および新生児期の生育環境が生後の健康や疾患のリスクを規定するとされた．現在では，この概念は DOHaD 説として多くの研究者によって支持されている．

　DOHaD 説を裏づける疫学的な史実としては，第二次世界大戦末期のオランダ西部における食糧の不足と，それにより著しい低栄養に曝された母親から生まれた子どものコホート研究が有名である．胎児期に飢餓を経験した子どもは，メタボリックシンドローム，糖尿病，虚血性心疾患，精神疾患などの疾患に多く罹患するとともに，インスリン様成長因子 2（insulin-like growth factor 2）遺伝子の転写上流域の DNA メチル化が有意に低下しており，この変化は，60 歳に至るまで維持されていることが示された．この報告は，胎内環境が代謝関連遺伝子にエピジェネティックな変化を惹起し，その状態は長期にわたり持続するという概念を支持している．

　胎生期・新生児期において低栄養によってエピジェネティックな修飾を受け，高い疾患リスクを保持した児を早期に診断することができれば，早期に介入することができる．将来的には，標的遺伝子におけるエピジェネティックな修飾を検出できる指標（エピゲノムマーカー）の開発が期待される．

表 13-3　発がんプロセスとその防止法

	段　階	事　象	原　因	予防法
1	イニシエーション	がん遺伝子変異 （多段階の変異蓄積） がん抑制遺伝子消失	活性酸素 がん原物質 放射線 がんウイルス等	ビタミン C，ビタミン E，抗酸化薬（食品添加物，カビ，焦げの防止） インターフェロン等
2	プロモーション	増殖関連の細胞内情報伝達系の異常	公害物質 ホルモン 胆汁酸	ビタミン A などのアンチプロモーター （低脂肪食，高繊維食等）
3	プログレッション	染色体異常 転移，血管増生等	未知	抗転移薬 抗血管増生薬

［香川靖雄：生活習慣病を防ぐ，岩波書店，90 頁，2000 より引用］

b　植物性抗酸化物質の作用

　発がん物質などによるイニシエーション段階での遺伝子変異には，直接的に DNA を化学修飾する場合と，細胞内でフリーラジカル（活性酸素）を産生

13
遺伝子発現と栄養

させて DNA に酸化的に損傷をもたらす場合がある。特に，フリーラジカルによる DNA の酸化損傷に対しては，活性酸素を消去する機能をもつ抗酸化食品成分の作用が期待される。

　抗酸化ビタミンであるビタミン E やビタミン C のほかに，植物性食品中にはポリフェノール化合物やカロテノイドなどの抗酸化成分が多く含まれている。がんの発症予防には，これらの植物性抗酸化物質の生体利用性に配慮しつつ，野菜，果物のような植物性食品を日常の食事の中で意識的に摂取することが栄養学的にも重要である。

　後天的な遺伝子変異があっても，がんの発症までには数年から数十年を要すると考えられる。プロモーションの段階で発がんをできるだけ遅らせるためには，高脂肪食を避け食物繊維を十分に摂取するなど，慢性炎症を可能な限り抑制する食事という観点から，「健康な食事」の意義を検討する必要があると考えられている。

 練習問題

以下の問題について，正しいものには○，誤っているものには×をつけなさい。

(1) 同じような食事をし，同じような生活スタイルでも，太る人とやせる人がいる。

(2) 慢性疾患の発症しやすさの個人差には，生活習慣と遺伝要因の相互作用はみられない。

(3) 遺伝子の本体は，デオキシリボ核酸(DNA)である。

(4) DNA がもつ遺伝情報全体のセットをエピゲノムという。

(5) ヒトのゲノムの塩基配列の中で，どの人でも共通なのは 90% 程度である。

(6) 生活習慣病の発症には，単一の遺伝子の変異で説明できる例は少ない。

(7) 血縁関係のない集団で 1% 未満の頻度で存在する遺伝子変異を遺伝子多型という。

(8) SNP は，遺伝子多型の 1 つである。

(9) 人種や民族によって SNP の頻度に違いはみられない。

(10) 糖尿病発症に対する遺伝要因の寄与率は，20% 未満である。

(11) 倹約遺伝子とは，飢餓の時代にヒトが適応するために獲得したと考えられる遺伝子である。

(12) β_3 アドレナリン受容体は，倹約遺伝子の候補である。

(13) 糖尿病感受性遺伝子の多型から糖尿病リスク者であれば，食生活を改善しても，糖尿病になる確率は減らない。

(14) 遺伝子の塩基配列が変化しなくても，栄養状態が遺伝子の発現を変えるしくみがある。

(15) エピゲノムの本体の 1 つは，DNA のメチル化である。

(16) 遺伝子 DNA のメチル化と遺伝子発現には，正の相関がある。

(17) がん細胞では，CG の配列が密に存在している DNA 部位が高メチル化されていることが多い。

(18) 胎児期から乳幼児期の栄養状態の履歴がエピジェネティックな修飾をもたらす例が報告されている。

(19) 低出生体重児では，成人における生活習慣病の発症リスクは低い。

(20) 後天的な遺伝子変異が起こると，がんは確実に発症する。

参考図書

第1章

1) 厚生労働省：日本人の食事摂取基準（2020年版），2019

第5章

1) 武藤泰敏（編著）：消化・吸収—基礎と臨床，第一出版，2002
2) 山下亀次郎，清野　裕，武田英二：栄養代謝テキスト，文光堂，1997
3) 麻生芳郎（訳）：一目でわかる代謝，第2版，メディカル・サイエンス・インターナショナル，2000
4) 伏木　亨，柴田克己，吉田宗弘ほか：スポーツと栄養と食品，朝倉書店，1996
5) 日本栄養・食糧学会（監修），香川靖雄（編著）：時間栄養学—時計遺伝子と食事のリズム，女子栄養大学出版部，2009
6) 野島　博（著）：医薬分子生物学，第3版，南江堂，2014
7) 栄養機能化学研究会（編）：栄養機能化学，第3版，朝倉書店，2015

第6章

1) 奥　恒行，山田和彦（編）：基礎から学ぶ生化学，第2版，南江堂，2014
2) 国立健康・栄養研究所（監修）：国民栄養の現状—平成22年厚生労働省国民健康栄養調査報告より，第一出版，2013
3) 健康・栄養情報研究会 栄養調査研究班（編）：戦後昭和の栄養動向，第一出版，1998
4) 細谷憲政：栄養生理学，朝倉書店，1980
5) 武藤泰敏（編著）：消化・吸収—基礎と臨床，第一出版，2002
6) 森下芳行：腸内フローラの構造と機能，普及版，朝倉書店，2011
7) 日本食物繊維学会（監修）：食物繊維—基礎と応用，第3版，第一出版，2008
8) 日本栄養・食糧学会（監修）：ルミナコイド研究のフロンティア—食物繊維・オリゴ糖・レジスタントスターチの最新研究動向，建帛社，2010

第7章

1) 板倉弘重（編）：脂質の科学，朝倉書店，1999
2) 菅野道廣：脂質栄養学，幸書房，2016

第8章

1) 川嵜敏祐（監修），中山和久（編）：レーニンジャーの新生化学 上・下，第6版，廣川書店，2015
2) 清水孝雄（監訳）：イラストレイテッドハーパー・生化学，原書第30版，丸善出版，2016
3) 木村修一，古野純典（翻訳監修）：最新栄養学，第10版，建帛社，2014
4) 日本アミノ酸学会翻訳小委員会（訳）：タンパク質・アミノ酸の必要量—WHO/FAO/UNU合同専門協議会報告，医歯薬出版，2009
5) 岸　恭一，木戸康博（編）：タンパク質・アミノ酸の新栄養学，講談社サイエンティフィク，2007
6) 門脇基二，鳥居邦夫，高橋迪雄（監修）：アミノ酸の科学と最新応用技術，シーエムシー出版，2008
7) 日本栄養・食糧学会（監修）：機能性タンパク質・ペプチドと生体利用，建帛社，2010

第10章

1) 日本ビタミン学会（編）：ビタミン研究のブレークスルー—発見から最新の研究まで，学進出版，2002
2) 厚生労働省：日本人の食事摂取基準（2020年版），2019
3) 文部科学省 科学技術・学術審議会資源調査分科会：日本食品標準成分表2015年版（七訂），2015
4) 日本ビタミン学会（編）：ビタミン総合事典，朝倉書店，2010
5) 林　典夫，廣野治子（編）：シンプル生化学，第6版，南江堂，2014
6) 清水孝雄（監訳）：イラストレイテッドハーパー・生化学，原書第30版，丸善出版，2016

7) 吉川春寿, 芦田　淳 (編)：総合栄養学事典, 第4版新装, 同文書院, 2004
8) 木村修一, 古野純典 (監訳)：最新栄養学, 第10版, 建帛社, 2014
9) 日本ビタミン学会 (監修), 香川靖雄・四童子好廣 (編著)：ゲノムビタミン学—遺伝子対応栄養教育の基礎, 建帛社, 2008
10) 糸川嘉則 (監修)：ビタミンの科学と最新応用技術, シーエムシー出版, 2011

第11章
1) 木村修一, 古野純典 (翻訳監修)：最新栄養学, 第10版, 建帛社, 2014
2) 厚生労働省：日本人の食事摂取基準 (2010年版), 2009
3) 鈴木継美, 和田　攻：ミネラル・微量元素の栄養学, 第一出版, 1994
4) 日本栄養・食糧学会 (監修), 糸川嘉則, 五島孜郎 (編)：生体内金属元素, 光生館, 1994
5) 糸川嘉則, 柴田克己 (編)：栄養学総論, 第3版, 南江堂, 2003
6) 糸川嘉則 (編)：ミネラルの事典, 朝倉書店, 2003
7) 吉田　勉 (監修), 佐藤隆一郎, 長澤孝志 (編著)：わかりやすい食品機能栄養学, 三共出版, 2015
8) 栄養機能化学研究会 (編)：栄養機能化学, 第3版, 朝倉書店, 2015
9) 佐久間慶子, 福島亜紀子：栄養と遺伝子のはなし. 分子栄養学入門, 第3版, 技報堂出版, 2014
10) 橋本彩子, 辻　徳治, 逸村直也ほか：消化管における必須微量金属の吸収—トランスポーターによる制御機構—. Trace Nutrient Research 28：89-94, 2011

第12章
1) 小宮秀一, 中尾武平：身体組成学—栄養・運動・健康, 技報堂出版, 2002
2) 飯野靖彦：一目でわかる水電解質, 第3版, メディカル・サイエンス・インターナショナル, 2013
3) 糸川嘉則, 柴田克己 (編)：栄養学総論, 第3版, 南江堂, 2003

第13章
1) 榊　佳之：ヒトゲノム—解読から応用・人間理解へ, 岩波書店, 2001
2) 香川靖雄：生活習慣病を防ぐ—健康寿命をめざして, 岩波書店, 2000
3) 佐久間慶子, 福島亜紀子：栄養と遺伝子のはなし. 分子栄養学入門, 第3版, 技報堂出版, 2014
4) 合田敏尚, 岡崎光子 (編)：テーラーメイド個人対応栄養学, 建帛社, 2009
5) 板橋家頭夫, 松田義雄 (編)：DOHaD—その基礎と臨床, 金原出版, 2008
6) 井村裕夫 (編)：日本の未来を拓く医療—治療医学から先制医療へ, 診断と治療社, 2012

練習問題解答

第1章　栄養の概念(p.20)
1. ○
2. ○
3. ○
4. ×(日常の生活習慣を見直して健康を増進し，病気に罹らないようにすることである)
5. ○
6. ×(休養とは単に身体を休めることではない)
7. ○
8. ×(食べることを意図して生産するものは食料である)
9. ○
10. ×(ビタミンでもっとも摂取量が多いのはビタミンCで，それでも100 mgにすぎない)
11. ○
12. ×(TCA回路はクレブス回路とも呼ばれるように，クレブスがその確立に貢献した．ワールブルグはNADPにニコチンアミドが含まれていることを見出した研究者である)
13. ○
14. ○
15. ○
16. ○

第2章　栄養素の構造と機能(p.39)
1. ○
2. ×(合成できないアミノ酸が9種類(これを不可欠アミノ酸と呼ぶ)，体内で糖質や脂質，アミノ酸どうしの相互変換で合成されるものが11種類ある)
3. ×(フルクトースも六炭糖である)
4. ○
5. ×(セルロースはグルコースどうしがβ-1,4結合している．ヒトはこの結合を加水分解する酵素セルラーゼをもっていないため，消化することはできない．したがって，吸収もされない)
6. ○
7. ○
8. ○
9. ×(水溶性と不溶性食物繊維が逆)
10. ○
11. ○
12. ○
13. ○
14. ○
15. ○
16. ○
17. ○

第3章　栄養素代謝の概要(p.56)
1. ○
2. ○
3. ○
4. ○
5. ○
6. ○

7. ○
8. ○
9. ○
10. ○
11. ○
12. ×(糖質は，解糖系でATPを産生することができるので，酸素がなくてもATPを産生することができる)
13. ○
14. ○
15. ○
16. ○
17. ○
18. ×(細胞内液にはカリウムイオンが，細胞外液にはナトリウムイオンが主に溶存している)
19. ○
20. ○

第4章　摂食行動(p.70)
1. ×(食欲にはむしろ快い感覚を伴う)
2. ×(空腹感とは，生理現象であり生命維持に不可欠である)
3. ○
4. ○(胃に食物が入り血中グルコース濃度が上昇すると摂食中枢に作用して，食欲は低下する)
5. ○
6. ×
7. ×(空腹時には脂肪組織の中性脂肪が分解されるため，血中の遊離脂肪酸濃度が上昇して摂食中枢が刺激され摂食を促進する)
8. ×(脂肪摂取により十二指腸粘膜から放出される消化管ホルモンである)
9. ○
10. ×(絶食時に胃から分泌されて脳へ空腹感を伝える，摂食を刺激する消化管ホルモンである)
11. ×(摂食促進作用とエネルギー消費抑制作用がある．また，インスリン分泌促進作用もある)
12. ×(脂肪細胞から分泌され，摂食抑制作用とエネルギー消費促進作用がある)
13. ○
14. ×(味蕾細胞の数は加齢に伴い減少する)
15. ×(規則正しく1日3回食事を摂ることは，サーカディアンリズムの維持に重要である)
16. ○

第5章　消化・吸収と栄養素の体内動態(p.109)
1. ×(脾臓は消化器系ではない．肝臓，胆嚢，唾液腺なら正解)
2. ×(糖質よりタンパク質の方が長く，脂質はさらに長い)
3. ○
4. ×(胃固有腺のG細胞からはガストリンが分泌される)
5. ○
6. ×(90%以上は回腸で再吸収されて門脈を経て肝臓に回収される(腸肝循環))

7. ×(側面・底面膜に存在する)
8. ○
9. ×(非還元末端から1個ずつ切断される)
10. ×(ガラクトースとグルコースは，いずれもNa⁺/グルコース共輸送体を介して能動輸送される)
11. ○
12. ×(アミノ酸が2～6結合したオリゴペプチドが総アミノ酸残基の60～70％を占める)
13. ○
14. ×(多くは脂肪酸と2モノグリセリドとして取り込まれる)
15. ×(リンパ管ではなく門脈血中に取り込まれる)
16. ○
17. ×($1\alpha, 25-(OH)_2$ビタミンD濃度は血漿カルシウム濃度の影響を受ける．ビタミンDの摂取・合成量を反映するのは血清の$25-(OH)$ビタミンD濃度である)
18. ×(低濃度のときには担体を介して能動的に細胞内に取り込まれる)
19. ×(胃腺の壁細胞から分泌される内因子が必要であり，その吸収は回腸で起こる)
20. ○
21. ×(非ヘム鉄の吸収は，ヘム鉄に比べて他の食品成分に左右されやすく，吸収率も低い)
22. ×(2倍に上昇する)
23. ×(リポタンパク質リパーゼが活性化されて，脂肪細胞への脂肪酸の取り込みが促進される)
24. ×(コレステロールが供給される)
25. ○
26. ×(腸内細菌によって発酵され，生成物が利用される)
27. ○
28. ×(プロバイオティクスではなくプレバイオティクス)
29. ○
30. ×(逆で，タンパク質単独摂取がもっとも高く，脂質がもっとも低い)

第6章　炭水化物の栄養(p.134)
1. ×(心筋は違う)
2. ×(エネルギー比率は60％前後である)
3. ×(高濃度に貯蔵されるのは肝臓)
4. ○
5. ×(筋肉グリコーゲンはもっぱらエネルギー源に使われ，血糖維持には寄与しない)
6. ○
7. ○
8. ×(アミノ酸からもグルコースは生成される)
9. ○
10. ×(グルコース－アラニン回路という)
11. ○
12. ×(マルターゼではなくラクターゼ)
13. ○
14. ×(血糖は血液中のグルコースのみを指す)
15. ○
16. ×(脳や赤血球などグルコースを唯一のエネルギー源とする組織へ供給するためである)
17. ○
18. ×(インスリンとグルカゴンの作用が逆)

19. ○
20. ○
21. ×(脂質と糖質が逆)
22. ○
23. ×(目標摂取量は20～25g)
24. ○

第7章　脂質の栄養(p.158)
1. ○
2. ×(リンパ管に分泌され，全身を巡ってから肝臓へと運搬される)
3. ×(上昇ではなく低下)
4. ×(小腸ではなく肝臓)
5. ×(アポリポタンパク質ではなく密度)
6. ×(高くなる)
7. ×(低下する)
8. ○
9. ○
10. ×(すべての細胞で合成されている)
11. ×(低密度リポタンパク質(LDL))
12. ○
13. ×(肝臓ではなく副腎や生殖器官)
14. ○
15. ×(吸収されて，ほとんど体外には排出されない)
16. ×(1％ではなく2.4％)
17. ×(必須脂肪酸ではない)
18. ×(生成しない)
19. ×(アシルCoAとなり外膜を通過し，カルニチンと結合して，内膜を通過する)
20. ×(小さい)
21. ×(必要でない)
22. ×(高密度リポタンパク質(HDL))
23. ×(肝臓で胆汁酸に異化されて，腸肝循環中に漏れ出た分だけが排出される)
24. ×(利用できない)

第8章　タンパク質の栄養(p.180)
1. ○
2. ○
3. ○
4. ×(ロイシンはケト原性アミノ酸である)
5. ○
6. ×(不可欠アミノ酸である)
7. ×(リシンではなく，バリンが分枝アミノ酸に属する)
8. ○
9. ×(オルニチンは，不可欠アミノ酸と可欠アミノ酸の両者に属さないし，タンパク質合成に必要なアミノ酸でもない)
10. ×(尿素の排泄が増加する)
11. ×(再利用される)
12. ×(リソソームではなくリボソームである)
13. ×(コドンは塩基3個よりなる)
14. ×(尿素に変換する臓器は肝臓である)
15. ○
16. ×(ユビキノン化ではなくユビキチン化である)
17. ○
18. ○

19.　×(不可欠アミノ酸は体内で合成されない)
20.　×(肝臓では分枝アミノ酸のアミノ基転移酵素が発現していないため，肝臓で直接分枝アミノ酸を分解できない)
21.　×(アルギニンから尿素を生成する酵素はアルギナーゼである)
22.　○
23.　b)が誤り(アルカプトン尿症はフェニルアラニンもしくはチロシンに関係する先天性代謝異常である)
24.　×(ピルビン酸ではなく，オキサロ酢酸が生成される)
25.　×(窒素出納ではなく，窒素平衡である)

第9章　エネルギー代謝(p.198)

1.　○
2.　×(脂質の生理的燃焼値は約9 kcalである)
3.　×(糖質の呼吸商は1.0で，脂肪の場合には0.7である)
4.　×(グルコースと同じ重量の脂肪を燃焼した場合に生じる代謝水の量は約2倍である)
5.　○
6.　×(脂質の呼吸商は糖質の呼吸商より小さい)
7.　×(非タンパク質呼吸商から糖質と脂質の燃焼比率を求めることはできる)
8.　○
9.　×(尿中窒素量測定は安静時においてNPRQを求めるために用いられる)
10.　○
11.　×(女性は体脂肪率が男性より高いので基礎代謝量(kcal/kg体重/日)は男性より低い)
12.　×(女性の基礎代謝は卵胞期には低く，黄体期には高くなる)
13.　○
14.　×(高齢者ではLBM自体の活性も低くなる)
15.　×(睡眠時のエネルギー代謝は基礎代謝よりやや低い程度である)
16.　○
17.　×(5メッツとは安静時代謝の5倍に相当するエネルギー代謝を意味する)
18.　○
19.　×(脂肪組織はLBMよりも小さいがエネルギー代謝に影響を及ぼす)
20.　×(脳のエネルギー消費量は基礎代謝のほぼ20%に相当する)
21.　×(二重標識水法では糖質と脂質の消費割合はわからない)
22.　○
23.　×(心拍数モニターによりエネルギー消費量をおおよそ推定できる)

第10章　ビタミンの栄養(p.225)

1.　○
2.　×(食品として摂取しなければならない)
3.　×(エネルギーや体構成成分にはほとんどならない)
4.　×(エルゴステロールから生成されるのは，ビタミンD₂のエルゴカルシフェロールである)
5.　○
6.　○
7.　×(ビオチンは，アビジンと特異的に結合し，消化管

からの吸収が阻害される)
8.　×(メチオニンではなく，トリプトファンである)
9.　×(ナイアシン欠乏症はペラグラ(粗い皮膚)と呼ばれている．卵白障害はビオチン欠乏症の特徴である)
10.　×(ビタミンB₁₂はコバラミンと呼ばれ，コバルトを含んでいる．硫黄を含むビタミンとしてはビオチンやビタミンB₁などがある)
11.　○
12.　○
13.　×(体内にホモシステインの蓄積が起こる)
14.　×(ラットはビタミンCを合成することができる)
15.　○
16.　×(ビタミンK₁は植物性食品に含まれ，ビタミンK₂は微生物によって合成されるため納豆などの発酵食品に含まれている)
17.　×(ビタミンCの補酵素作用はあまりはっきりしていない)
18.　○
19.　×(生理作用としては，網膜や皮膚，粘膜などの上皮細胞を正常に保つことが知られている)
20.　○
21.　×(欠乏症としては，壊血病が代表的である)
22.　×(カルシウムやリンの代謝を調節し，骨の形成に関与している)
23.　×(夜盲症はビタミンA欠乏でみられる．ビタミンA過剰症としては，胎児の奇形が知られている．なお，ビタミンA欠乏による胎児の奇形も古くから知られている)
24.　×(血管拡張作用はニコチン酸のみである．ニコチンアミドは過剰に摂取しても，血管拡張作用はみられず，消化管や肝臓に障害が起こる)
25.　○
26.　×(消化管出血はビタミンK欠乏でみられ，新生児メレナとして知られている．過剰症は認められていない)
27.　×(ビタミンB₁ではなく，ビタミンB₂(リボフラビン)である)

第11章　ミネラルの栄養(p.252)

1.　×(三大栄養素ではない．正解は，水，脂質，糖質，タンパク質である)
2.　×(正解は，未満である．カリウムの摂取不足は高血圧の原因となる)
3.　×(カルシトニン→PTHが正しい)
4.　○
5.　×(リンを多量に長期間摂取すると，カルシウムの腸管吸収阻害による低カルシウム血症となり，甲状腺機能亢進症を惹起し，骨からのカルシウムの溶出が起こり，骨粗鬆症の原因となる)
6.　×(全体内のカリウムの98%が細胞内に，2%が細胞外に存在している)
7.　×(抑制されるのは，副交感神経ではなく，交感神経である)
8.　×(ナトリウムの全体内存在量の40%が骨中に，10%が細胞内液中にある)
9.　×(マグネシウムは，多量ミネラルである)
10.　×(マグネシウムを補因子とする酵素の数は多く，300種類以上ある)
11.　×(総鉄量に占める貯蔵鉄の割合は，男性1/4，女

性 1/8 であり，女性は男性より少ない）

12. ×（非ヘム鉄は卵や牛乳由来のものもある）

13. ○

14. ×（銅タンパク質であるセルロプラスミンは，フェロオキシダーゼ活性（Fe^{2+} から Fe^{3+} へ酸化）をもち，肝臓から血中への鉄の動員に関与しているため，銅が不足すると貧血になる）

15. ○

16. ×（甲状腺ホルモン脱ヨウ素酵素は，セレン含有酵素である）

17. ×（スーパーオキシドジスムターゼ（SOD）は，マンガン（もしくは銅，亜鉛）含有酵素である）

18. ×（コバルトは，ビタミン B_{12} の構成成分として存在している）

19. ○

20. ×（ヘム鉄の吸収は同時に摂取した食品の中の因子に影響を受けにくく，ビタミン C で吸収率が高まるのは非ヘム鉄である）

第 12 章　水・電解質の栄養的意義 (p.268)

1. ×（細胞外液のうち約 3/4（体重の約 15％）が細胞間や組織間にある間質液である）

2. ○

3. ×（女性は男性に比べ一般に脂肪の含有量が多いので水分含量が相対的に少ない）

4. ×（新生児については正しいが，高齢者での，加齢に伴って減少する水分は主に細胞内液である）

5. ×（水は熱容量が大きい）

6. ○

7. ○

8. ○

9. ○

10. ×（浸透圧が高くなり，低分子化合物を細胞外に排出する）

11. ○（体液の浸透圧は抗利尿ホルモン（ADH）であるバソプレッシン（AVP）によって調節されている）

12. ×（体水分量が過剰となると，浸透圧は低下し，ADH の産生・分泌が抑制され，口渇感が緩和して飲水量が減るとともに，尿濃度が薄くなり尿量が増加する）

13. ×（高張性とは，細胞内液の浸透圧に比べ，細胞外液の浸透圧が高い状態をいう）

14. ○

15. ○

16. ○

17. ○

18. ×（pH7.45 を超えるとアルカローシス）

19. ×（過呼吸は，血液中の CO_2 減少につながり呼吸性アルカローシスをまねく）

20. ○（低カリウム血症では，細胞内カリウムイオンが細胞外に供給され，代償的に H^+ が細胞内移行するために，細胞外アルカローシス，細胞内アシドーシスの状態になる）

第 13 章　遺伝子発現と栄養 (p.280)

1. ○

2. ×（慢性疾患の発症しやすさの個人差には，生活習慣と遺伝要因の相互作用がある）

3. ○

4. ×（ゲノムという）

5. ×（ヒトのゲノムの塩基配列は 99.9％が共通である）

6. ○

7. ×（1％以上のときをいう）

8. ○

9. ×（人種や民族によって SNP の頻度に違いがみられる）

10. ×（糖尿病発症に対する遺伝要因の寄与率は 50 ～ 60％である）

11. ○

12. ○

13. ×（糖尿病リスク者であっても，食生活を改善すると糖尿病になる確率が減る）

14. ○

15. ○

16. ×（遺伝子 DNA のメチル化と遺伝子発現には，負の相関がある）

17. ○

18. ○

19. ×（低出生体重児では，成人における生活習慣病の発症リスクは高い）

20. ×（後天的な遺伝子変異があっても，プロモーションの段階に進まないとがんは発症しない）

索　引

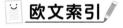

健康・栄養科学シリーズ

基礎栄養学（改訂第 6 版）

2004 年 5 月 1 日	第 1 版第 1 刷発行	監修者 国立研究開発法人
2012 年 3 月 5 日	第 4 版第 1 刷発行	医薬基盤・健康・栄養研究所
2015 年 12 月 5 日	第 5 版第 1 刷発行	編集者 柴田克己，合田敏尚
2019 年 10 月 20 日	第 5 版第 6 刷発行	発行者 小立健太
2020 年 3 月 20 日	第 6 版第 1 刷発行	発行所 株式会社 南 江 堂
2024 年 2 月 20 日	第 6 版第 3 刷発行	

〒113-8410　東京都文京区本郷三丁目42番 6 号
☎ (出版) 03-3811-7236　（営業）03-3811-7239
ホームページ　https://www.nankodo.co.jp/
印刷・製本　大日本印刷

Basic Nutritional Sciences
© Nankodo Co., Ltd., 2020